Kyra und Sascha Kauffmann

DER HISTAMIN-IRRTUM

Kyra und Sascha Kauffmann

DER HISTAMIN-IRRTUM

Weg von Radikaldiäten und Verbotslisten – die Formel für ein gesundes Leben *mit* Histamin

VAK Verlags GmbH
Kirchzarten bei Freiburg

Haftungsausschluss
Dieses Buch ist in erster Linie für Lernzwecke gedacht. Es soll kein Ersatz für eine individuelle medizinische Beratung sein. Wenn du einen medizinischen Rat einholen möchtest, konsultiere bitte einen qualifizierten Arzt oder Heilpraktiker.
Die Autoren und der Verlag übernehmen keine Haftung für Verbesserungen oder Verschlechterungen deines Gesundheitszustandes oder für sonstige Personen-, Sach- oder Vermögensschäden.

Hinweis
Um die Lesbarkeit nicht zu stören, verwenden wir geschlechtsspezifische Bezeichnungen wie Arzt, Heilpraktiker, Forscher etc. teilweise in der männlichen Form. Wir beziehen in diesen Fällen selbstverständlich immer auch andere Geschlechter mit ein.

Die Deutsche Nationalbibliothek verzeichnet diese Publikation in der Deutschen Nationalbibliografie; detaillierte bibliografische Daten sind im Internet über http://dnb.d-nb.de abrufbar.
VAK Verlags GmbH, Eschbachstr. 5, 79199 Kirchzarten, Deutschland
www.vakverlag.de, info@vakverlag.de

9. Auflage 2026

Produktion: Schmieder Media GmbH
Lektorat und Korrektorat: Claudia Lenz, Essen und Gina Janosch, Freiburg
Abbildungen: Klimkin/pixabay.com, Fälchle/pixabay.com, Pixelsquid3/envato.com, Kateryna_Kon/stock.adobe.com, New Africa/stock.adobe.com, Microgen/envato.com, Shirley810/pixabay.com, Sascha Kauffmann, Labore Biovis, Ganz Immun, Sension, Rosler
Umschlagdesign: Kathrin Steigerwald
Layout und Satz: kw-unlimitedmedia, Lünen
Druck: mediaprint solutions GmbH, Paderborn
Printed in Germany
ISBN 978-3-86731-238-7 (Paperback)
ISBN 978-3-95484-414-2 (ePub)
ISBN 978-3-95484-416-6 (PDF)

WARUM DIESES BUCH?

Liebe Leserin, lieber Leser,

dieses Buch ist kein weiteres über Histamin-Intoleranz und histaminarme Diäten. Davon gibt es bereits genug auf dem Markt. Daher findest du hier auch keine seitenlangen Verbotslisten für Nahrungsmittel.

Inwiefern könnte dieser Ratgeber dennoch interessant für dich sein?

- Wenn die Diagnose »Histamin-Intoleranz« dir alle möglichen leckeren Nahrungsmittel vom Speiseplan gestrichen hat, es dir damit aber trotzdem nicht viel besser geht.
- Wenn du ein Leben mit Antihistaminika, Cortison und anderen Medikamente führen musst, die deine Beschwerden zwar abmildern, aber nicht wirklich zum Verschwinden bringen.
- Wenn man dir nach einer Ärzte- und Heilpraktiker-Odyssee mit unzähligen Untersuchungen, Behandlungen und Diagnosen gesagt hat, dass deine scheinbar unerklärlichen Symptome zwar auch »irgendwie« mit Histamin zu tun haben, aber im Grunde genommen »psychisch bedingt« seien.

Histamin spielt bei vielen chronischen Erkrankungen eine entscheidende Rolle, die größtenteils unterschätzt oder missverstanden ist. Daraus entstehen unnötigerweise Falschdiagnosen und Folgeerkrankungen. Um das zu ändern, haben wir dieses Buch geschrieben.

Hier erfährst du:

- warum die gängige Diagnostik in 90 Prozent der Fälle weder ausreichend noch korrekt ist
- warum Nahrungsmittelverbote meist mehr schaden als nutzen
- wie Histamin deine Schilddrüse und deinen Zyklus ins Chaos stürzen kann (und umgekehrt!)
- warum Histamin dir den Schlaf rauben kann (nein, es ist nicht der Rotwein!)
- welcher Histaminose-Typ du bist
- mit welchem Programm du deine Histamin-Balance wiederherstellen und so deine Beschwerden nachhaltig lindern kannst

Alle Methoden in diesem Buch beruhen nicht nur auf wissenschaftlichen Erkenntnissen, sondern haben sich auch in unserer Praxis seit fast 20 Jahren bewährt. Wie immer in unseren Büchern lassen wir auch hier viele Experten aus Wissenschaft und Praxis zu Wort kommen. Wenn du dieses Buch bis zum Ende gelesen hast, wirst du Histamin und deine Beschwerden mit völlig anderen Augen betrachten und hoffentlich überzeugt sagen:

Es gibt ein gesundes Leben mit Histamin!

Wir wünschen viel Freude beim Lesen, viele neue Erkenntnisse und Erfolg bei der Umsetzung des neuen Wissens.

Du bist nicht allein auf deinem Weg! Für noch mehr Inspiration und praktische Tipps auf dem Weg zu deinem neuen Leben mit Histamin empfehlen wir dir unser Praxisbuch – das perfekte Begleitwerk zu diesem Buch.

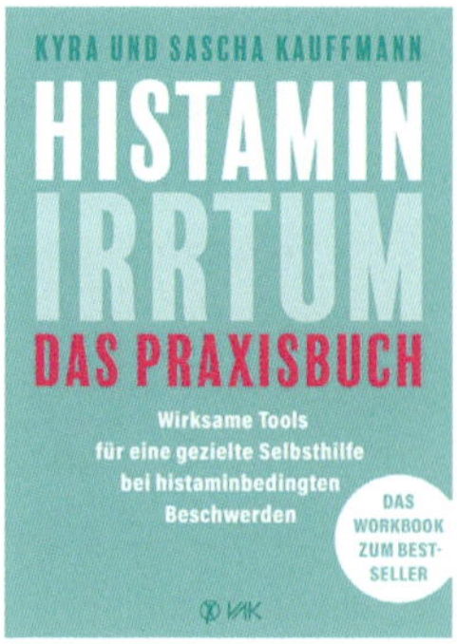

Kyra und Sascha Kauffmann

Lass uns in Verbindung bleiben – folge uns auf Social Media und bleib informiert!
Instagram: @diehormonexperten

DAS MISSVERSTANDENE HORMON

Histamin hat einen schlechten Ruf, einen ziemlich schlechten sogar. Oder fällt dir spontan etwas Gutes zu ihm ein? Doch woher kommt dieses Image?

Die Medizingeschichte hat eine Antwort: Wir schreiben das Jahr 1907. Der Chemiker Adolf Windaus (übrigens derselbe Adolf Windaus, der für seine Forschungen zu Vitamin D und Rachitis im Jahre 1928 den Nobelpreis für Chemie bekam) entwickelte beim Experimentieren mit B-Vitaminen zufällig eine Substanz, die er »Imidazoläthylamin« nannte. Begeistert berichtete er über seine Entdeckung in den einschlägigen Fachzeitschriften. Windaus ahnte zu diesem Zeitpunkt nicht, dass seine Entdeckung eigentlich ein Naturstoff ist, der im gesamten Pflanzen- und Tierreich (auch natürlich beim Menschen) seit Millionen von Jahren vorkommt. Drei Jahre später fanden britische Wissenschaftler den gleichen Stoff zufällig im Mutterkorn. Und damit begann die systematische Erforschung.

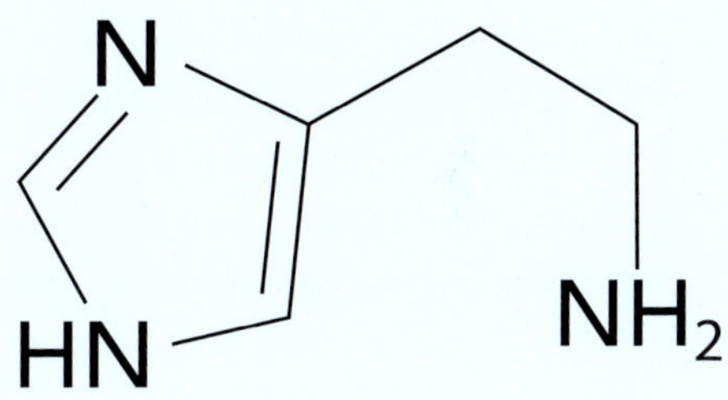

Die Strukturformel von Histamin.

»Imidazoläthylamin« klang ziemlich schwerfällig, selbst für Wissenschaftler. Daher wurde es schnell in das gefälligere »Histamin« umbenannt.

INTERESSANT ZU WISSEN

Was bedeutet Histamin?

Der Wortteil »Hist-« leitet sich vom griechischen Wort »Histos« = Gewebe ab. »Amin« bezeichnet eine chemische Verbindung, die aus einer Aminosäure hervorgeht. Andere Amine sind zum Beispiel Dopamin, Noradrenalin oder Tyramin.

Der nächste weitere Meilenstein war das Jahr 1932. Histamin wurde als der hauptsächlich beteiligte Stoff bei Allergien und ihren schweren Verlaufsformen, den Anaphylaxien, erkannt. Natürlich war man bemüht, möglichst schnell ein Medikament *gegen* Histamin zu finden. Die ersten systemisch wirkenden *Anti*histaminika, dem Histamin entgegenwirkende Medikamente, kamen dann bereits Anfang der 1940er Jahre auf den Markt, und endlich konnten schwere Leiden erfolgreich behandelt werden.

Histamin wird seitdem sowohl von Laien als auch von der überwiegenden Anzahl von Ärzten und Heilpraktikern in erster Linie nur mit allergischen Krankheiten und unangenehmen Symptomen wie Juckreiz, Atemnot und Quaddelbildung in Verbindung gebracht. Ein großer Irrtum, wie du noch später lesen wirst, und nicht der einzige.

Fehldiagnose Histamin-Intoleranz

Das negative Image von Histamin wurde Ende der 1980er Jahre noch verstärkt, als eine Forschergruppe meinte, endlich die Ursache für viele unerklärliche Darmstörungen, die unter »Reizdarmsyndrom« zusammengefasst wurden, gefunden zu haben: einen Mangel an Diaminoxidase (DAO). Dieses Enzym baut Histamin, das von außen über die Nahrung zugeführt wird, im Darm ab. Ist es nicht ausreichend vorhanden oder fehlt es gänzlich, entstünden Krankheitssymptome, wie Durchfall, Blähungen oder Krämpfe, so die Meinung der Forschergruppe. War dies die Entdeckung einer neuen Krankheit? Bis heute sind sich die Wissenschaftler darüber nicht einig. Fakt ist aber, dass es seit den 1990er Jahren immer mehr »Histamin-Intolerante« gibt – Menschen, die chronische Probleme im Magen-Darm-Trakt haben, ohne dass »handfeste« medizinische Ursachen gefunden werden können – außer einem Mangel an DAO.

Der Begriff »Histamin-Intoleranz« ist de facto falsch. Eine Intoleranz, also ein Unvermögen des Organismus, mit einem *körpereigenen*, überlebenswichtigen Stoff wie Histamin umzugehen, wäre mit dem Leben nicht vereinbar. Oder hast du schon mal von einer Adrenalin-Intoleranz oder einer Testosteron-Intoleranz gehört?

Selbstverständlich gibt es Intoleranzen, wie zum Beispiel die Fruktose-, Laktose- und Salicylat-Intoleranz. Diese beziehen sich jedoch allesamt auf *körperfremde* Stoffe. Histamin ist jedoch ein Stoff, den der Körper in erster Linie *selbst produziert* und der lediglich zusätzlich auch über die Nahrung zugeführt wird. In nur sehr wenigen Fällen können Störungen im Histaminhaushalt daher allein durch eine histaminarme Diät dauerhaft verbessert oder gar geheilt werden.

Eigentlich kommt ein gesunder Magen-Darm-Trakt mit Histamin gut zurecht und schafft auch mal einen italienischen Abend mit Gorgonzola-Pizza und Chianti. Er hat die DAO-Enzyme, die Nahrungs-Histamin im Darmtrakt abbauen, und weitere wichtige Helfer, wie den schützenden Darmschleim oder Substanzen der Darmflora (Butyrate), die Histamin ebenfalls unschädlich machen können.

Und dennoch muss man heutzutage lange suchen, um einen wirklich gesunden Magen-Darm-Trakt zu finden. Nur einige Probleme, die viele Menschen quälen und in die Praxen treiben, sind:

- Blähbäuche wie im siebten Schwangerschaftsmonat
- Verstopfung
- breiiger Stuhl und Durchfälle
- Dauer-Flatulenz (ständiges Pupsen)
- Krämpfe
- Völlegefühl
- Sodbrennen

INTERESSANT ZU WISSEN

Lebensmittel ohne Histamin

Die Liste der Lebensmittel ohne Histamin ist sehr übersichtlich: Wasser, reines Pflanzenöl, raffiniertes Salz und raffinierter Zucker. Alles andere, was auf den Tisch kommt, hat mehr oder minder große Anteile an Histamin.

Nach vielen Monaten oder sogar Jahren der Ärzte-Odyssee wird dann endlich eine Magen-Darm-Spiegelung gemacht, die oftmals nichts Erhellendes ergibt. Per Zufall gerät der verzweifelte Patient dann an einen, der sagt: »Wir messen noch mal Ihre Diaminoxidase, sonst fällt mir nichts mehr ein. Außer der Überweisung zum Psychiater.«

Liegt der Diaminoxidase-Wert im Blut gemessen dann bei 8 U/ml (Normwert > 10 U/ml) – heißt es dann: »Ah, wir haben jetzt eine Diagnose. Sie sind histaminintolerant – meiden Sie ab sofort dies und das. Damit müssen Sie jetzt leben. Und nehmen Sie DAOSIN®, künstliche Diaminoxidasen aus der Apotheke. Ich habe so etwas Ähnliches – Laktoseintoleranz, ich nehme Lactrase®. Leider werden diese Medikamente von der Kasse nicht übernommen.«

Und schon glaubt der Patient, Histamin in der Nahrung sei sein Problem und hält sich fortan möglichst an die Verbotslisten. Wer diese Diagnose bekommt, hat zumindest das Mitgefühl der Umgebung auf seiner Seite. Denn von nun an ist es vorbei mit italienischen Abenden, bayrischen Brotzeiten und anderen Genüssen. Stattdessen bestimmen seitenlange Listen über erlaubte und verbotene Nahrungsmittel das Leben. Nur in den wirklich sehr seltenen Fällen von genetisch bedingtem DAO-Mangel, der sich als DAO-Wert von weniger als 3 U/ml zeigt, gibt es durch Nahrungsverbote eine dauerhafte Heilung. In den meisten Fällen aber nicht, weil ein DAO-Mangel fast immer tiefer liegende Gründe hat, auf die wir in diesem Buch ausführlich zu sprechen kommen werden.

Der verlorene Schlüssel

»Unter einer Straßenlaterne steht ein Betrunkener und sucht und sucht. Ein Polizist kommt daher, fragt ihn, was er verloren habe, und der Mann antwortet: »Meinen Schlüssel.« Nun suchen beide. Schließlich will der Polizist wissen, ob der Mann sicher ist, den Schlüssel gerade hier verloren zu haben, und jener antwortet: »Nein, nicht hier, sondern dort hinten – aber dort ist es viel zu finster.«

aus: Paul Watzlawick »Anleitung zum Unglücklichsein«

So verhält es sich auch mit der Histamindiagnostik: Die Lösung eines Problems wird an der falschen Stelle gesucht, weil es Mühe macht weiterzudenken und sich auf unbekanntes Terrain zu begeben. Übrigens ein häufiges Phänomen in der Schulmedizin.

Die funktionelle Medizin hingegen versucht, Stoffwechselstörungen aus der Sichtweise des Körpers zu betrachten. »Was bezweckt der Organismus, wenn er Histamin in hohen Mengen ausschüttet?«, ist eine zentrale Frage, die wir uns immer wieder gestellt haben. In den letzten zehn Jahren haben wir viele Hundert Untersuchungen des Histaminstoffwechsels durchgeführt. Bei Menschen mit und ohne Magen-Darm-Beschwerden. Dabei beschränkten wir uns nicht wie üblich auf die Untersuchung der DAO, sondern schauten uns den gesamten Prozess an.

Mit der Zeit ergaben sich immer wieder Konstellationen, die nicht ins Lehrbuch passten. Wir stellten fest, dass eine hohe Histaminbelastung im Darm, im Blut oder im Urin nicht zwangsläufig mit einer Verminderung der Diaminoxidase(aktivität) oder einer Allergie einhergeht. Es gab Patienten mit sehr niedriger DAO, die aber keinerlei Probleme hatten beim Verzehr von Thunfischpizza mit Gorgonzola, sowie Menschen mit normaler DAO und einem hohem Histaminspiegel. Zudem fiel uns auf, dass hohe Histaminwerte auch bei vielen chronischen Erkrankungen vorkamen, zum Beispiel bei autoimmunen Schilddrüsenerkrankungen, Osteoporose, Pyrrolurien, Burnout-Syndrom, Chronic Fatigue Syndrome, Schwindel, plötzlichen Ohnmachtsattacken, Hormonstörungen, ADHS, Depressionen und Panikattacken.

Wie passt das alles zusammen? Die Erklärung ist eigentlich simpel und logisch: Es wird bei der Erfassung von Histaminstörungen nicht korrekt und vor allem nicht gründlich genug untersucht. In aller Regel wird nur die DAO im Blut bestimmt. Ein weiterer Irrtum. Und leider halten sich Irrtümer in der Medizin sehr hartnäckig und machen nur sehr langsam der Wahrheit Platz.

Kein Leben ohne Histamin

Die Evolution muss sich etwas dabei gedacht haben, wenn sie ein einziges Molekül eine so große Rolle in der gesamten belebten Natur spielen lässt und es zudem mit enormer Robustheit ausgestattet hat. Weder große Hitze noch extreme Kälte, starke Säuren oder Basen können ihm wirklich etwas anhaben. Durch Kochen oder Braten lässt es sich nicht zerstören. Welcher Naturstoff kann da schon mithalten?

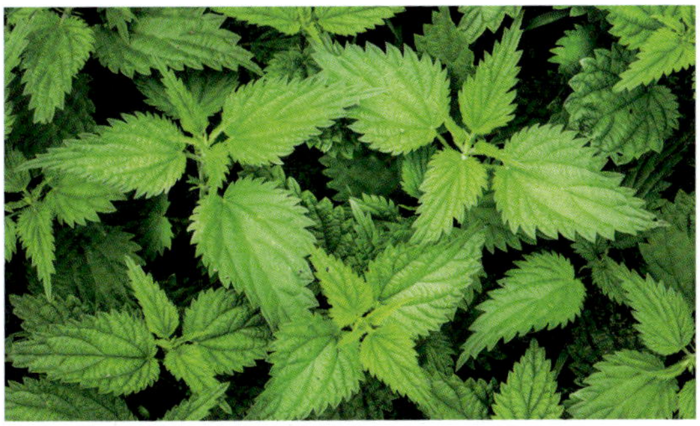

Die Brennnessel (lat. Urtica) ist eine Pflanze mit hohem Histaminanteil.

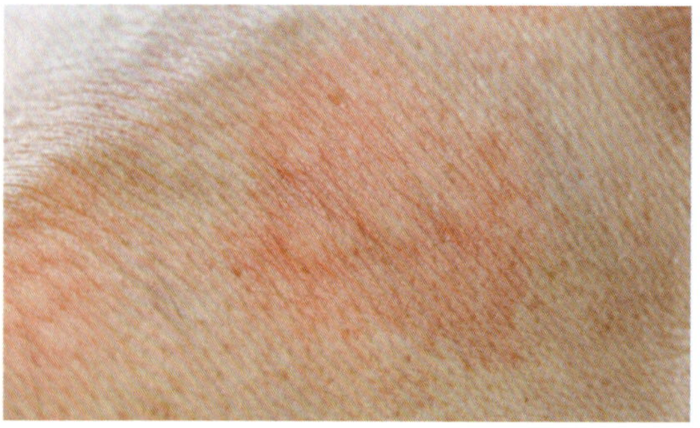

Nesselsucht (Urtikaria) mit Quaddelbildung.

In der Pflanzenwelt dient Histamin der Abwehr von Fressfeinden. Wusstest du, dass die Brennnessel sehr viel Histamin enthält und der Hautkontakt mit ihren Blättern zur sogenannten Urtikaria, im Volksmund Nesselsucht genannt, führt? In der Tierwelt ist es ähnlich, denn viele Tiergifte enthalten Histamin zum Schutz vor Feinden.

Wir nehmen dich nun mit auf eine Reise in die spannende Welt des Histaminstoffwechsels. Dazu benötigst du ein wenig Rüstzeug. Das heißt, wir vermitteln zunächst einige biologische und physiologische Grundlagen. Biologen und Histamin-erfahrene Mediziner mögen es uns nachsehen, dass wir an der einen oder anderen Stelle die Zusammenhänge ein wenig vereinfachen. Wer Lust auf mehr Fachinformation und wissenschaftliche Aufsätze hat, der findet im Anhang ausreichende Literaturempfehlungen zum Vertiefen.

Histamin hat gleich zwei große Aufgabenbereiche von der Natur übertragen bekommen. Es wirkt:

1. als Gewebshormon, das an allen Organsystemen Wirkungen entfalten kann
2. als Neurotransmitter, der im zentralen und peripheren Nervensystem Informationen überträgt

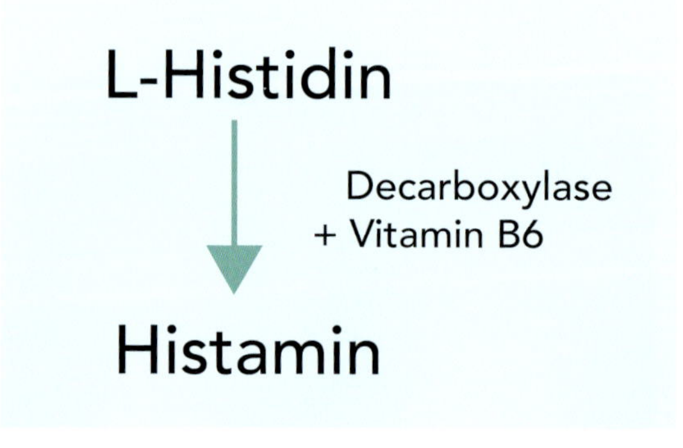

Der Bauplan von Histamin ist sehr einfach.

Der Bauplan von Histamin ist sehr überschaubar: Der Grundbaustoff ist die Aminosäure Histidin. Diese wird in nur einem einzigen Umbauschritt durch das Enzym Histidin-Decarboxylase in Histamin umgewandelt. Hierfür ist aktives Vitamin B6 als Hilfsstoff notwendig. Überall in der Natur läuft diese Synthese gleich ab, sei es in Pflanzen, in Tieren oder im Menschen. Der sehr kurze Syntheseweg hat einen entscheidenden Vorteil: Histamin ist jederzeit schnell verfügbar, auch wenn es plötzlich vermehrt gebraucht wird. Die Speicher für Histamin sind dadurch in der Regel immer gut gefüllt.

INTERESSANT ZU WISSEN

Die Aminosäure Histidin

Histidin ist eine Aminosäure, die der Körper nur bedingt selbst herstellen kann. Es kommt aber in fast allen Nahrungsmitteln vor, in großen Mengen in Fleisch, Sojabohnen, Mais und Weizenkeimen. Neben der Synthese für Histamin, wird Histidin auch für die Herstellung von Carnosin benötigt, ein wichtiger Schutzfaktor gegen oxidativen Stress.

Die Histamin-Rezeptoren

Histamin wirkt in erster Linie über Rezeptoren, d. h. um eine Reaktion auszulösen, muss es an einer Körperzelle mit einem Histamin-Rezeptor andocken. Bislang sind vier verschiedene Rezeptortypen und die über sie vermittelten verschiedenen Wirkungen bekannt:

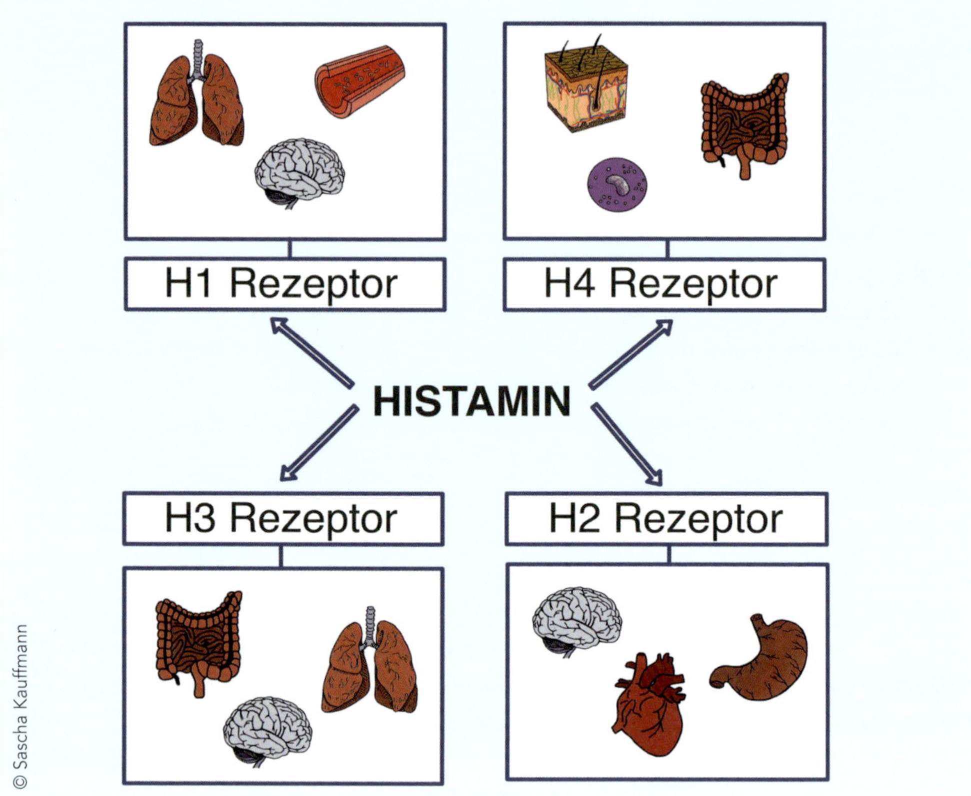

Im Körper gibt es vier unterschiedliche Rezeptoren für Histamin.

H1-Rezeptoren:

- Darm: Kontraktion der Darmmuskulatur
- Bronchien: Kontraktion der Bronchien
- Blutgefäße: Gefäßerweiterung der kleinen Arterien und Gefäßverengung der kleinen Venen
- Nerven: Schmerz und Juckreiz
- Zentrales Nervensystem: erhöhte Wachheit
- Nebenniere: Ausschüttung von Adrenalin
- Weiße Blutkörperchen: Steigerung der Immunantwort
- Eierstöcke: Ausschüttung von Östrogen
- Gebärmutter: Kontraktion und Einnistung der Eizelle

H2-Rezeptoren:

- Magenschleimhaut: Sekretion von saurem Magensaft
- Herz: Steigerung des Herzschlags und der Pumpkraft
- Skelettmuskeln: Erhöhung der Muskelanspannung
- Immunsystem: Verstärkung der Abwehr

H3-Rezeptoren:

- Zentrales Nervensystem: erhöhte Wachsamkeit und Konzentration
- Peripheres Nervensystem: Hemmung der Ausschüttung von Serotonin, GABA (Gamma-Aminobuttersäure) und Acetylcholin
- Zentrales Nervensystem: Regulation von Hunger- und Durstgefühl

H4-Rezeptoren:

- Immunsystem: Steigerung der zellulären Immunabwehr
- Hautzellen: erhöhte Entzündungsbereitschaft

Aus der Erforschung der Histamin-Rezeptoren erhoffen sich Wissenschaftler neue therapeutische Ansätze zur Behandlung von Erkrankungen, wie Depressionen, Morbus Parkinson, Alzheimer, Psoriasis und Neurodermitis.

Kein Hormon im Körper hat so umfassende Möglichkeiten der Einflussnahme auf verschiedene Zellfunktionen. Histamin kann auf jedes Organsystem eine Wirkung ausüben. Bereits ganz zu Beginn unseres Lebens kommt eine im wahrsten Sinne des Wortes *lebenswichtige* Funktion von Histamin zum Tragen: Wenn die befruchtete Eizelle sich in die Gebärmutter einnisten möchte, kann sie dies nur in Anwesenheit von Histamin tun.

Dreierlei Histamin

Unser Organismus muss sich ständig mit Histamin aus drei verschiedenen Quellen auseinandersetzen:

1. mit Mastzellen-Histamin, das in den Mastzellen (und ähnlichen Zellen) produziert wird
2. mit Gehirn-Histamin, das in speziellen Nervenzellen und Mastzellen im Hypothalamus hergestellt wird

3. mit Nahrungs-Histamin, das wir zwangsläufig mit der Nahrung zuführen, da Histamin in der gesamten belebten Natur vorkommt

Es ist natürlich chemisch betrachtet immer der gleiche Stoff, aber um Histamin-Erkrankungen zu verstehen, müssen wir diese getrennt betrachten.

Mastzellen-Histamin

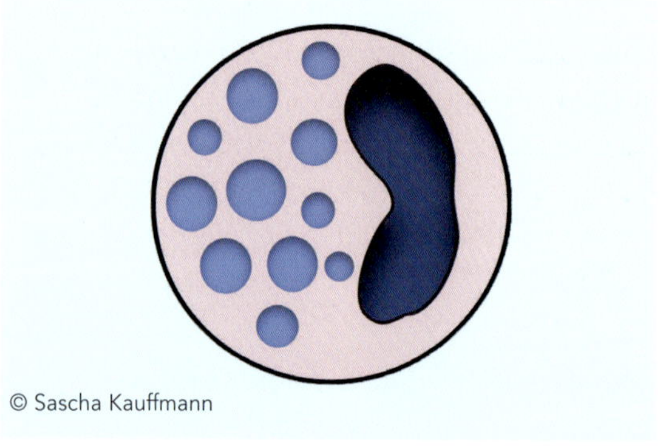

Das typische Bild einer Mastzelle mit Bläschen, in denen sich Histamin und andere Botenstoffe befinden.

Die Mastzellen sind die wichtigsten Histamin-Produzenten. Sie gehören mit zu den ältesten Immunzellen. Bereits Lebewesen vor ca. 500 Millionen Jahren hatten Mastzellen. Man findet sie, anders als andere Immunzellen, nur selten im Blut; sie sitzen überwiegend im Gewebe in der Nähe von Blutgefäßen und Nerven, vor allem in:

- Haut
- Schleimhaut
- Lunge und Bronchien
- Gehirn
- Magen-Darm-Trakt
- Eierstöcken
- Gebärmutter

Sie sind die Zellen deines Immunsystems, die am schnellsten auf eine Bedrohung reagieren. Du kannst dir Mastzellen als kleine Wachposten mit einem großen Waffenarsenal vorstellen. Auf bestimmte Kommandos feuern sie und geben ihre Botenstoffe, auch Mediatoren genannt, ins Blut ab. Diese sind u. a.:

- Histamin
- Heparin
- Tryptase
- Serotonin
- ECP
- Leukotriene
- Chromogranin A

Insgesamt gehen Forscher von mehreren Hundert Botenstoffen aus. Histamin hat unter allen jedoch eine herausragende Stellung. Es ist nicht nur die häufigste, sondern auch die biologisch stärkste Substanz in den Mastzellen. Da eine Histaminfreisetzung starke Auswirkungen haben kann, darf diese nicht ohne triftigen Grund erfolgen. Daher hat die Natur dafür gesorgt, dass es extra gesichert ist. Es sitzt in kleinen Bläschen abgekapselt und durch das Spurenelement Zink gekettet an Heparin in der Mastzelle.

Gehirn-Histamin

Das Histamin im Gehirn ist ein Neurotransmitter und wird von spezialisierten Nervenzellen und Mastzellen im Hypothalamus gebildet. Wissenschaftler vermuten zudem, dass Histamin auch aus dem Blutkreislauf über die (intakte) Bluthirnschranke ins Gehirn übertreten kann. Aus der Forschung wissen wir, dass Histamin für folgende Funktionen im Gehirn mitverantwortlich ist:

- Schlaf-Wach-Rhythmus
- Lernfähigkeit und Gedächtnis
- Belohnung
- Nahrungsaufnahme (Hunger/Durst)
- Angst und Erregung
- Thermoregulation
- Konzentration

Histamin ist einer der wichtigsten Neurotransmitter im zentralen Nervensystem, kann aber über lange Nervenfasern (Axone) seinen Einfluss auch im peripheren Nervensystem entfalten. Du kennst sicherlich andere Neurotransmitter wie Serotonin, Dopamin, Acetylcholin oder GABA. Histamin steht in enger Kommunikation mit diesen und hat so großen Einfluss auf deine Emotionen, deine Konzentration und deinen Antrieb. Diesem Aspekt von Histamin wird in der Medizin, vor allem in der Neurologie und Psychiatrie, noch viel zu wenig Beachtung geschenkt. Dr. William Walsh, ein Schüler von Dr. Carl Pfeiffer, forscht in Chicago zum Einfluss von Histamin auf die Entstehung und den Verlauf von Depressionen, Angststörungen, Zwängen und schweren Psychosen. Wir durften ihn in Chicago persönlich kennenlernen und waren von seinen fundierten wissenschaftlichen Studien sehr beeindruckt. Seine Erkenntnisse prägen unsere Praxisarbeit.

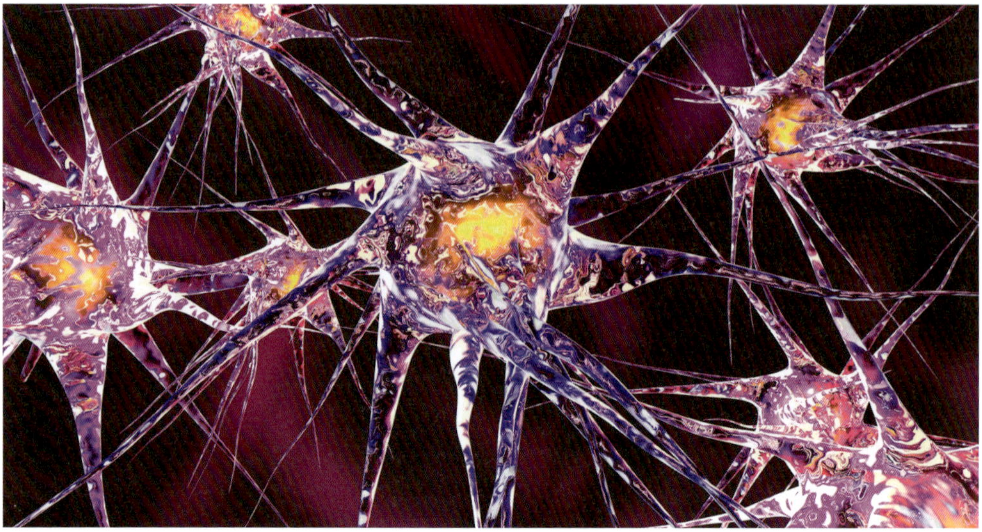

Nervenzellen können über lange Nervenfasern vom Gehirn in den gesamten Körper Signale senden.

Nahrungs-Histamin

Da Histamin überall in der Natur vorkommt, finden wir es auch praktisch in jedem Lebensmittel. Auch wenn einige Obst- und Gemüsesorten, etwa Tomaten, Spinat, Avocados, Erdbeeren und Zitrusfrüchte von Natur aus einen relativ hohen Histamingehalt haben, führen vor allem Verarbeitungsprozesse wie Gärung, Konservierung und Reifung dazu, dass sich der Histaminanteil erhöht. Typische Histamin-Bomben sind zum Beispiel diese:

- Essig
- lange gelagerte Nüsse
- Dosenfisch und Dosenfleisch
- Salami und andere verarbeitete Wurstwaren
- lange gereifter Käse, zum Beispiel Roquefort, Parmesan
- Ketchup
- Alkohol, besonders Rotwein, Sekt und Champagner
- Fertigsaucen
- Convenience Food
- Fast Food

Der Anteil an Histamin schwankt allerdings sehr stark, da es ein Naturstoff ist. Auch aus diesem Grund machen Nahrungsmittellisten wenig Sinn. Die durchschnittliche Ernährung hat infolge der zunehmenden Industrialisierung der Lebensmittelbranche heute einen sehr hohen Anteil an Histamin. In der Nahrung unserer Vorfahren kamen die Mengen, wie wir sie heute täglich verzehren, nicht vor. Es gab kein Dosenfutter, Ketchup, Convenience und Fast Food. Für die Wintermonate wurde Gemüse eingelegt, ansonsten aß man frisch, regional und vor allem unverarbeitet. Als im 19. Jahrhundert die ersten Fischkonserven auf den Markt kamen, gab es bald auch die ersten Berichte über entsprechende »Vergiftungen«.

Auch wenn wir bei allen Histaminosen zunächst einmal eine histaminarme Kost empfehlen, ist bei systemischen Histamin-Erkrankungen das Mastzellen- und Gehirn-Histamin das Problem, und nicht das Nahrungs-Histamin. Die häufig ausgesprochene Empfehlung, sich histaminarm zu ernähren, kann nicht das Ende der Therapie sein, sondern nur der Anfang. Das Ziel muss es sein, Ernährungseinschränkungen möglichst überflüssig werden zu lassen.

Von DAO, MAO und HNMT

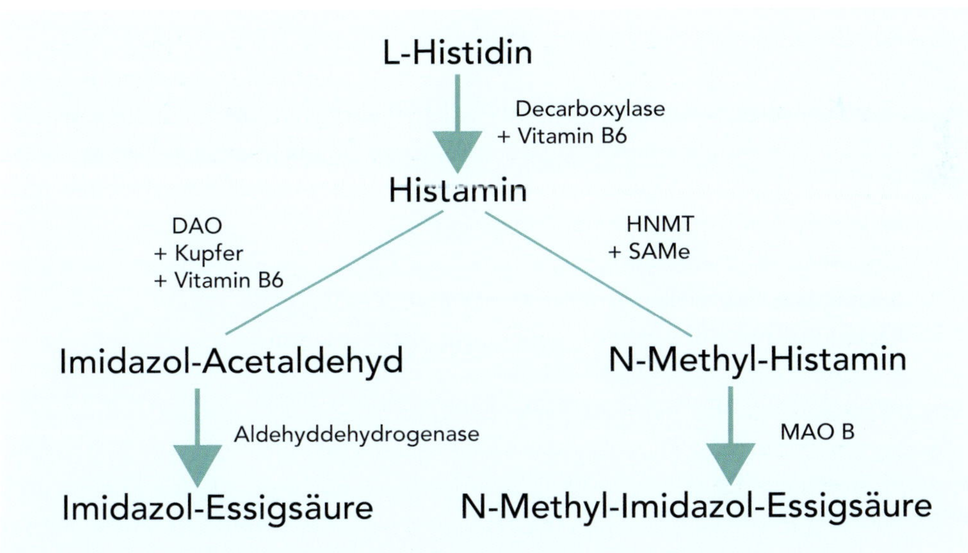

Der Aufbau und der Abbau von Histamin über den DAO- und den HNMT-Weg.

Wenn Histamin seine Mission erfüllt hat, muss auch wieder Ruhe in den Organismus einkehren. Dafür gibt es zwei Enzymgruppen, die überschüssiges Histamin abbauen:

- Diaminoxidasen (DAO)
- Histamin-N-Methyl-Transferasen (HNMT)

Die Diaminoxidase (DAO)

Diese Enzymgruppe wird vor allem in der Dünndarmschleimhaut gebildet und in das Darmlumen abgegeben. Dort patrouillieren die DAO auf der Suche nach Arbeit auf und ab. Sie bestehen überwiegend aus Kupfer und benötigen als Cofaktoren Vitamin B6 (Pyridoxal-5-Phosphat), Zink und ein wenig Mangan. Sind sie gut versorgt, bauen sie anflutendes Histamin aus der Nahrung oder auch aus Darmbakterien in der Regel zuverlässig zu Imidazol-Acetaldehyd ab, welches nach einem weiteren enzymatischen Schritt als Imidazol-Essigsäure über den Urin ausgeschieden wird. Eigentlich war Histamin für die DAO in den vielen Jahren der Evolution nicht die hauptsächliche »Beute«. Sie waren in erster Linie für die Entsorgung anderer, für uns schädlicher biogener Amine zuständig, nämlich:

- Cadaverin
- Spermidin
- Putrescin

Diese Substanzen entstehen beim Verderb von Lebensmitteln. In den Jahrtausenden der Evolution ohne Kühlschrank und Gefrierfach war die DAO unser Schutz vor einer häufig tödlich verlaufenden Lebensmittelvergiftung. Daher waren DAO-Enzyme auch in vielen Jahren eher histaminarmer Ernährung nie arbeitslos. In unseren modernen Zeiten mit Smart-Kühlschränken mussten sich die Darm-Diaminoxidasen neu anpassen und umlernen. Mangels relevanter Mengen anderer biogener Amine überwachen sie jetzt quasi nur noch den Histaminabbau im Darm.

Ein weiteres wichtiges Betätigungsfeld der DAO ist die Gebärmutter und während der Schwangerschaft auch die Plazenta. In beiden Organen befinden sich viele Mastzellen. Ihre Zahl und Aktivität schwankt unter dem Einfluss von Östrogen und Progesteron. Während der monatlichen Blutung, bei der Gewebe der Gebärmutterschleimhaut abgestoßen wird, wird Mastzellen-Histamin in die Gebärmutterhöhle freigesetzt und dort von der DAO abgebaut. Ein zu hoher Histaminspiegel in der Gebärmutter und in der

Plazenta kann Frühwehen auslösen, dies gilt es zu verhindern. Zudem muss auch der Fötus selbst vor zu viel Histamin geschützt werden. Aus diesem Grund steigt im Verlauf der Schwangerschaft die Anzahl der DAO-Enzyme bis zu 300-fach an. Dieser Effekt tritt allerdings erst etwa ab der 13. Schwangerschaftswoche ein. Wir kommen auf diesen enorm wichtigen Aspekt noch später zu sprechen.

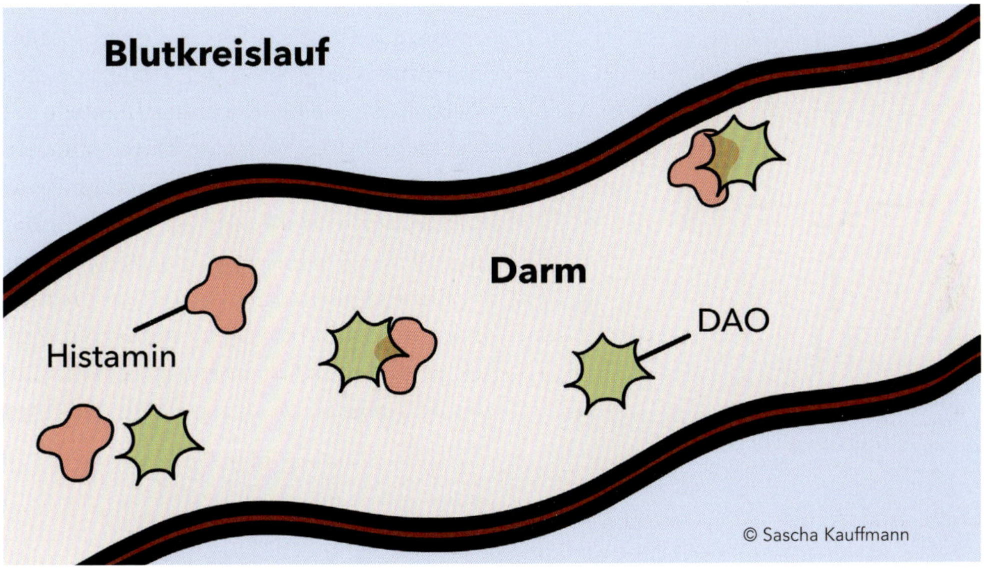

Die Diaminoxidase (DAO) im Dünndarm eliminiert nicht nur Histamin.

Die DAO baut also in erster Linie Nahrungs-Histamin und Histamin in der Gebärmutter ab. Aber auch in der Niere – unserem Blutreinigungsorgan – sitzen jede Menge Diaminoxidasen, die, während das Blut gefiltert und rückresorbiert wird, ebenfalls noch Histamin abbauen können. Daher ist eine ausreichende Trinkmenge so enorm wichtig bei Histamin-Erkrankungen.

Die Histamin-N-Methyl-Transferase (HNMT)

Histamin-N-Methyl-Transferasen befinden sich im Gegensatz zur DAO innerhalb der Zellen, oft in der Nähe der Histamin-Rezeptoren, und kümmern sich in erster Linie um den Abbau von körpereigenem, selbst produziertem Histamin (Mastzellen- und Gehirn-Histamin). Mehr als die Hälfte des täglich anfallenden Histamins gehen damit zulasten der HNMT. Diese Enzymgruppe ist daher viel mehr gefordert als die DAO. Darüber hinaus ist sie auch für den Abbau von Histamin zuständig, wenn die DAO ihren Job nicht schafft. Dann gelangt überschüssiges Histamin aus dem Darm ins Blut und wird in der Leber über die HNMT abgebaut.

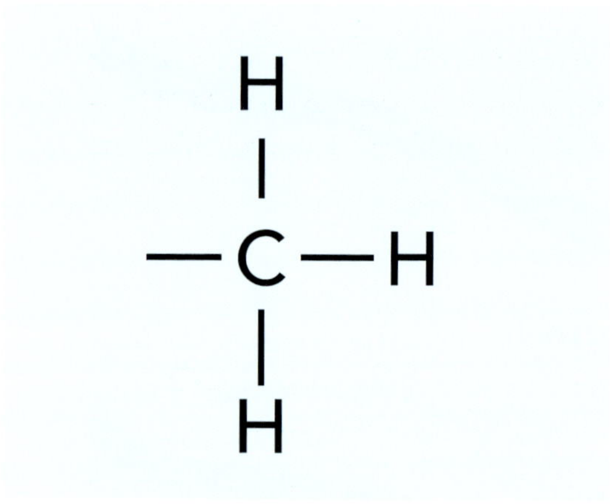

Von dieser Formel hängt sehr viel ab: die Methylgruppe.

Der Umfang der Synthese von HNMT und damit des Abbaus von körpereigenem Histamin hängt in erster Linie von der Methylierungsfähigkeit unseres Körpers ab. Die Methylierung ist ein Stoffwechselprozess, bei dem ein Molekülteil, bestehend aus einem Kohlenstoff- und drei Wasserstoffatomen (sogenannte Methylgruppe), von einem Molekül auf ein anderes übertragen wird. Die Entgiftung von Histamin über HNMT erfolgt im ersten Schritt über die Methylierung des Histamins, d. h. das Anfügen einer Methylgruppe.

Dreh- und Angelpunkt des Histaminabbaus über die HNMT ist die Synthese von s-Adenosylmethionin (SAM/SAMe). Diese chemische Verbindung ist der wichtigste Methylgruppenüberträger, den wir haben. Seine ausreichende Produktion ist die zwingende Voraussetzung für den regelrechten Abbau von körpereigenem Histamin, aber auch für die Bildung von Neurotransmittern, wie Adrenalin und Melatonin, für die Entgiftung und für viele andere Prozesse. Daher möchten wir ein wenig detaillierter darauf eingehen.

Der Methylierungszyklus läuft fast in jeder Körperzelle ab und regelt die optimale Bereitstellung von Methylgruppen. Er besteht im engeren Sinne aus dem Methionin- und dem Folsäure-Zyklus; im weiteren Sinne auch aus dem Biopterin-Zyklus. Der Methioninzyklus sichert die Bereitstellung des wichtigsten Methylgruppen-Übertrages, des s-Adenosylmethionins (SAMe). Ausgangspunkt ist die essenzielle Aminosäure Methionin. Diese wird unter Verbrauch von Mangan, Magnesium, Vitamin B12 und mitochondrialem ATP zu SAMe. Sobald dieses wiederum seine Methylgruppe abgibt, zum Beispiel an das HNMT, wird es zu S-Adenosyl-Homocystein, das wiederum in einem weiteren Schritt zu Homocystein enzymatisch umgewandelt wird. Dieses neurotoxische und gefäßschädigende Molekül wird über drei Wege abgebaut, zwei davon recyceln es über den Verbrauch von B12/Folat bzw. Betain/Cholin zu Methionin zurück. Im dritten Weg wird Homocystein unter Verbrauch von Vitamin B6 in Cystathionin und Cystein umgewandelt und weiter zu Glutathion und Taurin umgebaut.

Bei der Methylierung spielen vor allem die Enzyme MTHFR, CBS und MAT eine entscheidende Rolle. Der sehr häufig vorkommende Polymorphismus beim MTHFR-Gen kann die Methylierung nachhaltig stören und somit auch den Histaminabbau beeinträchtigen.

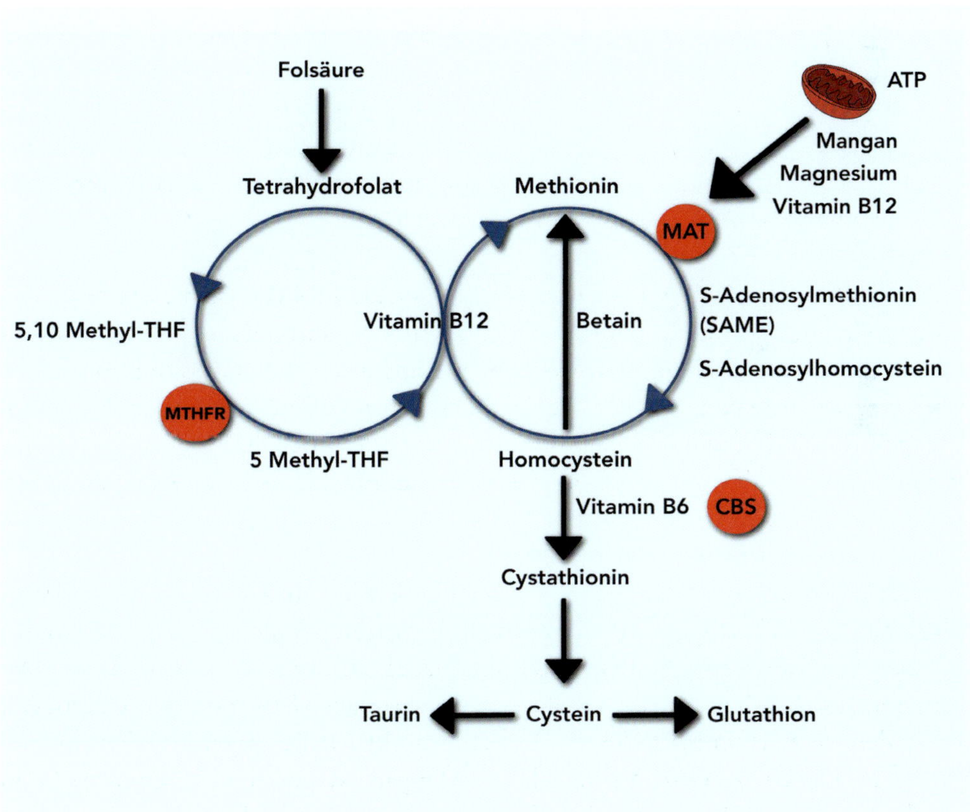

Der Methylierungsstoffwechsel hilft uns beim Abbau von Mastzellen- und Gehirn-Histamin.

Monoaminoxidase B (MAO-B)

Monoaminoxidasen (MAO) sind ebenfalls am Abbau von körpereigenem Histamin beteiligt, allerdings erst im allerletzten Schritt. N-Methyl-Histamin, methyliertes Histamin, wird durch das Enzym MAO-B in N-Methyl-Imidazol-Essigsäure abgebaut und dieses dann über den Urin ausgeschieden. Die MAO haben aber eigentlich noch viele weitere Aufgaben, wie zum Beispiel auch den Abbau von Tyramin, das vor allem nach dem Verzehr von Schokolade und Käse anfällt.

WENN DAS FASS ÜBERLÄUFT: HISTAMINOSEN

Der Mensch ist ein lebendiges System, das sich ständig an seine Umwelt anpassen muss. Dadurch kommt es kurzfristig zu Veränderungen, wie beispielsweise einem Anstieg der Körpertemperatur oder des Blutdrucks. Wenn es zu einer Abweichung kommt, beispielsweise Fieber, verfügt der Körper über Regulationsmethoden (zum Beispiel Schwitzen, Schüttelfrost), um bestimmte Werte wieder zurück zum Sollwert zu bringen. Die Natur hat dafür ausgeklügelte Systeme, die sich in Millionen von Jahren der Evolution entwickelt und bewährt haben.

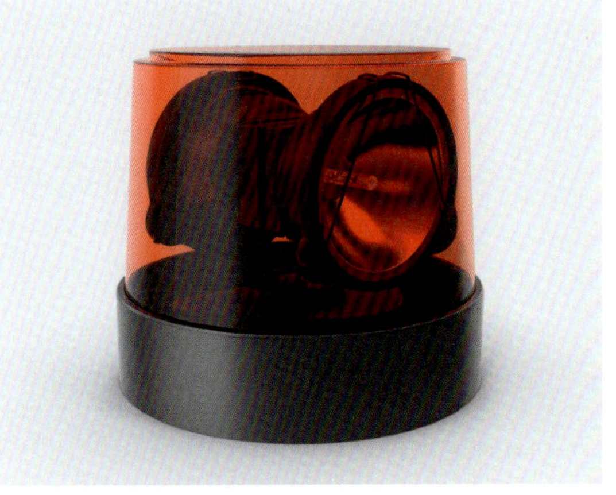

Ein dauerhaft erhöhter Histaminspiegel ist immer ein Alarmsignal des Körpers.

Ist der Mensch gesund, regelt der Körper dieses im Allgemeinen selbstständig ohne Eingriff von außen. Einen akuten Anstieg des Histaminspiegels, zum Beispiel weil uns ein Insekt gestochen hat, kann der Körper normalerweise gut selbstständig in den Griff bekommen. Nach wenigen Tagen ist die Schwellung vorüber, der Juckreiz und die Schmerzen lassen nach.

Ein chronisch hoher Histaminspiegel bedeutet für den Körper hingegen ein Zustand wie ein Heer unter Dauerbeschuss. Zur Verteidigung erhalten alle Zellen Befehle – und der Generalbefehl lautet: »Achtung, seid bereit, ihr seid bedroht!«

- Nervenzellen: Seid wachsam und konzentriert!
- Muskelzellen: Seid angespannt!
- Herzmuskelzellen: Schlagt kräftig und schnell!
- Schleimhautzellen: Werdet den Feind schnell wieder los durch Durchfall, Husten und vermehrte Magensäure.

Der Körper kann aus eigener Kraft nicht mehr einen gesunden Histaminspiegel wiederherstellen. Er hat die Fähigkeit zur Regulation verloren. Dieser Daueralarmzustand kann einzelne oder mehrere Organsysteme betreffen und zeigt sich durch entsprechende Symptome. Diesen Zustand nennen wir Histaminose.

Histaminose = Histaminzufluss > Histaminabfluss

Nur der Vollständigkeit halber möchten wir kurz erwähnen, dass es auch das Gegenteil gibt: zu wenig Histamin im Körper. Dieser Zustand heißt »Histapenie«. Er kommt deutlich seltener vor als die Histaminosen, daher gehen wir hier nicht weiter darauf ein. Je nachdem, wo genau der Fehler im System liegt – eher auf der Zufluss- oder auf der Abflussseite, lassen sich die Histaminosen klassifizieren (siehe Abbildung).

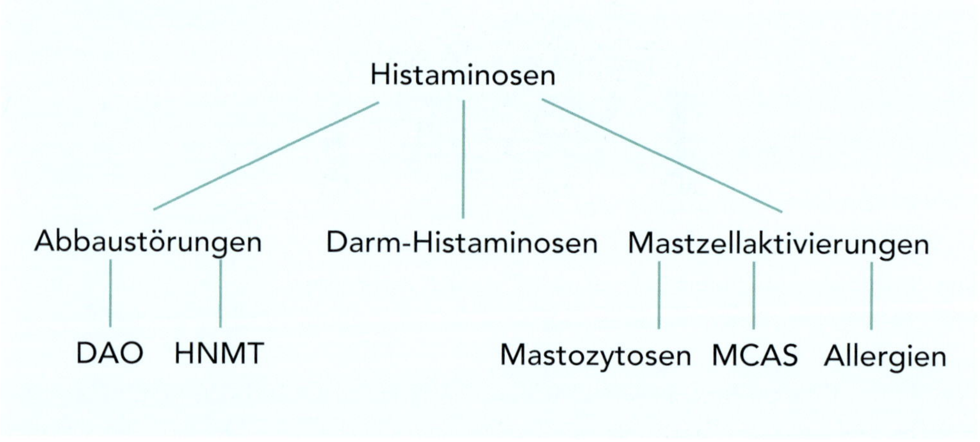

Histaminosen lassen sich je nach Ursache in drei Gruppen unterteilen.

Ein Problem bei der Verstoffwechselung oder der Freisetzung von Histamin ist keine Histaminintoleranz, sondern eine Histaminose. Wir möchten daher im Folgenden nur diesen Begriff verwenden.

Was lässt das Histamin-Fass überlaufen?

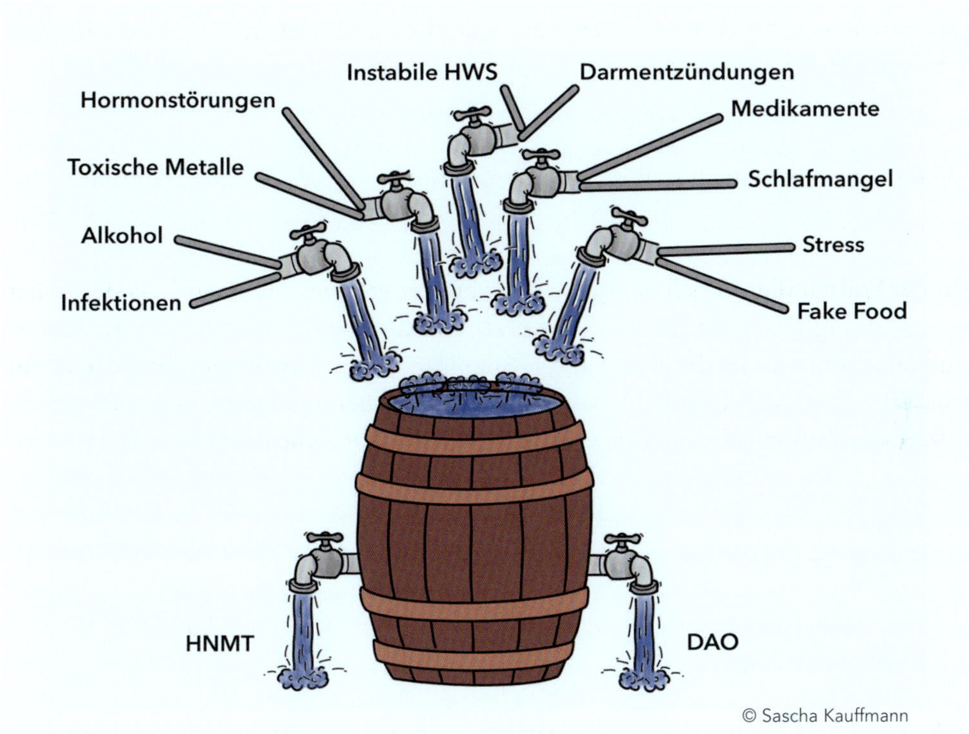

Der Füllstand eines jeden Fasses hängt ab von den Zu- und den Abflüssen.
Im Histamin-Fass unseres Körpers sollten Zu- und Abfluss in einem ausgeglichenen Verhältnis stehen.

Wenn die »Abflussrohre«, unsere DAO und HNMT, verstopft oder nicht richtig aufgedreht sind, und das Fass dabei ständig Nachschub erhält, läuft es irgendwann über. Genauso verhält es sich auch mit unserem Körper.

Schauen wir uns also genauer an, welche Ursachen auf der Abflussseite die häufigsten sind, die das Histamin-Gleichgewicht chronisch aus der Bahn werfen, sodass der Körper von alleine nicht wieder in die Balance zurückfindet. Es gibt sechs verschiedene Ursachen für Defekte bei/Mangel an den histaminabbauenden Enzymen, die teilweise einfach, teilweise kompliziert, zu beheben sind.

Abflussstörung 1: Mikronährstoffmängel

Enzyme benötigen zum einen Baustoffe, aber auch große Mengen an Betriebsstoffen (Coenzyme), um zu funktionieren.

- Die wichtigsten Bau- und Betriebsstoffe für die DAO sind Kupfer, Vitamin B6, Zink und Mangan.
- Die wichtigsten Betriebs- und Betriebsstoffe für die HNMT sind die Substrate für die Bildung von SAMe: Methionin, Magnesium, Mangan, Eisen, Coenzym Q10, Vitamin B2, Vitamin B6 und Folat, Vitamin B3 sowie Vitamin B12.

Ausnahmslos alle unsere Patienten mit Histaminosen haben zu Beginn der Behandlung bei uns im Labor nachweisbare gravierende Defizite an mindestens zwei dieser essenziellen Nährstoffe. Es ist wirklich einfach zu verstehen: Ohne diese Stoffe, kann ein regelrechter Histaminabbau nicht stattfinden. Ein Mikronährstoffmangel bedeutet, dass die Abflüsse nicht voll aufgedreht bzw. verstopft sind. Folgende Faktoren führen zu einem erhöhten Mikronährstoffbedarf und somit in der Folge häufig zu einem Mangel, der durch die Ernährung allein nicht ausgeglichen werden kann:

- erhöhtes Körpergewicht
- chronischer Stress
- Nikotinmissbrauch
- bestimmte genetische Besonderheiten, zum Beispiel Pyrrolurien (KPU/HPU)
- chronische Erkrankungen
- Lebensstil, zum Beispiel häufig Sport und Sauna
- regelmäßiger Alkoholgenuss
- besondere Lebensumstände wie Schwangerschaft und Stillzeit
- besondere Ernährungsformen wie vegane, carnivore oder einseitige Ernährungsweise
- dauerhafte Medikamenteneinnahme

Eine Reihe gängiger Arzneimittel sind massive Vitamin- und Mineralienräuber. Das ist kein Problem, wenn diese nur einige Tage eingenommen werden müssen. Bei Dauereinnahme sehen wir oft medikamentenbedingte Mikronährstoffmängel, die sich direkt auf den Histaminstoffwechsel auswirken können. In der Tabelle sind einige Beispiele aufgelistet.

Durch Medikamente bedingte mögliche Mangelzustände an Mikronährstoffen

Medikament	Mangel
Cortison (Allergien, MCAS, Entzündungen)	Vitamin C, Zink und Vitamin D3
Hormonelle Verhütungsmittel (»Anti-Baby-Pille«)	Vitamin B2, Vitamin B6, Vitamin B12, Folsäure, Magnesium und Zink
Protonenpumpenhemmer (Magensäureblocker, PPI)	Vitamin B12, Magnesium
Theophyllin (Asthmamittel)	Vitamin B6
ASS (Aspirin®)	Vitamin C und Vitamin B12
Metformin (Diabetes Typ 2)	Vitamin B12
ACE-Hemmer (Bluthochdruck)	Zink
Dihydralazin (Bluthochdruck)	Vitamin B6

Quelle: Eigene Labormessungen und U. Gröber, Arzneimittel und Mikronährstoffe, Wissenschaftliche Verlagsgesellschaft Stuttgart 2018.

Grundsätzlich sollte jeder, der längere Zeit auf Medikamente angewiesen ist, regelmäßig einen Mikronährstoffstatus erstellen lassen, damit man rechtzeitig auf einen eventuellen Mangel aufmerksam wird.

Abflussstörung 2: Medikamente – der unterschätzte Faktor

Neben den Medikamenten, die über einen Raub an Mikronährstoffen den Histaminabbau behindern, gibt es auch Medikamente, die die DAO und die HNMT direkt blockieren können. Einige bekannte und oft gebrauchte Arzneimittel wirken als DAO-Blocker:

- N-Acetylcystein (ACC, Hustenlöser)
- Amitryptilin (Antidepressivum)
- ASS (Aspirin®)
- Metamizol (Novalgin®)
- Diazepam (Valium®)
- Prilocain (Lokalanästhetikum)

Diese häufig verabreichten Arzneimittel blockieren die Bindungsstelle für Histamin am HNMT-Enzym:

- Chloroquin (Anti-Malaria-Mittel, das auch ein mögliches Therapeutikum bei Covid-19 Erkrankungen sein kann)
- Tacrine (Alzheimer-Medikament)
- Diphenhydramin (H1-Blocker, ironischerweise)

Es gibt darüber hinaus noch viele weitere Präparate, die die histaminabbauenden Enzyme blockieren. Wir verweisen hier auf die Medikamentenlisten der Schweizer Patienteninfoportale www.histaminintoleranz.ch sowie www.mastzellaktivierung.info.

Abflussstörung 3: Säure-Basen-Ungleichgewicht

Insbesondere die Umgebung der DAO unterliegt starken Schwankungen des pH-Werts. Im oberen Dünndarm herrscht ein eher pH-neutrales Niveau vor, d. h. der pH-Wert des Magensafts von pH 1 bis 2 (sehr sauer) mischt sich mit dem Nahrungsbrei und mit den Verdauungssäften der Bauchspeicheldrüse und den Gallensäuren von pH 7 bis 8 (basisch). Dies ergibt in der Regel einen pH-Wert von 6,5 bis 7,0.

Die Auswertung von vielen Hundert Stuhluntersuchungen hat ergeben, dass ein normaler pH-Wert selten ist. Die meisten Kranken haben einen viel zu alkalischen Stuhl-pH, der bei 7,5 oder höher liegt. Dies begünstigt nicht nur das Wachstum von pathologischen Keimen (u. a. auch von histaminbildenden) und Pilzen, sondern schwächt zudem die

DAO. Viele Medikamente, wie zum Beispiel Säureblocker, können das Säure-Basen-Gleichgewicht im Dünndarm stören und so die DAO in ihrer Aktivität einschränken. Auch die DAO in der Gebärmutter kann durch Säure-Basen-Störungen in ihrer Aktivität beeinträchtigt werden.

Abflussstörung 4: Untertemperatur

Der Internist Dr. Carl Wunderlich befasste sich vor etwa 150 Jahren intensiv mit der Körpertemperatur des Menschen. Er führte ca. eine Million Messungen bei etwa 25.000 Menschen durch und fand so heraus, dass bei Gesunden die Körperkerntemperatur – rektal oder oral gemessen – bei ca. 37 Grad liegt.

Diese Betriebstemperatur von 37 Grad hält der Körper in der Regel konstant. Das ist auch wichtig, denn bei einer nur leichten Untertemperatur, zum Beispiel von 36,3 Grad können Enzyme, auch die DAO und HNMT sowie MAO, und andere Hormone nicht optimal arbeiten. Interessanterweise ist die Körpertemperatur der meisten Menschen heute in etwa 0,5 Grad niedriger als 1850, zur Zeit von Wunderlichs Messungen. Warum dies so ist, kann nur gemutmaßt werden. Bewegungsmangel, Lichtmangel und das Leben in überwiegend geschlossen Räumen werden als Ursachen vermutet.

Unsere Temperaturregler sind der Hypothalamus sowie die Schilddrüse. Normalerweise vergleicht der Hypothalamus über Sensoren die Solltemperatur mit der tatsächlichen Temperatur und reguliert nach Art eines Thermostats auf die Normaltemperatur zurück. Dass die Schilddrüse an der Temperaturregelung mit beteiligt ist, sehen wir nach vielen Jahren Schilddrüsentherapie. Wir konnten daraufhin bei vielen Menschen, die vorher an Hypothermie litten, eine Erhöhung der Körpertemperatur, eine Verbesserung des gesamten Stoffwechsels und auch eine messbare Steigerung der DAO-Aktivität feststellen.

Abflussstörung 5: Alkohol, Nikotin und Koffein

Alkohol hat einen festen Platz in unserer Gesellschaft. Trinken gehört zum guten Ton. Wer nicht mitmacht, ist schnell Außenseiter, besonders unter Jugendlichen. Wenn wir unseren Patienten mit Histaminosen erklären, dass wir eigentlich nur ein einziges wirkliches Verbot aussprechen, nämlich den Konsum von Alkohol, ist die Reaktion in der Regel ein kleiner Schock. Mit umfangreichen Nahrungsverboten von »histaminreichen« Lebensmitteln kommen viele besser zurecht, als wenn man das ihnen geliebte Glas Rotwein am Abend oder das Bier nach dem Sport »wegnimmt«. Von daher ist es enorm wichtig zu verstehen, warum wir so streng sind:

Alkohol fügt fünffachen Schaden zu, denn:

1. alkoholische Getränke haben in der Regel einen hohen Histamingehalt
2. Alkohol blockiert die DAO
3. Alkohol kann als Histamin-Liberator in den Mastzellen wirken
4. Alkohol ist ein Vitalstoffräuber an Vitamin C, Vitamin B6, Folat, Zink und Magnesium
5. regelmäßig konsumiert, kann Alkohol die empfindliche Darmschleimhaut schädigen

Was das Nikotin angeht, hat es nicht nur toxische und krebsbegünstigende Wirkungen, sondern es ist auch ein starker DAO-Blocker, während es gleichzeitig viel Histamin im Körper freisetzt.

Koffein aus Schwarztee und Kaffee kann ebenfalls die DAO hemmen, sodass diese Getränke idealerweise auch gemieden werden sollten. Die gute Nachricht: Koffeinfreier Kaffee und schwarzer Tee in kleinen Mengen sind in der Regel kein Problem.

Abflussstörung 6: schlechte Gene

In den letzten Jahren ist es für jedermann möglich und erschwinglich geworden, einen Blick in sein Erbgut zu werfen. Zwar nicht in Deutschland, da steht die Gen-Diagnostik immer noch aufgrund des strengen Gendiagnostik-Gesetzes unter Vorbehalt eines Arztes. Doch einige ausländische Unternehmen, die ihre Dienste auch leicht zu finden im Internet anbieten, machen es möglich: Nach dem Versand einer Speichelprobe erhält man nach einigen Wochen einen Überblick über einen kleinen Teil seiner Gene. Solche Genanalysen sind zwar vergleichsweise günstig, aber von sehr geringem Nutzen für den Laien. Dieser kann mit den Angaben zu dem Verhalten seiner COMT- oder MAO-Gene kaum etwas anfangen. Auch die Frage, ob jemand mit einer homozygoten MTHFR-Mutation in der Lage ist, ausreichende Mengen SAMe aufzubauen, lässt sich über einen solchen Gentest nicht beantworten.

Tatsächlich können die Gene, die für die Bildung der Methylgruppen entscheidend sind (zum Beispiel das MTHFR-Gen) oder für die Bildung von DAO und HNMT, direkt von Veränderungen betroffen sein. Studien besagen, dass je nach Bevölkerungsgruppe unterschiedliche Gene in unterschiedlichem Ausmaß beeinträchtigt sein können. Die wissenschaftliche Datenlage ist hier allerdings auch sehr widersprüchlich, denn ein Gendefekt bedeutet nicht zwingend ein Histaminproblem. Daher bringen genetische Tests unserer Meinung nach wenig Hilfe. Die Epigenetik, also die Gesamtheit von Lebensstil, Umwelt, Ernährung und anderen Faktoren, die auf unsere Gene und ihre Aktivität großen Einfluss haben, kann nicht durch einen Gentest erfasst werden, wohl aber durch eine Blut- oder Urin-Labordiagnostik der Methylierung. Darauf kommen wir im weiteren Verlauf noch einmal zu sprechen.

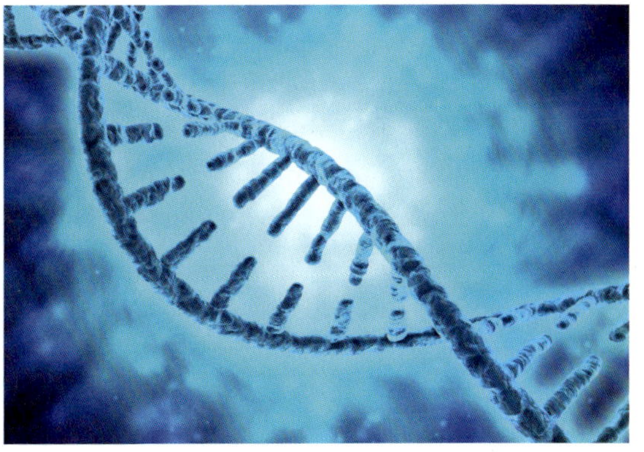

Der Baustein jeden Lebens: die DNA

Darm-Histaminosen

Der Darm ist mit einer Gesamtoberfläche von ungefähr 250 Quadratmetern ein Tummelplatz für ein Universum an Kleinstlebewesen, fachsprachlich ein Mikrobiom. 400 bis zu 1000 verschiedene Bakterienarten und insgesamt über 100 Billionen einzelne Bakterien leben hier (zum Vergleich: Die Anzahl unserer Körperzellen beträgt 80 bis 100 Billionen).

Dieses menschliche Mikrobiom ist ein sensibles Ökosystem und besteht aus verschiedenen Keimgattungen. Bekannte für die menschliche Gesundheit notwendige Bakterienarten sind zum Beispiel Escherichia coli, Enterococcus spec., Lactobacillus spec., Bacteroides spec., Bifidobacterium spec. Diese spielen eine wichtige Rolle bei der Aufspaltung von Nahrung, beim Abbau von Gallensäuren, bei der Regeneration und der Bildung von Vitaminen wie Vitamin K, B12 und Biotin sowie bei der Immunabwehr.

Der Bakterien-Typ

Unter den Darmbakterien gibt es einige, die selber Histamin bilden und so den Histaminspiegel im Darm ansteigen lassen können. Der Bakterien-Typ leidet unter einer Histaminose, die auf einer Dysbiose beruht, also auf einer Fehlbesiedlung mit Bakterien, die selbst Histamin produzieren. Dadurch wird die DAO stark in Anspruch genommen und kommt so zu einem erhöhten Histaminspiegel im Darm – ganz unabhängig von Nahrungshistamin.

Morganella spp.	< 1,0 x 10^4	KBE/g Stuhl	< 1,0 x 10^4	
Histaminbildende Bakterien				
Histaminbildende Bakterien	1,6 x 10^10	KBE/g Stuhl	< 5,0 x 10^8	
H2S-Bildung				

Auszug aus einem Stuhlbefund: Zu viele histaminbildende Bakterien nehmen die DAO in Anspruch.
Mit freundlicher Genehmigung Labor Biovis' Diagnostik MVZ GmbH

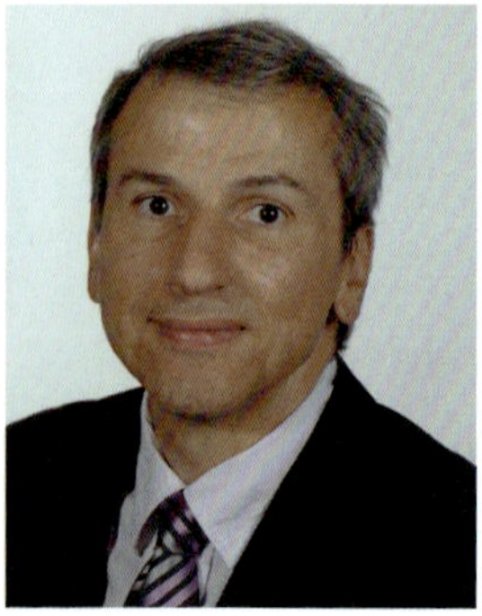

Interview mit dem Biologen Dr. Heiko Hofmann

Histaminbelastung durch histaminbildende Bakterien im Darm

Der Biologe Dr. Heiko Hofmann hat sich auf das Mikrobiom des Menschen spezialisiert. Wir haben uns mit ihm über histaminbildende Bakterien im Darm unterhalten.

Herr Dr. Hofmann, durch die intensive Erforschung unserer Darm-Mitbewohner, unseres Mikrobioms, wissen wir, dass mindestens drei Bakteriengattungen auch Histamin produzieren. Welche sind diese und was steckt dahinter?

Dr. Heiko Hofmann: Mittlerweile wissen wir so viel mehr über die Zusammensetzung des menschlichen Darm-Mikrobioms als noch vor zehn Jahren. So ist es heute gesichertes Wissen, dass wir in uns eine Vielzahl von Histaminbildnern beherbegen. Es handelt sich hierbei vor allem um die Bakterienarten

- Serratia spec.
- Morganella morganii
- Klebsiella pneunomiae
- Hafnia alvei

Histaminbildende Bakterien sind in der Lage, Histidin in Histamin umzuwandeln. Diese genannten vier Bakterienfamilien leben von unseren Nahrungsresten und produzieren in relativ kleinen Mengen Histamin. Ihre Anwesenheit stellt für uns in der Regel kein Problem dar. Wenn jedoch der Darm in eine Dysbalance gerät und sich zum Beispiel der enorm wichtige pH-Wert ins Basische verschiebt, können die Histaminbildner sich ausbreiten. Dementsprechend kann der Histamingehalt im Darm ansteigen, auch wenn die Ernährung relativ histaminarm ist. Eine erhöhte Konzentration dieser histaminbildenden Bakterien kann somit eine Ursache für eine erhöhte Histamin-Konzentration im Stuhl sein. Der Aufbau einer intakten Darmflora steht hier im Vordergrund der Therapie.

Wie lässt sich eine Fehlbesiedlung mit Histaminbildnern feststellen?
Dr. Hofmann: Dies stellen wir durch die Untersuchung einer Stuhlprobe fest. Allerdings bedeutet ein messbarer Anstieg von zum Beispiel Morganellen nicht unbedingt, dass auch der Histamingehalt im Darm massiv ansteigen muss. Wenn die DAO gut funktioniert und keine anderen Histamin-Ursachen, wie zum Beispiel Ernährungsfehler, andere akute oder chronische Darmentzündungen vorliegen, kann sie das Histamin entsorgen.

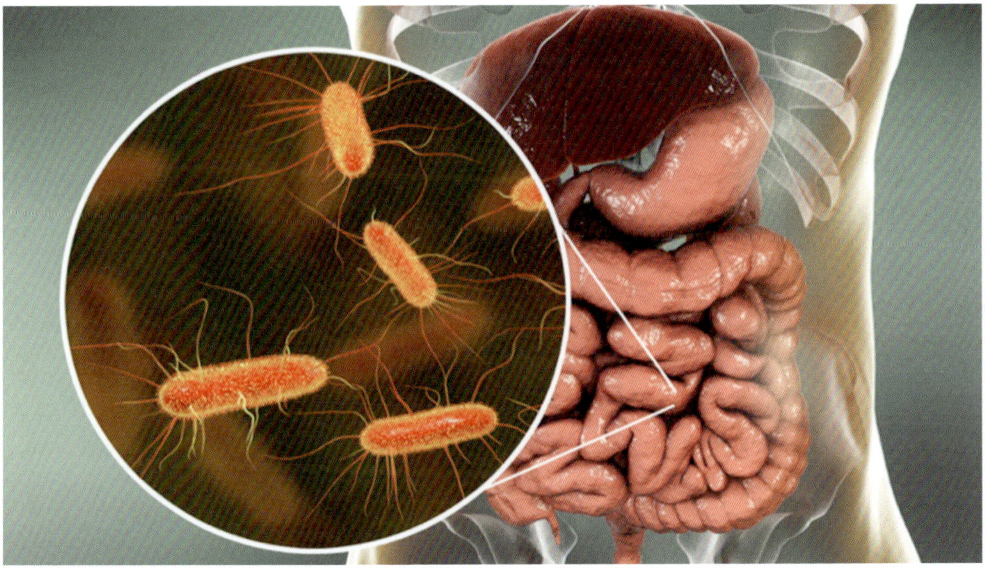

Unser Darm beherbergt 1000 verschiedene Bakterienarten, ingesamt sind es mehr als eine Billion Mikroben.

Der Mastzellen-Typ

Neben den direkten Histaminbildnern gibt es weitere andere krankmachende Erreger, die indirekt – über die Entzündungsreaktion, die eine Infektion verursachen kann – zu einer vermehrten Histaminfreisetzung aus den Mastzellen führen.
Dr. Heiko Hofmann nennt als häufige Erreger solcher Infektionen:

- Helicobacter pylori
- Clostridien difficile
- Campylobacter
- Enterobacter
- Candida albicans
- Parasiten (Würmer)
- Rotaviren
- Noroviren

Daneben weist der Biologe auch auf eine Reihe nicht-erregerbedingter Entzündungen hin, die ebenfalls mit erhöhten Histaminspiegeln einhergehen können:

- chronisch-entzündliche Darmerkrankungen wie Colitis ulcerosa oder Morbus Crohn
- Nahrungsmittelallergien
- Folgen von Medikamenteneinnahme
- Alkoholkonsum

Test	Ergebnis	Einheit	Normbereich	---	--	-	+	++	+++
Histamin im Stuhl	>15000	ng/ml	< 600						

Auszug aus einem Stuhlbefund: Ein sehr hoher Histaminspiegel im Darm bei einem Patienten mit Mastzellaktivierung infolge einer chronischen entzündlichen Darmentzündung. Der Patient hat sich zu diesem Zeitpunkt bereits lange Zeit histaminarm ernährt.
Mit freundlicher Genehmigung Labor Biovis' Diagnostik MVZ GmbH

Auch ein SIBO-Syndrom (Small Intestinal Bacterial Overgrowth), eine Fehlbesiedlung mit Dickdarmbakterien im Dünndarm, kann zu einer erhöhten Histaminfreisetzung aus den Mastzellen führen, erklärt Dr. Hofmann.

Schwelbrand im Darm: Das Leaky-Gut-Syndrom

Die Folge chronischer Entzündungsprozesse mit Histaminfreisetzung im Darm ist eine fortschreitende Schädigung der Dünndarmschleimhaut. Mit der Zeit lösen sich die Verbindungsstellen zwischen den einzelnen Schleimhautzellen, da wo auch die Mastzellen ansässig sind. Es kommt dadurch im Laufe der Zeit zu mikroskopisch kleinen Löchern (leaky gut = leckender Darm). Der Darm ist dann nicht mehr so gut in der Lage, Schadstoffe und auch Histamin vor dem Übertritt ins Blut herauszufiltern. Darüber hinaus können auch unverdaute Nahrungsbestandteile leichter ins Blut übertreten, was eine Reaktion des Immunsystems nach sich ziehen kann. Auf diese Weise bilden sich oft Nahrungsmittelunverträglichkeiten und auch -allergien. Je länger die Darmschleimhaut entzündet ist, desto weniger DAO kann gebildet werden, da die Darmzotten ihren Betrieb einstellen. Eine einfache Stuhluntersuchung auf die Marker »Alpha-1-Antitrypsin« und »Zonulin« ist für die Diagnostik bereits ausreichend.

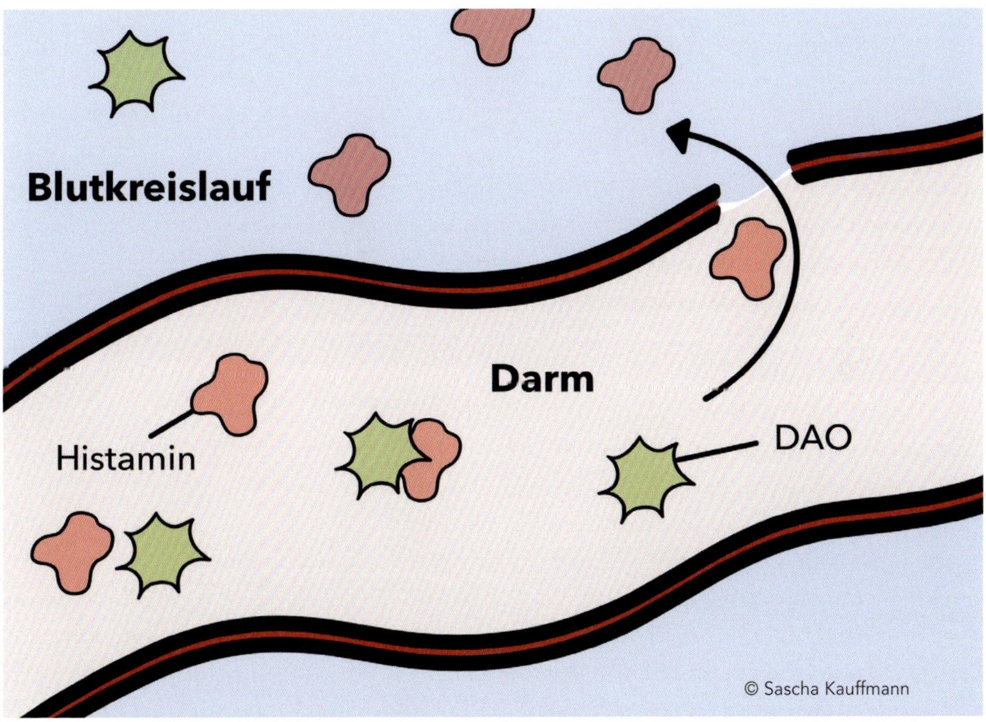

Wenn ein Leaky-Gut-Syndrom besteht, kann Histamin problemlos in den Blutkreislauf gelangen.

Chronische Entzündungen im Darm führen nicht nur dazu, dass die DAO-Anzahl und Aktivität abnimmt. Oft sind die Folgen einer Darm-Histaminose mehr und mehr Intoleranzen:

- Laktoseintoleranz, weil der Darm das Enzym Laktase nicht mehr bilden kann
- Fruktoseintoleranz, weil der Darm keine Fruktosetransporter mehr baut
- Tyraminintoleranz, weil die MAO auch langsam aufgeben

Achtung Verwechslungsgefahr: Salicylatunverträglichkeit

Auf die Salicylatunverträglichkeit möchten wir hier besonders hinweisen, denn sie ähnelt in vielen Symptomen sehr einer Histaminstörung durch DAO-Mangel:

- Quaddelbildung auf der Haut
- Durchfälle
- Kopfschmerzen
- Asthma

Was aber typisch für eine Salicylatunverträglichkeit ist – und bei DAO-Mangel nicht auftritt –, sind Polypenbildung in der Nase und in den Nasennebenhöhlen sowie chronische, schwer therapierbare Nasennebenhöhlenentzündungen. Diese Form der Unverträglichkeit wurde schon vor 100 Jahren beschrieben und betrifft ca. drei Prozent der Bevölkerung. Der Test auf Salicylatunverträglichkeit erfolgt durch eine Blutabnahme und macht grundsätzlich immer Sinn, um auch diese Störung nicht zu übersehen, insbesondere wenn Polypen in der Nase in der Vergangenheit aufgetreten sind.

Da die richtige Diagnostik fast nie durchgeführt wird, aber Patienten mit Salicylatunverträglichkeit infolge der chronischen Darmentzündung auch oft einen DAO-Mangel haben, der dann zufällig irgendwann entdeckt wird, werden sie einfach zur Gruppe der »Histaminintoleranten« gezählt. Die Reaktionen bei Salicylatunverträglichkeit werden aber nicht allein über die Mastzellen vermittelt, sondern viele andere Immunzellen spielen hier auch eine Rolle.

Darm-Histamionosen sind häufig übersehene »Fassfüller«, weil sie oft ohne oder mit nur geringen Symptomen verlaufen und die Diaminoxidase zumindest zu Beginn oft noch normal ist. Im weiteren Verlauf der Entzündung, vor allem bei fortschreiten-

der Schädigung der Darmschleimhaut, kann sie jedoch sinken. Ein niedriger DAO-Spiegel ist fast immer die *Folge* chronischer Darmentzündungen und nicht das primäre Problem.

INTERESSANT ZU WISSEN

Salicylsäure in der Natur

Salicylsäure ist eine Substanz, die von Pflanzen gebildet wird, um sich vor Schädlingen zu schützen. Sie kommt in vielen Nahrungsmitteln vor, zum Beispiel in Beeren, Gewürzen, Teeblättern, Mais, Hefe, Kaffee und vielen Nüssen. Sie findet aber auch in vielen Medikamenten, wie Akne-Mitteln oder ASS (Aspirin®), und in Kosmetika Verwendung.

Chronische Mastzellaktivierungen

Mastzellen sind unsere Allzweckwaffen und ein sehr wichtiger Teil unserer Immunabwehr. Allerdings sind sie reine Befehlsempfänger. Sie wissen nicht, ob eine Gefahr real oder irreal ist. Wenn sie getriggert sind, feuern sie einfach drauflos. Sie sind der erste Stoßtrupp des Immunsystems und stellen sicher, dass durch Histamin die Gefäße weit gestellt und die Gefäßwände durchlässig sind, damit spezialisierte Immunzellen ihren Weg schneller finden und tätig werden können. Bei jeder Verletzung oder Infektion unserer Haut und Schleimhaut dirigieren sie auf diesem Wege die Immunzellen direkt an den Tatort und unterstützen damit die Bekämpfung von Erregern und auch die Wundheilung.

Bei einer kleinen Verletzung bleibt die Reaktion mit einer Schwellung, Rötung und vielleicht Juckreiz lokal begrenzt. Bei einer großen Verletzung oder Erkrankung und schwerer Allergie können wir die Auswirkungen von Histamin systemisch merken: Die Abwehr läuft auf Hochtouren, das Immunsystem kämpft – ganzkörperlich.

Problematisch ist es einerseits, wenn eine Abwehrreaktion unkontrolliert weiterläuft, auch wenn der Feind schon lange in die Flucht geschlagen ist, andererseits wenn die Alarmglocke zu früh angeht und dann mit Kanonen auf Spatzen geschossen wird. Beides ist der Fall bei chronischen Mastzellaktivierungen. Histamin und andere Botenstoffe werden dann oft in Schüben ins Blut abgegeben und können vielfältige Symptome verursachen. Die häufigste und sicherlich auch bekannteste Form der Mastzellaktivierung ist die Allergie.

Allergien, Pseudoallergien und Parasitosen

Allergien sind Fehlreaktionen des Immunsystems gegen eigentlich ungefährliche Substanzen. Blüten, Tierhaare und Nahrungsmittel werden vom Immunsystem falsch bewertet. Dies führt zu einer Antikörperreaktion insbesondere vom Typ Immunglobulin-E (IgE). Diese Antikörper besetzen die Rezeptoren von Mastzellen sowie von basophilen Granulozyten und sorgen so für eine Ausschüttung von Histamin und anderen Mediatoren.

Aber diese Aufgabe war eigentlich nicht ihre ursprüngliche, sondern die IgE-Antikörper haben sich diese zusätzlich angeeignet. In Millionen von Jahren der Evolution dienten die IgE-Antikörper in erster Linie der Abwehr von Parasiten, Einzellern und Würmern. Diese sind so groß, dass sie nicht wie die winzigen Bakterien oder noch kleineren Viren durch die normalen Fresszellen vernichtet werden können. Hierzu bedarf es eines anderen Verfahrens. Das läuft so ab:

Befällt zum Beispiel ein Parasit den Darm oder die Lunge, werden große Mengen an IgE-Antikörpern produziert, die sich an die Außenseite der Mastzellen heften. Diese Zellen erhalten dadurch den Befehl, Histamin und eine Vielzahl anderer Botenstoffe auszuschütten. Das Histamin wiederum bewirkt über Rezeptoren an den Zielorganen eine starke Abwehrreaktion, die wir zum Beispiel als Husten (verstärkten Auswurf aus der Lunge) und Durchfall (Kontraktion des Darms) wahrnehmen. Der Körper versucht, sich auf diese Weise der Parasiten zu entledigen. Ein wirklich ausgeklügeltes Schutzsystem, das auch nach vielen Millionen von Jahren der Evolution immer noch funktioniert. Einfach genial!

Während unsere Vorfahren sicherlich mehrfach während ihrer Lebenszeit Erfahrungen mit Parasitenbefall sammeln mussten, kommt dieser heutzutage viel seltener vor. Wir machen heute eher im Rahmen von Allergien Bekanntschaft mit durch IgE-Antikörper provoziertem Histamin, zum Beispiel bei Heuschnupfen oder einer Tierhaarallergie. Die allergischen Symptome sind jedoch die gleichen wie bei einem Parasitenbefall:

- Rötung
- Schwellung
- Juckreiz
- Schmerz
- Husten
- Durchfall

Ein Beispiel: Eine Wespe hat dich in den Fuß gestochen und ihr Gift in deine Haut injiziert. Gefahr für den Körper! Gut, dass in der Nähe der Einstichstelle Mastzellen sitzen, die aufgrund des physikalischen Reizes (die Verletzung) ihre Schleusen öffnen und ihre Gewebshormone (Botenstoffe) ausschütten. Eine der wichtigsten ist hierbei Histamin. Es ist sozusagen die Vorhut der Immunzellen und weist den Fresszellen den Weg, indem es die kleinen arteriellen Gefäße rund um die Einstichstelle weit stellt, damit die Immunzellen schnell an den Tatort gelangen.

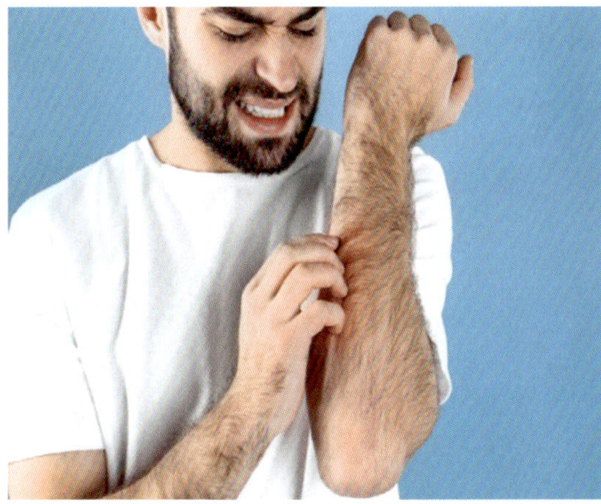

Histamin kann zu unerträglichem Juckreiz führen.

Wenn eine Allergie besteht, dann werden durch den Wespenstich zusätzlich auch IgE-Antikörper mobilisiert, die die Mastzellenreaktion noch anstacheln. (Der Mastzelle ist es egal, warum die IgE-Antikörper andocken, sie fahren immer dasselbe Programm auf und schütten ihre Botenstoffe aus.) Die körperliche Reaktion fällt durch die deutlich vermehrte Ausschüttung von Histamin und anderen Mediatoren nun erheblich stärker aus. Diese fluten durch den ganzen Körper. Statt nur

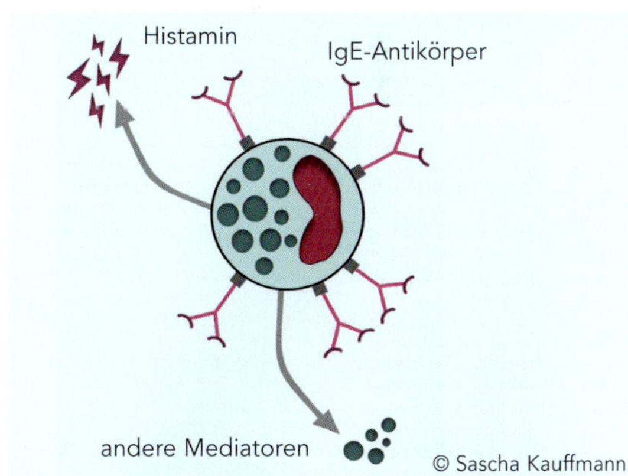

IgE-Antikörper bei Allergien und Parasitose bewirken an den Mastzellen, dass Histamin und andere Mediatoren ausgeschüttet werden.

einer Schwellung, Rötung und möglicherweise Juckreiz, können damit auch Reaktionen weit entfernt vom Fuß auftreten: Schwellung der Schleimhäute in Mund und Rachen, Herzrasen, und im schlimmsten Fall droht sogar ein Kreislaufversagen.

INTERESSANT ZU WISSEN

Anaphylaxie

Wenn eine Allergie gegen einen Stoff, zum Beispiel gegen Wespengift, besteht, werden IgE-Antikörper zu Brandbeschleunigern, denn sie setzen sich auf die Rezeptoren der Mastzellen und der basophilen Granulozyten und zwingen diese so, Histamin und andere Mediatoren unaufhörlich auszuschütten. Infolgedessen kommen zur lokalen Reaktion weitere Symptome an anderen Organen, die Bronchien reagieren mit Atemnot, das Herz mit hohem Puls, die Schleimhäute mit Schwellungen im Hals und im Gesicht, das Kreislaufsystem mit Blutdruckabfall und starkem Schwitzen und so weiter. Eine solche Reaktion nennt man anaphylaktischer Schock, sie ist lebensbedrohlich und muss sofort ärztlich mit entsprechenden Notfallmedikamenten behandelt werden.

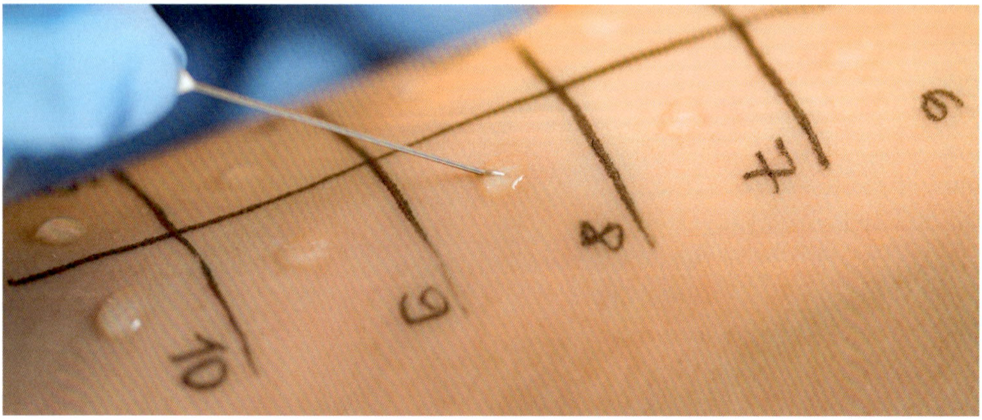

Bei einem Pricktest muss das Histaminfeld immer positiv sein, also eine Rötung und eine Schwellung anzeigen. Das ist das Zeichen, dass der Test funktioniert.

Eine Mastzellaktivierung *mit IgE-Beteiligung* ist also entweder eine Allergie oder eine Parasitose. Der Arzt findet in diesen Fällen bei einer Blutuntersuchung häufig erhöhte IgE-Werte. Dann sollte immer eine weitere Abklärung erfolgen und nicht sofort nur an eine Allergie gedacht werden, weil diese so häufig sind. Wenn keine Hinweise auf eine Allergie vorliegen, sollte in jedem Fall eine gründliche Parasitendiagnostik erfolgen. Zudem schließt ein niedriger IgE-Spiegel nicht grundsätzlich eine Allergie oder Parasitose aus. Gerade Nahrungs- und Kontaktallergien zeigen sich häufig nur durch Untersuchung sogenannter „spezifischer IgE" in Kombination mit einem Pricktest der Haut. Du siehst: Nur eine gründliche, detektivisch genaue Diagnostik führt in vielen Fällung zur Klärung einer IgE-bedingten Mastzellaktivierung. Leider scheitert eine effektive Therapie schon genau an diesem Punkt. Wer chronisch an Allergien oder Parasitosen leidet, hat permanent einen erhöhten Histaminspiegel.

Die systemischen Mastzellaktivierungserkrankungen (MCAD)

»Fast alle Patienten haben bereits stapelweise Untersuchungsbefunde. Und praktisch alle wurden auch schon zum Psychiater geschickt.«

– Professor Dr. Gerhard J. Molderings, Universität Bonn –

Wenn die Mastzellen *ohne eine IgE-Beteiligung* reagieren, sprechen wir von einer *Pseudoallergie.* Diese erkennt man an niedrigen IgE-Werten bei einer Laboruntersuchung und an einem negativen Pricktest. Eine Pseudoallergie, die den gesamten Organismus betrifft, heißt Mastzellaktivierungserkrankung.

Systemische Mastzellerkrankungen (**M**ast **C**ell **A**ctivation **D**isease) spielen in den differentialdiagnostischen Überlegungen der meisten Therapeuten, Ärzte sowie Heilpraktiker leider immer noch keine Rolle. Wissenschaftler schätzen, dass bis zu 17 Prozent der deutschen Bevölkerung im Laufe ihres Lebens an einer systemischen Mastzellerkrankung leidet. Wir beschäftigen uns hier mit den beiden häufigsten MCAD-Formen, mit den Mastozytosen und dem systemischen Mastzellaktivierungssyndrom (MCAS).

Mastozytosen
Die Mastozytosen sind eine Gruppe von Erkrankungen, bei denen sich die Mastzellen unkontrolliert vermehren, atypische Formen annehmen und auch oft in ihrer Aktivität erhöht sind. Bei 80 Prozent der Betroffenen lässt sich eine Punktmutation im c-KIT-Gen nachweisen. Dies hat eine erhöhte Aktivität und einen verzögerten natürlichen Zelltod von Mastzellen zur Folge sowie eine ständige oder schubweise *nicht zielgerichtete* Freisetzung von Mastzellmediatoren, auch Histamin, zur Folge. Die Mastozytosen werden mit einer Krankheitshäufigkeit von 1 zu 300.000 beschrieben und zählen damit zu den seltenen Erkrankungen.

Am häufigsten sind die kutanen Mastozytosen (Urticaria pigmentosa), die im Kindesalter auftreten und auch spontan ausheilen können. Hierbei treten in der Regel schubförmig typische Hautveränderungen mit erhabenen rötlichen, oft zusammenlaufenden Flecken, Juckreiz und Quaddelbildung auf.

Daneben gibt es auch die systemische Mastozytose, bei denen sich in Gewebe- und Organzellen, wie Leber und Milz, Mastzellen vermehren und es dadurch zu einem Anstieg von Histamin und anderen Mediatoren kommt. Es gibt noch zahlreiche Unter- und Sonderformen, auf die wir hier aber nicht näher eingehen können.

Die Symptome der systemischen Mastozytose sind sehr vielfältig und können auch in ihrem Erscheinungsbild und ihrer Ausprägung stark variieren, was diese Erkrankung so schwer abgrenzen lässt:

- Quaddelbildung auf der Haut
- starke Allergien mit Anaphylaxie, typischerweise auch Wespenallergie
- Magen- und Darmbeschwerden
- Knochen- und Muskelschmerzen
- Erschöpfung und Abgeschlagenheit

Im Jahr 2000 hat die WHO die Mastozytosen in den ICD-10 Katalog, die internationale statistische Klassifikation von Krankheiten und dazugehörigen Beschwerden, (Englisch: International Statistical Classification of Diseases and Related Health Problems) aufgenommen und somit als Krankheit offiziell anerkannt. Zur Sicherung der Diagnose sind Gentests und Biopsien von Organen sowie vom Knochenmark erforderlich. Diese werden von spezialisierten Zentren, wie zum Beispiel an der Universität Leipzig oder an der Charité in Berlin, vorgenommen. Die WHO-Kriterien für die systemische Mastozytose werden in Haupt- und Nebenkriterien eingeteilt. Für die Diagnose einer systemischen Mastozytose müssen entweder das Hauptkriterium und mindestens ein Nebenkriterium oder mindestens drei der Nebenkriterien erfüllt sein.

Hauptkriterium:

- der Nachweis von multifokalen, dichten Mastzelleninfiltraten durch eine Knochenmarkbiopsie oder durch Biopsien aus anderen Organen außer der Haut

Nebenkriterien:

- ein Anteil atypischer Mastzellen von mehr als 25 Prozent der Mastzellen im Knochenmarkausstrich oder in anderen Organen
- eine c-Kit-D816 Punktmutation in Mastzellen aus dem Knochenmark oder anderen Organen als der Haut
- eine Exprimierung der Antigene CD2 oder CD25 durch Mastzellen aus dem Knochenmark oder anderen Organen als der Haut
- ein dauerhaft erhöhter Spiegel der Serum-Tryptase von mehr als 20 ng/ml im Blutserum

Systemische Mastozytosen gelten derzeit als noch nicht heilbar, aber gut behandelbar.

Das Mastzellaktivierungssyndrom (MCAS)

Im Gegensatz zur Mastozytose finden wir beim Mastzellaktivierungssyndrom (engl. Mast Cell Activation Syndrome) in der Regel keine Veränderung der Mastzellen selbst, sondern hochsensible, hyperreagible Mastzellen. Auf viele alltägliche Reize wie Wärme, Kälte, Stress kann es zu einer nicht zielgerichteten, chaotischen Freisetzung von Histamin und anderen Mediatoren aus diesen Mastzellen kommen.

Die Symptome der MCAS (sprich: Em-Kas) sind sehr vielfältig und können den gesamten Organismus betreffen. Manchmal treten sie aber auch nur in bestimmten Organen auf, etwa im zentralen Nervensystem (ZNS). Zudem sind die Symptome stark schwankend in ihrer Intensität und ihrem zeitlichen Auftreten. So kann es sein, dass Betroffenen monatelang symptomfrei sind und plötzlich anfallsartig eine Vielzahl von Symptomen haben, die scheinbar ohne Zusammenhang auftreten und denen der systemischen Mastozytose sehr ähneln:

- Blutdruckabfall
- Herzrasen
- Schwindel
- Synkopen (Kollaps)
- Hauterscheinungen (Urtikaria)
- Atemnot
- starke Erschöpfung
- unspezifische Schmerzen
- Übelkeit, Erbrechen, Bauchkrämpfe
- Angst- und Panikattacken

INTERESSANT ZU WISSEN

DOMS

Wir alle kennen Muskelkater. Oft tritt er am selben oder spätestens am Tag nach der Sporteinheit auf. MCAS-Patienten hingegen haben oft einen verzögerten Schmerz nach Belastungen, der bis zu drei Tagen später auftreten kann und als DOM (Delayed Onset Muscle Soreness) bekannt ist. Wissenschaftler vermuten, dass eine Entzündungskaskade von zu viel Histamin und anderen Mediatoren in der Muskulatur zu diesem Phänomen führt.

Wir haben in unserer Praxis schon viele Fälle behandelt und sind davon überzeugt, dass MCAS eine sehr häufige Erkrankung ist, die einfach nur sehr selten diagnostiziert wird.

Die meisten Ärzte und Heilpraktiker kennen MCAS nicht. Das ist ein Drama für die Betroffenen, die sich oftmals alleine mit ihrer Erkrankung durchschlagen müssen und statt einer vernünftigen Diagnostik und Therapie einige dieser Diagnosen erhalten:

- Endogene Depression
- Allergie
- Generalisierte Angststörung
- Somatisierungsstörung
- Erschöpfungssyndrom

- Erschöpfungsdepression
- Ein- und Durchschlafstörung
- Zwangsstörung
- Panikstörung
- Aufmerksamkeitsdefizit- und Hyperaktivitätssyndrom
- Fibromyalgie
- Interstitielle Zystitis
- Reizdarm-Syndrom

Professor Dr. Gerhard J. Molderings von der Universität Bonn ist einer der weltweit führenden Forscher für Mastzellenerkrankungen. Im Jahr 2014 hat er einen umfassenden Diagnose-Fragekatalog für die systemische MCAS vorgestellt, der Ärzten die Einschätzung von Symptomen erleichtern und unnötige aufwändige Untersuchungen vermeiden soll.

Der Fragebogen kann hier heruntergeladen werden:
www.humangenetics.uni-bonn.de/de/forschung/forschungsprojekte/mastzellerkrankungen/checklistepatientenversion

Wenn sich anhand des Fragebogens die Verdachtsdiagnose erhärtet, muss diese anhand weiterer Untersuchungen gesichert werden. Die Kriterien, die die Diagnose MCAS festigen, sind von Professor Dr. Molderings und Kollegen zusammengestellt worden und lauten wie folgt:

Hauptkriterien:

- Vermehrung der Mastzellen an verschiedenen Stellen im Körper. Der Nachweis erfolgt durch eine Knochenmarkbiopsie und bzw. oder durch Biopsien aus anderen Organen mit Ausnahme der Haut.
- Typische Beschwerden, die eindeutig als Folge einer Mastzellüberaktivität einzuordnen sind.

Nebenkriterien:

- Nachweis einer pathologisch vermehrten Freisetzung von Mastzellmediatoren durch Bestimmung der Konzentration von Tryptase im Blut (entweder absolute Erhöhung über den assayspezifischen Referenzwert oder Anstieg von

> 20 % + 2 ng/ml innerhalb von 4 Stunden gegenüber einem Ausgangswert vor Beginn der akuten Erkrankungsverschlimmerung), Heparin im Blut, N-Methyl-Histamin im Sammelurin oder von anderen relativ mastzellspezifischen Mediatoren (Leukotriene, Prostaglandin).
- Nachweis von genetischen Veränderungen in Mastzellen aus dem Blut, Knochenmark oder aus einem anderen Organ (außer der Haut), für die eine Auswirkung auf den Aktivitätszustand der betroffenen Mastzelle im Sinne einer gesteigerten Aktivität belegt ist.
- Besserung oder Verschwinden von Beschwerden unter einer spezifisch gegen Mastzellmediatoren gerichteten Therapie, zum Beispiel mit Antihistaminika oder Mastzellstabilisatoren.

Diese Kriterien von Prof. Dr. Molderings und Kollegen sind in Deutschland der gegenwärtige Standard für die korrekte MCAS-Diagnostik.

Beide Hauptkriterien *oder* das zweite Hauptkriterium und mindestens ein Nebenkriterium müssen erfüllt sein.

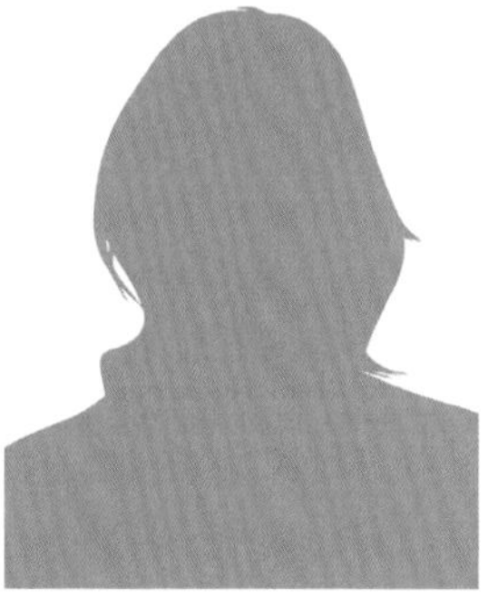

Interview mit Frau Sabine F.

Die Patientin erkrankte an einer schweren Verlaufsform des Mastzellaktivierungssyndroms

Für Gesunde ist es kaum vorstellbar, welchen zerstörerischen Einfluss das MCAS auf das eigene Leben nehmen kann: von topfit und leistungsfähig zu dauerhafter Arbeitsunfähigkeit innerhalb kürzester Zeit. Das Schlimmste ist für viele sicherlich die Zeit vor der Diagnose, die eine Periode des Wartens, Suchens, An-sich-Zweifelns ist, da niemand die Störung kennt oder die Symptome erst nimmt. Es vergehen im besten Fall mehrere Jahre bis zur richtigen Diagnose. Viele Betroffene werden zeit ihres Lebens nicht diagnostiziert und entsprechend therapiert.

Aber was nützt die richtige Diagnostik, wenn dann erst der Kampf um die Therapie und die Übernahme der Therapiekosten beginnt. Bei unserer Patientin Frau Sabine F., 39 Jahre, haben wir monatelang verfolgen können, wie sie nach der Diagnose in einem Krankenhaus lange Zeit keinen Arzt fand, der sie in ihrem Heimatort (600 Kilometer entfernt) weiter behandeln und die sehr teuren Medikamente verordnen wollte. Wir haben für dieses Buch mit Frau F. gesprochen und sie gebeten, uns ihre Krankheitsgeschichte zu erzählen.

Frau F., welche waren die ersten Symptome, die mit der MCAS zusammenhingen?
Frau F.: Die Symptome waren sehr vielfältig, insbesondere:

- fast konstante Erschöpfung
- das Gefühl, Fieber zu haben, ohne erhöhte Temperatur
- Hitzewallungen, Schweißausbrüche
- rote Flecken auf der Haut
- Halsschmerzen
- Wortfindungsstörungen, Konzentrationsschwäche, Vergesslichkeit
- Kraftlosigkeit und Gefühlsstörungen in Armen und Beinen sowie Nervenschmerzen in diesen
- wiederkehrendes Zucken der Gliedmaßen und Zittern der Arme
- häufige Kopfschmerzen
- Geräuschempfindlichkeit
- Schlafstörungen
- Erbrechen (eher selten)

Zu Beginn habe ich diese Beschwerden immer versucht zu begründen und habe an Infekte gedacht. Zum Beispiel dachte ich, ich sei erkältet mit einer Halsentzündung. All die aufgelisteten Symptome sind in unterschiedlicher Kombination und Häufigkeit aufgetreten bzw. treten immer noch auf. Teilweise mehrmals am Tag. Plötzlich verschwanden diese wieder oder sie blieben mehrere Tage am Stück. Manchmal wechselt mein Zustand innerhalb von wenigen Minuten von gut zu sehr schlecht.

Alltägliche Kleinigkeiten, die für Gesunde problemlos zu schaffen sind, waren für mich – und sind es an schlechten Tagen immer noch – unbewältigbar, zum Beispiel die Wäsche aufzuhängen, den Müll aus der zweiten Etage runterzubringen, einkaufen zu gehen, mir etwas zu essen zu machen. Es gab Tage, da saß ich wie apathisch auf dem Sofa und habe die Farbe meiner Tapete angeschaut, da ich sonst zu nichts in der Lage war. Ein normales Gespräch über alltägliche Dinge war schlicht unmöglich, da ich zum Beispiel fast keinen

Satz zu Ende bringen und auch einem Gesprächsverlauf selten folgen konnte und meist nach wenigen Minuten völlig überfordert war und mich erneut ausruhen musste.

Welche Erfahrung machten Sie bei den Ärzten?
Frau F.: Bis auf wenige Ausnahmen haben mich sowohl mein damaliger Hausarzt als auch die Fachärzte als »Psycho-Tante mit Knacks« abgestempelt. Selbst nach der Feststellung der Diagnose »systemisches Mastzellaktivierungssyndrom« durch das Waldkrankenhaus in Bonn wurde ich nicht ernst genommen. Ich ging gezielt auf die Suche nach einem neuen Hausarzt, als mein bisheriger sagte: »Die Medikamente sind zu teuer. Die kann ich ihnen nicht verschreiben. Und vielleicht hilft es ja noch nicht einmal.«

Der erste Facharzt für Innere Medizin und Gastroenterologie war tatsächlich sehr positiv und ehrlich, sagte jedoch zu meinem Bedauern, er habe schon einmal von Mastzellerkrankungen gehört, aber habe kein Fachwissen und könne mir leider nicht helfen. Ein weiterer Arzt sagte, er habe auf Wikipedia mal nachgelesen, was Mastzellaktivierungserkrankungen sind, aber da stehe ja nicht viel. Das sei nicht wirklich eine Erkrankung, er habe im Studium dazu nichts gelernt.

Weitere Aussagen waren:

- »Haben Sie schon einmal an eine Psychotherapie gedacht? Sie müssen verstehen, dass Sie eine psychische Erkrankung haben, vermutlich eine Depression, die diese körperlichen Symptome mit auslöst. Machen Sie eine Therapie, dann geht es Ihnen wieder besser.«
  Oder:
- Nach kurzer körperlicher Untersuchung mit Abtasten, Reflexe checken: »Sie haben nichts, Sie sind gesund.«

Ich war irgendwann so frustriert, dass ich nur noch in Begleitung von Freunden zu neuen Arztterminen ging, um endlich wieder ernst genommen zu werden. Inzwischen habe ich einen tollen Hausarzt gefunden, der mich (gemeinsam mit der Uniklinik in Lübeck) optimal betreut.

Wie wurden Sie auf das Thema Histamin und Mastzellen aufmerksam?
Frau F.: Ich vermutete einen Zusammenhang mit meiner zuvor gestellten Pyrrolurie, sodass ich Kontakt mit Ihnen, Frau Kauffmann, aufnahm. Sie vermuteten aber recht schnell,

dass hinter meinen Beschwerden mehr als nur eine Pyrrolstörung steckte, und Sie untersuchten meinen Histaminstoffwechsel.

Welche weiteren diagnostischen Schritte wurden durchgeführt?
Frau F.: Die DAO wurde bereits bei meinem damaligen Hausarzt gemessen und befand sich im Normbereich. Daher schloss er ein Histaminproblem kategorisch aus. Bei Ihnen wurde mehrmals der Histaminspiegel, die DAO, und die entsprechenden Cofaktoren gemessen. Zudem auch die Schilddrüse und die Nebenniere genau untersucht, die ja auch einen Einfluss auf die Mastzellen haben. Als der Histaminwert immer höher stieg, haben Sie mich zur weiteren Diagnostik mit dem Verdacht auf Mastzellerkrankung nach Bonn ins Waldkrankenhaus verwiesen. Dort wurde ich stationär aufgenommen und eine Magen- und Darmspiegelung sowie eine Knochenmarkbiopsie durchgeführt. Dazu kamen viele weitere Laboruntersuchungen auf Histamin und andere Mastzellenmarker. Nach dem Klinikaufenthalt und mehrmonatiger Suche nach einem Arzt zur Weiterbetreuung bin ich letztendlich in der Uniklinik Lübeck gelandet. Dort wurden weitere Allergietests und Blutwerte entnommen und nun auch regelmäßig überprüft.

Welche schulmedizinischen und welche naturheilkundlichen Therapien haben rückblickend Ihre Symptome verbessern können?
Frau F.: Vor allem die monatlichen Injektionen mit dem Anti-IgE-Mittel Xolair® gepaart mit dem Mastzellenstabilisator Chromoglycinsäure und ein Antihistaminikum haben eine deutliche Verbesserung gebracht, aber keine ausreichende »Gesundung«. Inzwischen bekomme ich noch den Leukotrienhemmer Montekulast und ein zweites Antihistaminikum. Die Celestaminetropfen (Cortison) zeigen bei mir im Notfall sehr schnelle Linderung und sorgen für ein Abschwellen des Halses.

Zusätzlich hilft mir eine histaminarme Ernährung sehr gut (obwohl meine DAO immer gut war!), Lebensmittel mit Quercetin und diverse darmfloraunterstützende Präparate; außerdem noch Vitamin-C- und Zink-Präparate und die von Ihnen verordneten KPU-HPU-Infusionen sowie spezielle Aminosäure-Infusionen. Alles in allem summiert sich mein täglicher Medikamenten- und Nahrungsergänzungsmittelbedarf auf fast 20 Präparate. Aktuell habe ich immer noch große zyklusabhängige Schwankungen und heftige Beschwerden während meiner Periode. Gemeinsam mit meinem Frauenarzt versuche ich, diese Symptome zu minimieren und nehme nach einigen leider nicht hilfreichen Zyklusmedikamenten seit drei Monaten eine reine Progesteronpille. Diese zeigt erste positive

Effekte, nicht nur während der Periode, sondern im gesamten Zyklus. Insgesamt gibt es nach wie vor auch viele schlechte Tage, an denen ich dann vor allem bei der Nahrung strikt aufpasse und meist nur Reis und Karotten (gesichert histaminarm) esse. Mir hilft jetzt eine Kombination aus vielen unterschiedlichen Therapien, deren Wirkung ich nicht klar trennen kann.

Was möchten Sie anderen Betroffenen mit auf den Weg geben?
Frau F.: Je nachdem, an welchem Punkt sich Betroffene befinden, gibt es unterschiedliche Ratschläge. Wer sich noch in der Phase des Suchens befindet: »Gebt nicht auf, lasst euch nicht einreden, das sei alles psychisch und nicht körperlich. Hört auf euer Gefühl. Sucht weiter. Wenn ihr von euren Ärzten nicht ernst genommen werdet, sucht euch neue. Auch wenn dies viel Kraft kostet, lohnt es sich.«

Wer eine gesicherte Diagnose hat und schon gut betreut wird: »Nehmt euch Zeit rauszufinden, was eure ganz persönlichen Auslöser sind. Diese sind so vielfältig und oft schwer zuzuordnen, dass ich es als hilfreich empfunden habe, darüber Buch zu führen.« Und nicht zuletzt: Die Krankheit wird sich nicht an euch anpassen, ihr müsst euch an die Krankheit anpassen, dieser Weg ist schmerzhaft und teilweise schwer akzeptierbar.

WAS REIZT DIE MASTZELLEN? DIE HÄUFIGSTEN TRIGGER

Welche Faktoren sind es – außer den klassischen Allergien und ganz selten auch Parasiten –, die die Mastzellen ständig aktivieren und so unser Histamin-Fass immer weiter füllen? Wir beschreiben anhand von Auswertungen unserer Patientenakten die wichtigsten und häufigsten Trigger.

Teufelskreis Schlafmangel

Wie fühlst du dich, wenn du morgens aufstehst? Fit und ausgeschlafen oder müde und antriebsarm? Wie geht es dir mit deinen Histamin-Symptomen, wenn du zu wenig Schlaf bekommst?

Gesunder Schlaf ist das beste Antihistaminikum und auch der beste Mastzellenstabilisator. Und er ist kostenlos. Doch leider bekommen nur noch wenige Menschen guten Schlaf. Dieser wird in der Behandlung von Erkrankungen generell unterschätzt: Wir können lange Zeit ohne Nahrung auskommen, aber etwa nur zehn Tage ohne Schlaf. Wir sagen zu unseren Patienten immer: »Erholsamer Schlaf ist nicht verhandelbar.« Daher hat die Schlafqualität in unserer Praxis oberste Priorität. Selbst das Einschlafen kann problematisch sein. Schlafmangel kann uns kirre machen, unsere Beine »restless« und Nerven bis zum Zerreißen anspannen.

Doch was ist gesunder Schlaf? Gesunde erwachsene Menschen schlafen typischerweise in Zyklen von ca. 100 Minuten, die sich im Idealfall pro Nacht fünf bis sechsmal wiederholen. Jeder dieser Zyklen ist wiederum in fünf Schlafphasen unterteilt:

- Einschlafphase (5 bis 30 Minuten)
- Leichtschlaf (3 Stunden)
- REM-Schlaf (2 Stunden)
- Tiefschlaf (ca. 1,5 bis 2 Stunden)
- Aufwachphase (30 Minuten)

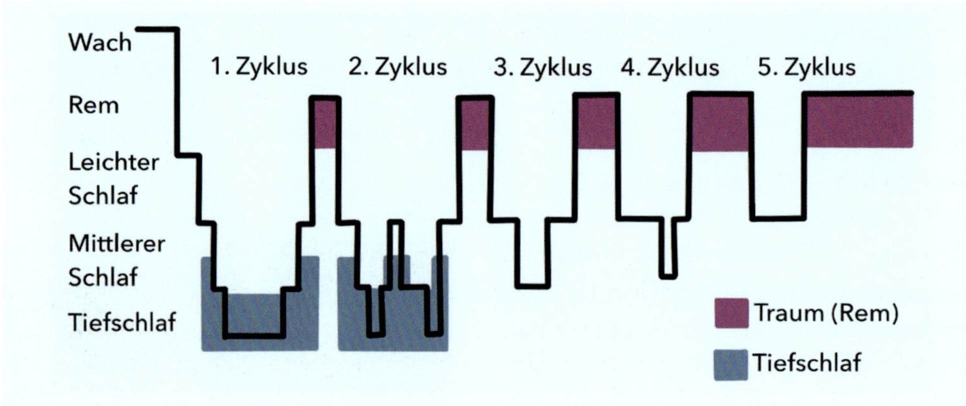

Möglicher Verlauf der Schlafphasen in der Nacht

Ausnahmslos jeder Patient mit einer Histaminose hatte zu Beginn der Behandlung keinen gesunden Schlaf, denn ein hoher Histaminspiegel und erholsamer Schlaf schließen sich praktisch aus. Wir messen bei unseren Patienten mit Schlafstörungen sehr oft erhöhte Histamin- bzw. Methyl-Histaminspiegel im Morgenurin, ein Hinweis auf hohe Histaminspiegel in der Nacht. Darüber hinaus messen wir das Schlafhormon Melatonin und seine Vorläufersubstanz Serotonin.

INTERESSANT ZU WISSEN

Antihistaminika bei Schlafstörungen

Die H3- und H1-Rezeptoren im Gehirn sind an der Regulation des Schlaf-Wach-Rhythmus beteiligt. In der Pharmakologie macht man sich das zunutze. Eine Stimulierung des H1-Rezeptors beispielsweise erhöht die Wachheit, eine Blockierung, wie es bestimmte Antihistaminika verursachen, macht hingegen schläfrig. Wirkstoffe wie Doxylamin (Hoggar Night®) blockieren den H1-Rezeptor im ZNS und sorgen so für besseren Schlaf, da Histamin nicht andocken kann. Leider wirkt dieses Antihistaminikum recht lange im Körper, und man hat auch am nächsten Tag noch mit entsprechender Müdigkeit zu kämpfen.

Im Gegensatz zu Doxylamin ist Promethazin (Atosil®) verschreibungspflichtig. Es wirkt schlaffördernd und beruhigend. Allerdings ist auch hier der Nebeneffekt eine starke und andauernde Schläfrigkeit am Tage.

Dies gibt uns schon gute Hinweise auf die Schlaftiefe. Sehr hilfreich sind auch Sleep-Tracker, wie beispielsweise der OURA®-Ring, der unserer Meinung nach sehr genau, Puls, Herzraten-Variabilität und Körpertemperatur sowie die Bewegung in der Nacht aufzeichnet und so ein ziemlich genaues Bild über die verschiedenen Tiefschlafphasen abgeben kann.

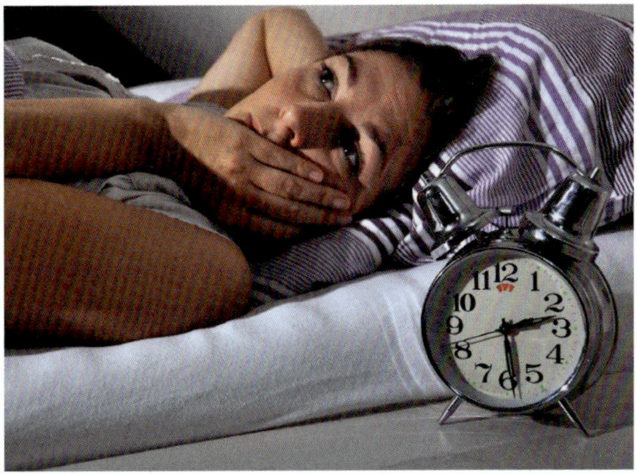

Hohe Spiegel an Gehirn-Histamin halten uns wach.

Histamin im Gehirn wirkt ähnlich stimulierend wie Koffein. Zur richtigen Zeit, also am Tage, hilft es, dass wir uns konzentrieren, fokussieren können und schärft unsere Sinne. Nachts raubt es uns den Schlaf, wenn es im Hirn in erhöhten Mengen herumspukt und es nicht zur Ruhe kommen lässt. Ein hoher Histaminspiegel im Gehirn vermittelt den Nervenzellen: »Achtung Gefahr: Jetzt bloß nicht schlafen!« Das ist ein sehr altes Evolutionsmuster, welches sicherlich auch unserem Überleben gedient hat, genauso wie der Flight-and-Fight-Mechanismus unserer Stresshormone Cortisol und Adrenalin. Was in vielen Jahren der Evolution kurzfristig hilfreich war, ist heute – vor allem wenn es ständig im Einsatz ist – überflüssig und für uns auf Dauer schädlich.

Dass Schokolade, Rotwein und andere histaminreiche Leckereien, am späten Abend gegessen, dir deinen Schlaf rauben können, hast du sicherlich schon einmal festgestellt. Allerdings haben wir im Gehirn auch viele Zellen, die selbst Histamin produzieren und noch mehr Nervenzellen mit Rezeptoren für Histamin. Für die Histaminregulation im Gehirn ist es vor allem wichtig, ausreichend Tiefschlaf zu haben.

Was passiert in deinem Körper, wenn du zu wenig Tiefschlaf bekommst?

- Das lymphatische System, das Abfallbeseitigungssystem im Gehirn, kann nicht wirklich tätig werden. Eine ausreichende Regeneration der Nervenzellen kann somit nicht erfolgen.
- Gehirn-Histamin wird nicht ausreichend zu Methyl-Histamin abgebaut.

- Die Muskelzellen können sich nicht gut erholen und wachsen nicht optimal.
- Das Immunsystem kann sich nicht regenerieren.

Der Histamin-Melatonin-Teufelskreis

Ein hoher Histaminspiegel im Gehirn kostet uns wertvollen Tiefschlaf, den wir eigentlich bräuchten, um Histamin zu senken. Auch beim Gesunden ist der Histaminspiegel im Nervensystem etwa um drei Uhr nachts am höchsten. Dieser ist im Normalfall allerdings nicht so hoch, dass wir davon erwachen. Wer aber regelmäßig um diese Zeit herum wach wird, der hat vermutlich einen zu hohen Histaminspiegel.

Hormon-Chaos I: Wenn die Schilddrüse Amok läuft

Menschen mit Histaminosen haben überproportional häufig auch ein Schilddrüsenproblem. Wir haben uns lange gefragt, ob das vielleicht nur ein Zufall ist. Das wäre ja aufgrund der Häufigkeit gut möglich. In Deutschland erkrankt immerhin jeder Dritte im Laufe des Lebens an der Schilddrüse. Darum kann es gut sein, dass auch du zu den 30 Prozent in unserem Land gehörst, bei denen zum Beispiel Folgendes diagnostiziert wurde:

- Schilddrüsen-Unterfunktion (Hypothyreose)
- Schilddrüsen-Überfunktion (Hyperthyreose)
- heiße/kalte/warme Knoten
- Hashimoto Thyreoiditis
- Morbus Basedow
- Kropf (Struma)

Beginnst du, liebe Leserin, lieber Leser, deinen Tag mit der Einnahme von Schilddrüsenhormonen? Die Wahrscheinlichkeit ist recht hoch, denn gemessen an den Verordnungszahlen ist L-Thyroxin das Lieblingsmedikament der Deutschen. Aber der intensive Blick in die wissenschaftliche Literatur und Studien zeigt uns, dass Schilddrüsenerkrankungen, insbesondere Hashimoto Thyreoiditis und Morbus Basedow genauso wie auch Nebennieren- und Hormonstörungen der Geschlechtsorgane typische Begleiterscheinungen bei Histamin-Erkrankungen sind.

Wissenschaftler konnten beispielsweise zeigen, dass typische Histaminsymptome, wie die chronische Urtikaria, auffällig häufig mit Autoimmunerkrankungen der Schilddrüse einhergehen (bis zu 57 Prozent). Eine konsequente Therapie der Schilddrüsenerkrankungen in einem frühen Stadium – das ist leider die Ausnahme statt die Regel! – konnte die Urtikaria zum Abklingen bringen.

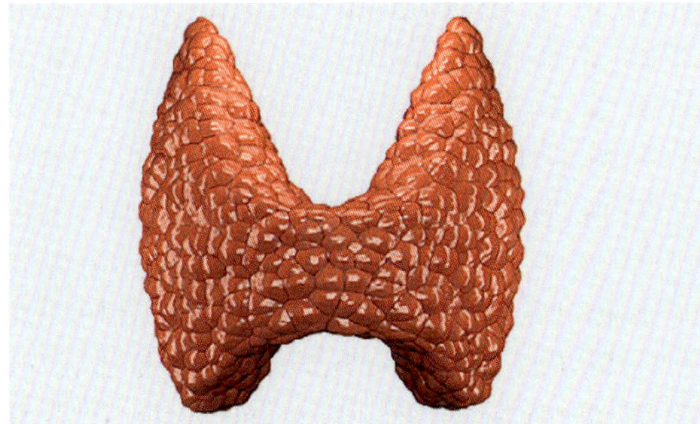

Jeder dritte Deutsche ist schilddrüsenkrank.

Als wenn das nicht schon genug wäre, haben Menschen mit hohen Histaminspiegeln häufig nicht nur eine Schilddrüsenerkrankung, sondern eine Schilddrüse, die nicht einstellbar zu sein scheint. Patienten klagen dann typischerweise:

- »Ich vertrage die Medikamente nicht. Mal geht es mir gut, dann wieder so schlecht. Ich habe ständig das Gefühl ich bin unter- oder überdosiert.«
- »Ich muss die Dosis ständig verändern. Fast wöchentlich muss ich die Menge anpassen.«
- »Am besten geht es mir komplett ohne Medikamente, aber mein Arzt sagt, ich muss L-Thyroxin® einnehmen.«

Leider werden sie von ihren Ärzten in der Regel nicht ernst genommen, also beginnt die Suche nach Lösungen in der Selbstmedikation, zum Beispiel mit »natürlichen« Schilddrüsenhormonen, die im Internet bestellt werden. Die »gefühlt richtige« Dosierung scheint sich täglich und manchmal sogar innerhalb von Stunden zu ändern.

Zwei Patientinnen sind uns besonders in Erinnerung geblieben. Die eine nahm je nach Stimmung Schilddrüsenhormone und zerteilte die Dosis »nach Gefühl«. Die andere zerkleinerte ihre Schilddrüsentablette jeden Morgen mit dem Mörser und nahm die Krümel über den Tag verteilt ein. Ihre Hauptmenge nahm sie vor dem Schlafengehen ein, denn nur so konnte sie schlafen.

Übrigens ein typisches Histamin-Symptom ist, dass nur unter der Gabe von abendlich eingenommenem Schilddrüsenhormonen Schlaf möglich ist.

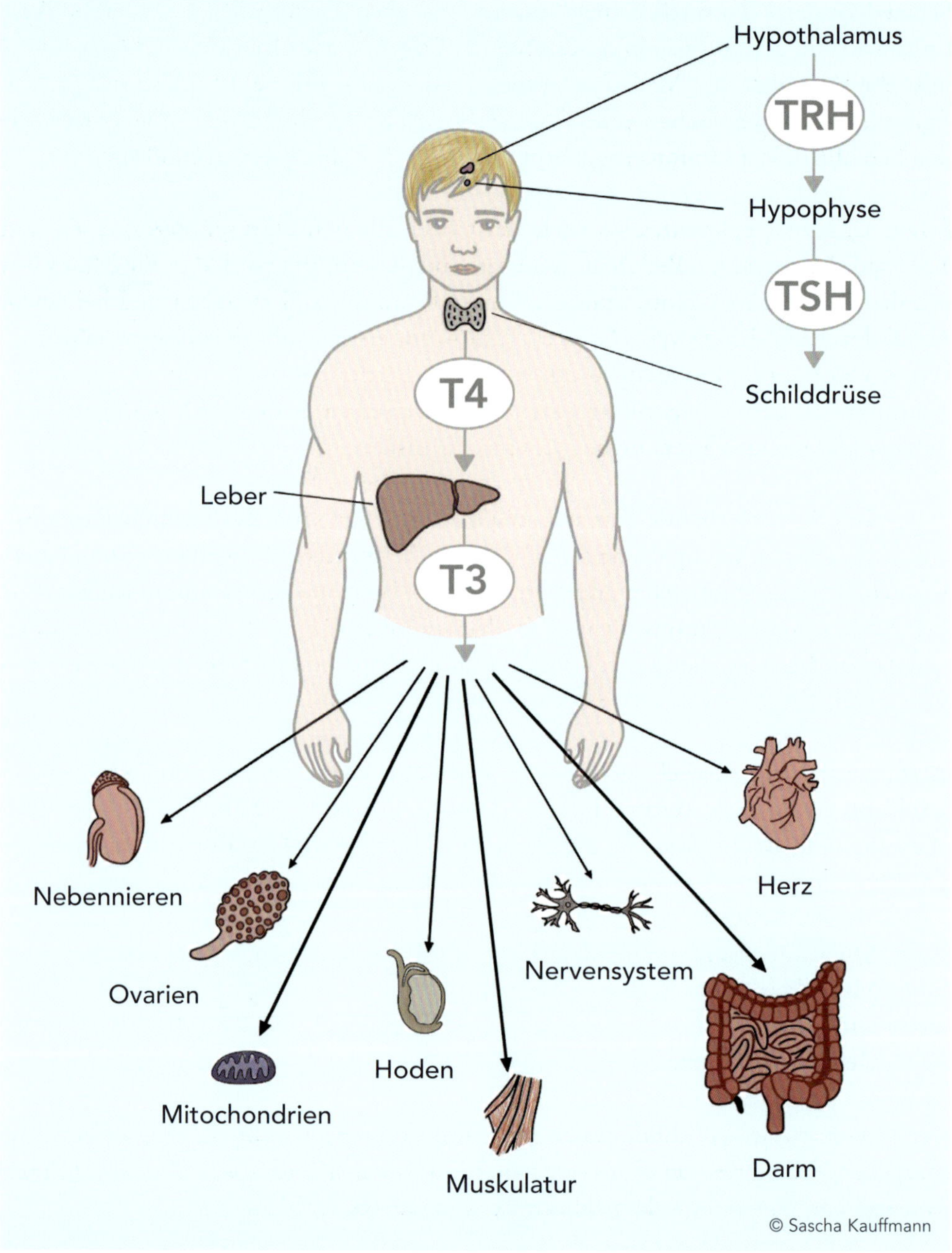

Die Schilddrüse steht in einem Feedbackmechanismus mit der Hypophyse und vielen anderen Organen.

Schau dir einmal den Feedbackmechanismus zwischen Schilddrüse und der Hypophyse bzw. zwischen Schilddrüse und den anderen Organen an. Das ist ein Schema, wie es in vielen Biologie- oder Medizinbüchern abgebildet ist. Aber es ist schlichtweg falsch, weil es extrem vereinfacht wurde. Die Grafik impliziert, dass es zwei Spieler gibt, die den Schilddrüsen-Hormonspiegel beeinflussen: Hypophyse und Schilddrüse.

Schon länger ist bekannt, dass auch Mastzellen die Schilddrüsenhormone T3 und TSH speichern und bei Bedarf ausschütten, sodass vermutet wird, dass die Mastzellen mit den Schilddrüsen-Hormonrezeptoren in Kommunikation stehen und bei einem Abfall der Schilddrüsenwerte (Unterfunktion) unterstützend »einspringen« können – also Schilddrüsenhormone abgeben können. Umgekehrt beruhigen sich die Mastzellen, wenn sich die Schilddrüsenwerte wieder beruhigen, sei es durch Hormongabe oder durch anderweitige Unterstützung der Schilddrüse.

Belegt ist: Bei einer Schilddrüsenunterfunktion steigt, unbehandelt, die Histamin- und auch T3-Freisetzung durch die Mastzellen an. Bereits 1987 konnte man in einem Versuch mit Ratten feststellen, dass einerseits die Gabe des Schilddrüsenmedikaments L-Thyroxin den Histaminwert und die Mastzellaktivität bei Ratten senken konnte, und dass andererseits eine künstlich erzeugte Schilddrüsenunterfunktion das Histamin ansteigen ließ.

Ein hoher Histaminspiegel macht an sich schon viele Probleme, die irrtümlich allein der Schilddrüse angelastet werden. Tatsächlich handelt es sich um *Unterfunktionssymptome in Kombination mit hohem Histamin.* Die Beschwerden sind zum Beispiel:

- Herzrasen
- Hitzewallungen
- Schlafstörungen
- Müdigkeit
- Unruhe
- Gewichtsprobleme

Der Arzt schaut auf die Schilddrüsenwerte – oftmals nur auf das von der Hirnanhangdrüse abgegebene TSH, das die Hormonproduktion in der Schilddrüse anregt – und sagt: »Sie sind gut eingestellt – die Schilddrüse ist nicht Ihr Problem.«

Wir wissen aus klinischen Studien und aus unseren eigenen Erfahrungen, dass eine Behandlung einer Schilddrüsenunterfunktion (Hypothyreose) auch eine Histaminose bessert. Denn eine Hypothyreose führt über noch nicht geklärte Mechanismen zu vermehrter Histaminausschüttung aus den Mastzellen.

Dieser Zusammenhang erklärt auch, warum bei dem ständigen Auf und Ab der Histaminausschüttung eine Schilddrüseneinstellung schwierig ist. Wir haben nämlich mit dem Histamin einen Mitspieler im System, der meistens nicht berücksichtigt wird. Das bedeutet, dass die Gabe der Schilddrüsenmedikamente – in der Regel L-Thyroxin (T4) – keine deutliche Besserung der Symptome ergibt, sondern die Probleme noch verstärkt: Die Unterfunktionsproblematik bleibt bestehen oder die Schilddrüse schwankt zwischen Über- und Unterfunktion. Standarddiagnose: »Schwer einstellbar«.

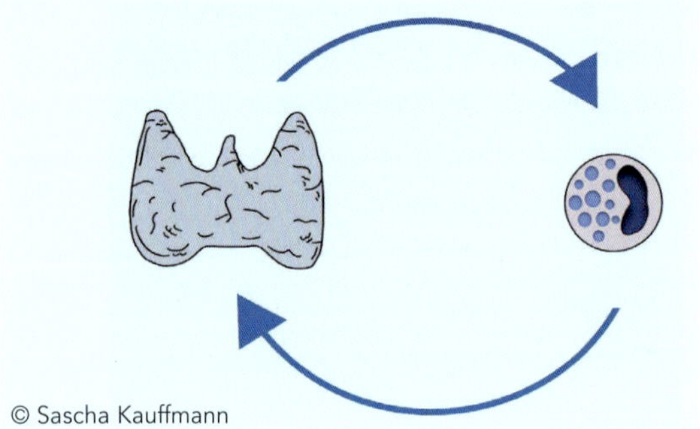

Die Mastzellen und die Schilddrüse stehen in einem ständigen Austausch.

Oft wird dieses Auf und Ab auch als »Unverträglichkeit von Schilddrüsenhormonen« wahrgenommen, dies ist aber eigentlich nicht korrekt. Die Hormone sind prinzipiell verträglich, sie sind nur keine Lösung für diese Patienten. *Die Schilddrüse ist mit Hormonen schlecht einstellbar, wenn der Histaminspiegel schwankend bzw. hoch ist! Und umgekehrt!* Immer wieder konnten wir mit Staunen feststellen, dass, wenn wir den Histaminspiegel unserer Morbus Basedow-und Hashimoto-Patienten ausgeglichen haben, auch die Krankheitssymptome dieser Patienten verschwanden. Unsere Morbus Basedow-Patienten konnten alle ohne Ausnahme ihre Schilddrüse behalten, wenn wir vorab auf verschiedenen Ebenen den Histaminspiegel in Ordnung gebracht hatten. Wir können ebenfalls aus unserer Erfahrung sagen, dass sich die Schilddrüsenwerte mit der Normalisierung des Histaminspiegels fast immer bessern und stabilisieren.

Das Low-T3-Syndrom

Neben dem ständigen Auf und Ab bei der Schilddrüsenmedikation haben Menschen mit Histaminosen häufig noch ein weiteres Problem: das sogenannte Low-T3-Syndrom.

Um dieses zu erläutern, möchten wir den Schilddrüsen-Neulingen unter euch in kurzen Worten die Schilddrüse erklären. Was macht das schmetterlingsförmige Organ an unserem Hals eigentlich? Die Schilddrüse stellt Hormone her: L-Thyroxin (kurz: T4) und ein klein wenig Trijodthyronin (T3). Das meiste T4 wandert in die Leber und wird dort zu T3 umgebaut (dazu benötigen wir allerdings das Spurenelement Selen – oft Mangelware!). Denn nur T3 können die Körperzellen nutzen!

Seit einigen Jahren wird in der Kassenmedizin leider nur noch das die Produktion der Schilddrüsenhormone stimulierende TSH aus der Hirnanhangdrüse als Screening-Marker beim Hausarzt verwendet. Ist dessen Wert normal, wird keine weitere Untersuchung der Schilddrüse vorgenommen. Es wird dann einfach davon ausgegangen, dass die sogenannten freien Werte, abgekürzt fT3 und fT4, auch in Ordnung sind.

Dabei wird regelmäßig übersehen, dass T4 zwar im Normbereich ist (es wird ja auch als Medikament jeden Morgen geschluckt), aber das entscheidende aktive Hormon, T3, viel zu niedrig ist. Das nennen wir Konversionsstörung oder auf Englisch etwas eleganter Low-T3-Syndrome.

Ein normaler TSH-Wert ist kein Garant für eine gute Schilddrüsenfunktion: Leider ist der TSH-Test vollkommen unzureichend, und es kommt häufig zu Fehldiagnosen. Viele Menschen haben einen TSH-Wert, der sich im Normbereich befindet, aber die Schilddrüsenwerte selbst, T4 und T3, können unausgewogen sein.

Bestehe daher beim Arzt darauf, dass immer die gesamten Werte analysiert werden, also:

- TSH
- FT3
- FT4

Was nützt es dir, wenn du jeden Morgen eine Pille lahmer Hormone einwirfst, du aber diese nicht aktivieren kannst? Dein Blutwert für T4 wird stimmen, zumindest wenn du die Tablette vorschriftsmäßig einnimmst, aber wo ist deine Power? Sie ist genauso gering wie vorher.

Laborblatt K. J. , geb. 5.11.1972:

	Referenzbereich	Messwert
TSH basal	0,27 - 4,2 mU/l	2,42 mU/l
Freies T3	2,0 - 4,43 ng/l	2,2 ng/l
Freies T4	0,93 - 1,7 ng/dl	1,49 ng/dl

Diese Patientin nimmt morgens immer 100 mcg L-Thyroxin. Dadurch ist der FT4-Wert recht hoch. Der Wert von FT3 ist aber im Verhältnis viel zu niedrig. Dies zeigt der normale TSH-Wert nicht an.

Das Low-T3-Syndrom fühlt sich an wie Anämie: niedriger Blutdruck und Depression gleichzeitig! Das große Problem ist, dass dieser Zustand in den meisten Fällen gar nicht erkannt wird, denn die Leitlinien zur Schilddrüsendiagnostik sehen keine weitere Diagnostik vor, sofern TSH in der Norm liegt. Das Low-T3-Phänomen ist sehr häufig bei Menschen mit Histaminosen, da die Leber ständig damit beschäftigt ist, anfallendes Histamin abzubauen, und dabei bleiben andere Aufgaben auf der Strecke.

Es bedarf schon eines Mediziners mit Weitblick, der versteht, dass ein T3-Wert im unteren Normbereich eben kein Normalwert ist. Und solange das Histamin hoch ist, bringt auch die Einnahme von Selen, die häufig empfohlen wird, keine Besserung.

Hormon-Chaos II: Östrogendominanz

Oft fällt es Frauen das erste Mal so um den 40. Geburtstag auf, dass sie histaminhaltige Nahrung plötzlich schlechter vertragen. »Ich habe immer Rotwein getrunken und gut vertragen, und plötzlich bekomme ich davon Kopfschmerzen«, ist eine häufige Aussage. Oder auch ganz typisch: »Kurz vor meiner Periode vertrage ich weder Rotwein noch meine geliebte Salami-Pizza.«

Wusstest du, dass auch die Eierstöcke und die Gebärmutter Mastzellen haben, die Histamin speichern und abgeben können? Noch nicht einmal die Gynäkologen wissen das (mit wenigen Ausnahmen). Das ist bedauerlich, denn sie könnten ihren Patientinnen dann viel besser helfen.

Ähnlich wie bei den Schilddrüsenhormonen werden auch unsere Geschlechtshormone vom Histaminspiegel beeinflusst – und umgekehrt.

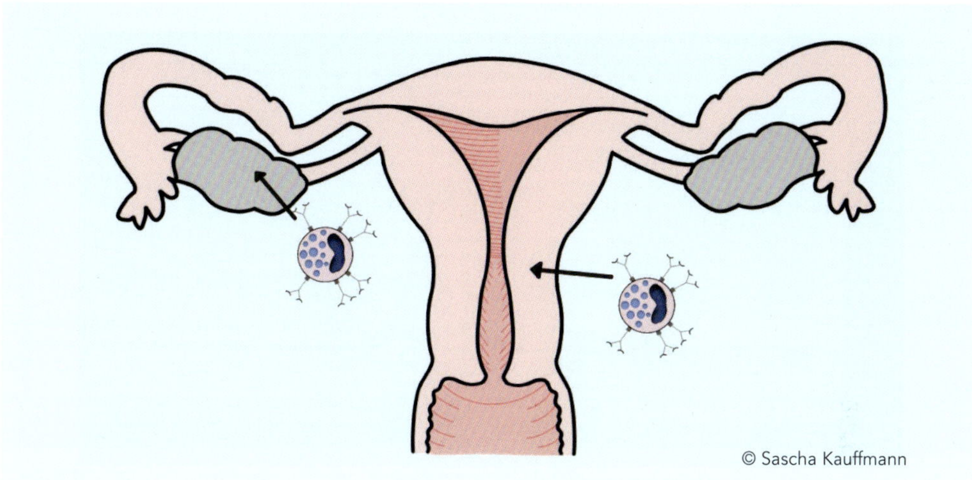

Die Gebärmutter und die Eierstöcke besitzen viele Mastzellen und schütten Histamin aus.

Zwar ist bei den Allergologen schon lange bekannt, dass allergische Reaktionen im Pricktest unterschiedlich ausfallen können – je nachdem, in welchem Zyklusabschnitt die Frau gerade ist. Aber eine weiterreichende Bedeutung wird diesem Zusammenhang nicht beigemessen. Und auch die Aktivitäten von DAO und HNMT schwanken in Abhängigkeit der zyklischen hormonellen Veränderungen.

Wie kann Östrogen Mastzellen aktivieren, um Histamin auszuschütten? Der Gegenspieler des wirksamsten naürlichen Östrogens namens Östradiol ist das Progesteron. Letzteres wirkt zudem stabilisierend auf die Mastzellen. Ein ausreichend hoher Progesteronspiegel kann daher für einen ausgeglichenen Histaminspiegel sorgen. Ab dem 35. Lebensjahr in etwa haben wir jedoch oft einen Zustand, den wir Östrogendominanz nennen. Die Eierstöcke produzieren noch ausreichend Östrogen, aber es gibt vermehrt Zyklen ohne Eisprung oder wenn ein Eisprung stattfindet, produziert der Gelbkörper nicht mehr ausreichend Progesteron. In der Folge haben wir eine Östogendominanz, die zu einer verstärkten Histaminausschüttung aus Mastzellen führt, ohne dass der Gegenspieler, Progesteron, diesen Effekt ausgleichen kann.

So in etwa können die Hormone und das Histamin während eines Zyklus schwanken, wenn eine Östrogendominanz vorliegt.

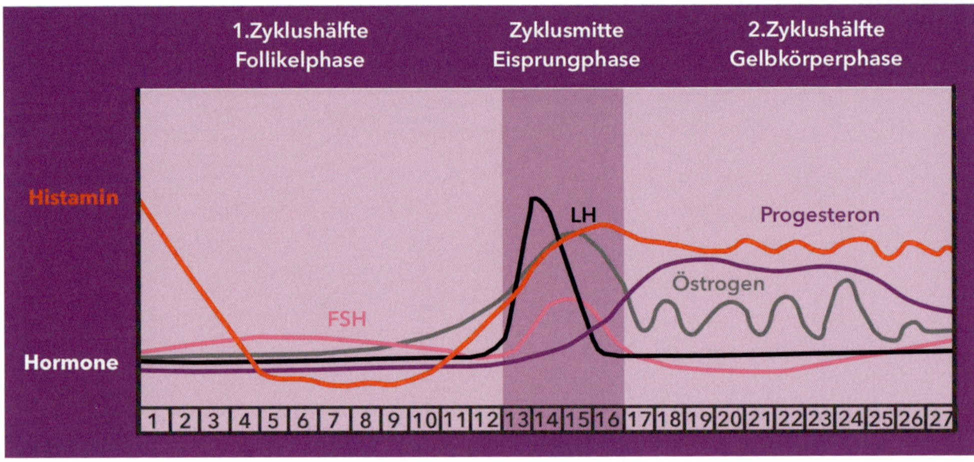

Ein typischer hormoneller Verlauf eines Monatszyklus mit Störungen der Progesteronsynthese und erhöhter Histaminfreisetzung.

Eine Östrogendominanz erzeugt typische Symptome, die sich in der zweiten Zyklushälfte bemerkbar machen. Mal mehr, mal weniger leiden fast alle Frauen in der Woche vor der Periode (manche sogar 14 Tage vorher) unter unangenehmen Symptomen wie diesen:

- Schlafstörungen
- Stimmungsschwankungen
- Wassereinlagerungen
- Brustspannungen
- Verdauungsstörungen
- Kopfschmerzen
- Migräne
- Schmerzen im Unterleib
- Angst- und Panikattacken
- Übelkeit
- Allergieneigung
- Juckreiz
- Herzrasen
- Müdigkeit
- niedriger Blutdruck

Wusstest du, dass ein Großteil dieser Symptome durch das hohe Histamin in dieser Phase verursacht wird?

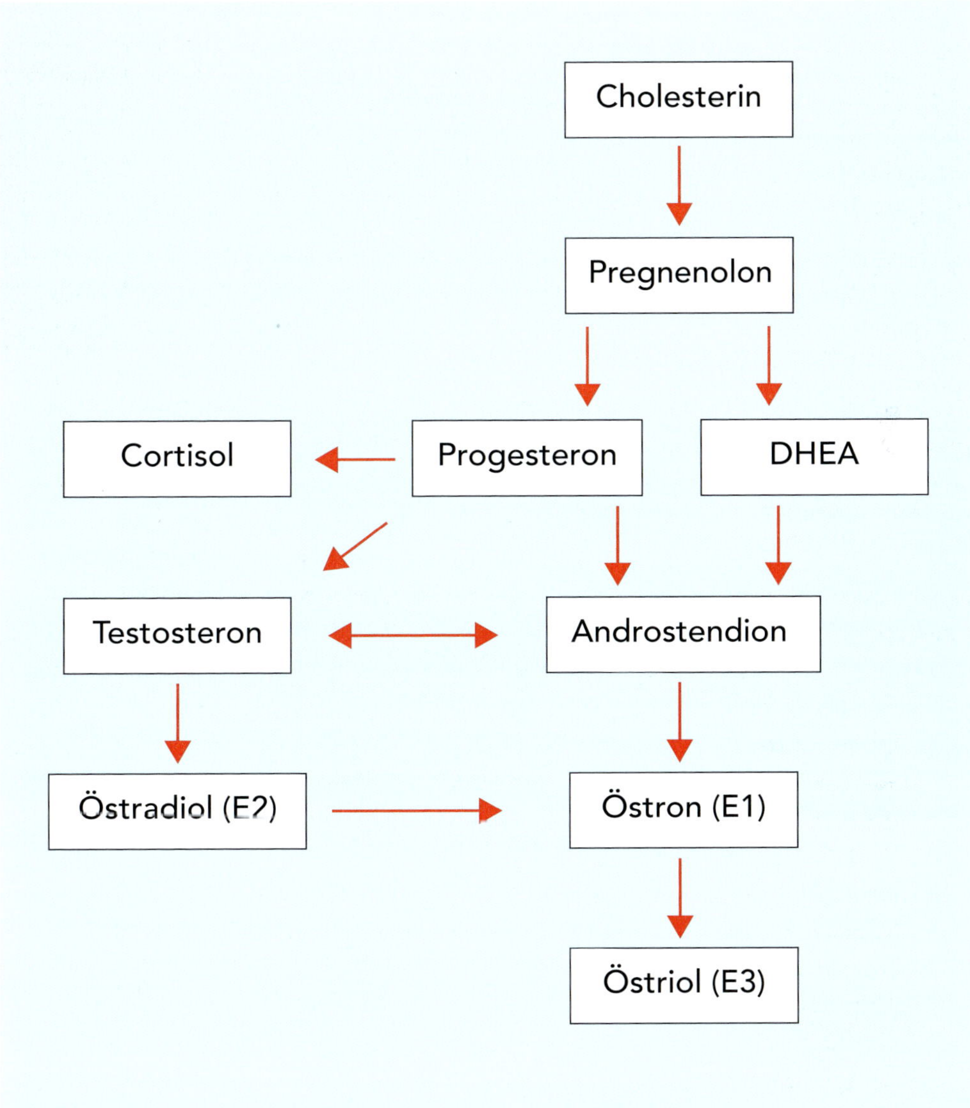

Alle Geschlechtshormone und Cortisol entstehen aus Progesteron bzw. DHEA.

INTERESSANT ZU WISSEN

Progesteron – ein unterschätztes Hormon

Progesteron ist das Vorläuferhormon von Cortisol, Testosteron und den Östrogenen. Der Körper stellt es selbst her. Bei niedrigem Progesteronspiegel kommt es daher zwangsläufig zu einem Mangel an den anderen, daraus synthetisierten Hormonen. Bei Frauen wird Progesteron überwiegend aus dem Gelbkörper hergestellt und nach dem Eisprung in der zweiten Zyklushälfte ins Blut abgegeben. Bei Männern wird Progesteron in den Nebennieren und in den Hoden gebildet. Nach den Wechseljahren wird das Hormon bei Frauen nur noch in der Nebennierenrinde hergestellt. Lange Zeit dachten Wissenschaftler, Progesteron diene nur der Einnistung des Embryos und der Aufrechterhaltung der Schwangerschaft.

Dieses Hormon hat aber unzählige weitere Aufgaben: Es ist bei Frauen vor allem der Gegenspieler des Östrogens und bei Männern der des Testosterons. Es wirkt damit ausgleichend auf den Hormonspiegel und kann sogar vor Tumorerkrankungen der Brust und der Geschlechtsorgane schützen: Wo Östrogen das Zellwachstum anregt, kann Progesteron ausgleichend auf die Zellteilung wirken. Bei Männern wirkt es stark schützend auf die Zellen der Prostata. Problematisch für vor allem Frauen ist, wenn zu wenig Progesteron gebildet wird. In der zweiten Zyklushälfte sollte nach dem Eisprung um den 22. Zyklustag der Spiegel für Progesteron am höchsten sein. Findet kein Eisprung statt oder wird trotz eines Eisprungs zu wenig Progesteron im Verhältnis zum Östrogen gebildet (wir sprechen dann auch von einer »Östrogendominanz«), kommt es häufig zu Beschwerden wie depressiver Verstimmung, Weinerlichkeit und Schlafstörungen. Aber auch körperliche Beschwerden wie Wassereinlagerungen und Verstopfung können auftreten.

Wenn wir uns monatlich ab der zweiten Zyklushälfte selbst etwas genauer beobachten, merken wir allein anhand unseres Befindens, ob wir – bedingt durch eine Östrogendominanz – zu viel Histamin haben.

Frauen, die während der Periode unter starken Schmerzen leiden, werden oft auf Endometriose untersucht. Häufiger ist aber ein zu hoher Histaminspiegel, der zu starken Kontraktionen der Gebärmutter führt. Die Natur hat es so eingerichtet, dass die Diaminoxidase (DAO), die auch in der Gebärmutter vorkommt, zu Beginn des Zyklus aktiver ist. Denn sie hat die Aufgabe, Histamin (gemeinsam mit der HNMT) aus der Gebärmutterschleimhaut abzubauen. Je mehr Schleimhaut aufgebaut ist, desto mehr Histamin wird auch freigesetzt. Frauen mit Östrogendominanz haben in der Regel auch einen hohen Aufbau der Gebärmutterschleimhaut. Wer sowieso schon eine schwache DAO und HNMT hat, wird der Histaminflut nicht mehr Herr und leidet sehr unter den histaminbedingten Kontraktionen der Gebärmutter.

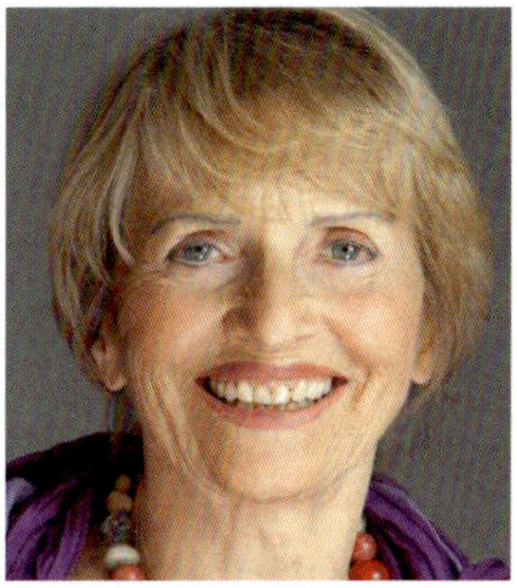

Interview mit der Gynäkologin Professor Dr. Ingrid Gerhard

Histamin und Progesteron

Frau Prof. Dr. Ingrid Gerhard ist sicherlich Deutschlands bekannteste Gynäkologin. Wir haben uns mit ihr über den Zusammenhang zwischen hormonellen Schwankungen und Histaminproblemen unterhalten.

Viele Frauen bemerken im fünften Lebensjahrzehnt erstmalig Probleme mit ihrem Histaminspiegel. Was passiert in dieser Zeit im weiblichen Organismus?

Prof. Dr. Ingrid Gerhard: Ab Ende 30 beginnt sich der Monatszyklus langsam zu verändern. Der monatliche Eisprung bleibt häufiger mal aus, die Eierstöcke arbeiten nicht mehr regelmäßig. Dadurch kommt es zu hormonellen Schwankungen, die spürbare Symptome verursachen wie:

- eine verkürzte, verlängerte oder gar ausbleibende Monatsblutung
- eine zu starke Monatsblutung
- Wassereinlagerungen in der zweiten Zyklushälfte
- eine verstärkte PMS-Symptomatik, wie depressive Verstimmungen
- Schmerzen während der Monatsblutung
- Angst- und Panikattacken
- starke Erschöpfung

Dies alles kann auf eine Histamin-Dysbalance zurückzuführen sein. Belegt ist, dass Histamin zu einer Kontraktion der Gebärmutter führen kann und somit Schmerzen während der Periode auslösen kann (Dysmenorrhoe). Aus diesem Grunde haben Menschen mit hohen Histaminspiegeln im Verlauf einer Schwangerschaft oft weniger Probleme, da die DAO um ein Vielfaches ansteigt.

In den Wechseljahren zeigen sich dann Histaminstörungen wieder deutlich. Es scheint ein Zusammenhang zwischen einem niedrigen Progesteronspiegel und erhöhtem Histamin zu geben. Viele Fallbeispiele aus der Praxis zeigen, dass die Wiederherstellung eines hormonellen Gleichgewichts auch die unangenehmen Histaminsymptome verbessern oder komplett zum Stillstand bringen kann.

Ein (relativer) Progesteronmangel ist das häufigste hormonelle Problem von Frauen um die 40. Was sind die Gründe dafür aus Ihrer Sicht?
Prof. Dr. Ingrid Gerhard: Die wichtigsten Ursachen aus meiner Sicht sind zum einen die hormonellen Verhütungsmethoden, die Antibabypille mit Gestagenen (= synthetisches Progesteron, das im Stoffwechsel nicht die Funktion von Progesteron erfüllen kann), die Minipille und auch die Hormonspirale. Darüber hinaus fehlen vielen Frauen oft wichtige Mikronährstoffe (Vitamin B6 und weitere B-Vitamine, Jod, Vitamin D, Magnesium, Zink, Omega-3-Fettsäuren), um Progesteron überhaupt aufbauen zu können.

Hinzu kommen Übergewicht, Funktionsstörungen der Eierstöcke und vor allem Dauerstress. Leider sind Umweltbelastungen auch zunehmend schuld am Progesteronmangel: Zum einen als toxische Belastungen, die den Stoffwechsel und die Aktivität der Mitochondrien stören, zum anderen als hormonaktive Substanzen, sogenannte endokrine Disruptoren, die den Steroid-Stoffwechsel beeinflussen und häufig östrogen-ähnlich wirken. Als modernes Gift wirkt Elektrosmog, der die Durchlässigkeit der Blut-Hirn-Schranke verändert und wichtige Regelkreise im Gehirn und den Hormondrüsen stört.

Wie wirkt sich speziell Dauerstress auf den Progesteronspiegel aus?
Prof. Dr. Ingrid Gerhard: Bei Dauerstress aktiviert der Körper die Ausschüttung von Cortisol in der Nebennierenrinde. Da Cortisol aus Progesteron hergestellt wird, sinkt der Progesteronspiegel infolge des erhöhten Verbrauchs. In der Folge bleiben Eisprünge aus und es kommt häufig zu einer Östrogendominanz. Daher ist Dauerstress auch eine ungünstige Voraussetzung, um schwanger zu werden.

Bei Dauerstress steigt auch der Prolaktinspiegel und sorgt ebenfalls für ein sinkendes Progesteron.

Übrigens: Auch Männer können einen Progesteronmangel entwickeln, der dann zu einem Testosteronmangel führen kann. Ganz entscheidend ist aber auch, dass Dauerstress und der damit verbundene Progesteronmangel sich auf die Funktion von Neurotransmittern, wie GABA, negativ auswirkt. Daher klagen Frauen (aber auch Männer) in diesen Fällen unter Reizbarkeit, depressiven Verstimmungen und Schlafstörungen. Progesteronmangel ist in der heutigen Zeit mit den vielfachen Stressbelastungen leider sehr häufig und kann zu starken Einschränkungen der Lebensqualität führen. Gleichzeit führt ein hoher Cortisol- und Adrenalinspiegel zu einer vermehrten Histaminausschüttung im Körper bzw. umgekehrt. Ein Teufelskreis, dem in der normalen gynäkologischen Sprechstunde kaum Beachtung geschenkt wird.

Wie lässt sich ein Progesteronmangel feststellen?
Prof. Dr. Ingrid Gerhard: Für Frauen mit regelrechtem Zyklus von 28 Tagen ist es sinnvoll, am 22. Zyklustag eine Blutabnahme durchzuführen. Es bietet sich an, bei der Gelegenheit auch die anderen Geschlechtshormone – Östrogen und Testosteron – sowie die Nebennierenrindenhormone Cortisol und DHEA zu bestimmen. Frauen nach den Wechseljahren und Männer können die Laboruntersuchung zu jedem Zeitpunkt durchführen.

Mit welchen natürlichen Mitteln lässt sich der Progesteronhaushalt stabilisieren?
Prof. Dr. Ingrid Gerhard: Zunächst muss die Ursache für den Hormonmangel gefunden werden. Ist es Dauerstress – bei stark erhöhten Cortisolwerten – sollte in jedem Fall versucht werden, seinen Lebensstil zu ändern.

Alles was für Entspannung sorgt, ist sinnvoll: ausgedehnte Waldspaziergänge, Sport, Yoga, Meditation und nicht zu vergessen ausreichend Schlaf. Denn eine gute Melatoninproduktion in der Nacht kann maßgeblich zu einer Cortisolreduktion beitragen, was dann den Progesteronspiegel wieder regulieren kann.

Häufig ist auch ein Vitamin-B6-Mangel die Ursache. Ohne Vitamin B6 funktioniert nicht nur die Glückshormonsynthese nicht, sondern die Umwandlung in Progesteron kommt ebenfalls zum Erliegen. Die Anti-Baby-Pille ist im Übrigen der wichtigste Vitamin-B6-Räuber bei Frauen. Frauen, die jahrelang die Pille einnehmen und dann absetzen, um schwanger zu werden, haben u. a. durch leere Vitamin-B6-Speicher dann häufig hormonelle Probleme, wie zum Beispiel das Post-Pill-Syndrom mit starken Störungen des Zyklus. Ich setze auch gerne Pflanzenheilmittel ein, die gleichzeitig auf die Stress- und Hormonachse wirken, wie zum Beispiel Alchemilla (Frauenmantel), Agnus castus (Mönchspfeffer), Engelwurz und Traubensilberkerze sowie Nachtkerzenöl.

Wann wäre eine reine Hormonersatztherapie angebracht?

Prof. Dr. Ingrid Gerhard: Wenn es nicht gelingt, mit Verbesserungen des Lebensstils, der Ernährung, Nahrungsergänzungen und Phytotherapeutika das Befinden zu verbessern, sollte eine laborkontrollierte(!) Therapie mit bioidentischem Progesteron erfolgen. Diese Darreichungsform ist etwas völlig anderes als die synthetischen Gestagene, die mit der Antibabypille, der Hormonspirale, bei Zyklusstörungen und oft auch bei Hormontherapie in den Wechseljahren verabreicht werden. Im Gegensatz dazu kann über Tabletten, Cremes und Ovula Vaginalzäpfchen die individuell richtige Dosierung an Progesteron verabreicht werden, was sich oft bereits im ersten Zyklus positiv auf die Stimmung auswirkt.

Wir sehen in der Praxis einen – wie wir finden – zunehmend sehr sorglosen Umgang mit Progesteronpräparaten, die über das Internet oder den Hausarzt besorgt werden. Ohne Laborkontrolle wird geschluckt oder gecremt. Welche Gefahren kann dies haben? Was sind die Folgen von zu viel Progesteron für den Körper?

Prof. Dr. Ingrid Gerhard: Zu viel Progesteron macht energielos und müde und kann das Krebsrisiko möglicherweise erhöhen. Auf der anderen Seite wird bei Frauen mit Östrogenmangel auch oft als erstes Progesteron gegeben, was natürlich unsinnig ist, denn zunächst einmal müsste der Östrogenmangel verbessert werden. Daher sollten alle Hormone vor einer Therapie getestet werden. Berücksichtigen Sie bitte, dass Hormone in winzigsten Konzentrationen bereits hochwirksam sind und nur in Zusammenarbeit mit einem Therapeuten, der auf Hormone spezialisiert ist, sinnvoll eingesetzt werden können. Von einer Eigentherapie kann ich nur abraten.

Knick im Genick: Die instabile Halswirbelsäule

Eine instabile Halswirbelsäule entsteht oft nach Bagatellverletzungen wie kleinen Auffahrunfällen, Sportverletzungen, Stürzen im Haushalt. Das sind Unfälle, die fast jedem im Laufe des Lebens widerfahren, denen aber im Allgemeinen keine große Bedeutung zugemessen wird. Die instabile Halswirbelsäule ist enorm weit verbreitet. Bei Menschen mit instabiler Halswirbelsäule kann es zu einer ständigen Reizung von Sensoren (Proprizozeptoren) und Nervenfasern kommen, die von Mastzellen umgeben sind. Bereits kleinste Bewegungen wie eine halbe Kopfdrehung können so eine Ausschüttung von Histamin im Gehirn aus Nervenzellen bewirken. Dies zeigt sich oft als Kombination von Kopfschmerzen und Migräneattacken, Benommenheitsgefühlen und Schwindel.

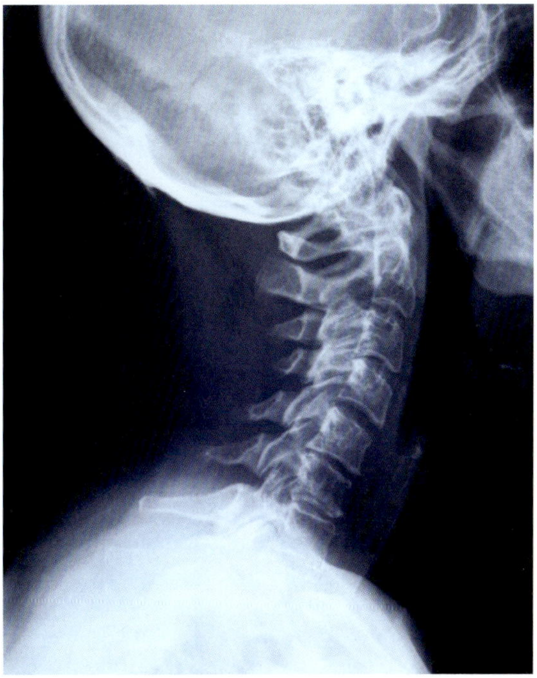

Röntgenbild der Halswirbelsäule

Der Rostocker Umweltmediziner Dr. Bodo Kuklinski konnte nachweisen, dass 50 Prozent der Patienten mit HWS-Instabilitäten einen erhöhten Histaminspiegel im Blut aufweisen. Bemerkenswert ist auch, dass MCAS häufig gemeinsam mit einer angeborenen Schwäche des kollagenen Bindegewebes mit überbeweglichen Muskeln und Bändern auftritt, dem sogenannte Ehlers-Danlos-Syndrom vom hypermobilen Typ.

INTERESSANT ZU WISSEN

Die Halswirbelsäule

Die Halswirbelsäule besteht aus sieben Halswirbeln. Der erste Halswirbel, der oberste, wird Atlas genannt, der zweite Halswirbel heißt Axis. Beide stellen gemeinsam das Genickgelenk dar. Auf dem Atlas lastet mit ca. fünf Kilogramm das gesamte Gewicht des Kopfes. Der zweite Halswirbel ist durch einen Keil mit dem Atlas verbunden. Beide Wirbel haben keine Bandscheibe. Der obere Atlas ermöglicht die Nickbewegung, der darunter befindliche Axis die Drehbewegung des Kopfes. Im Bereich des Genickgelenkes befinden sich viele Sensoren (fachsprachlich Propriozeptoren), die der Verarbeitung von Nerveninformationen an das Gehirn und den restlichen Körper dienen. Diese Sensoren reagieren auf Dehnung, Druck und Erschütterung.

Die Ausbildung durch den Internisten und Umweltmediziner Dr. Bodo Kuklinski hat uns für diese Zusammenhänge die Augen geöffnet.

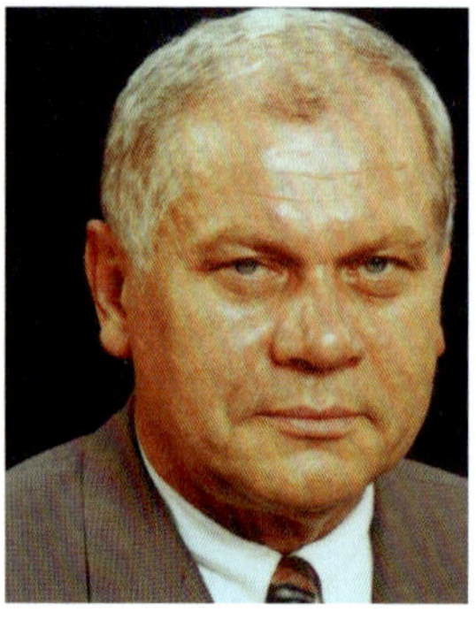

Interview mit dem Internist Dr. Bodo Kuklinski

Histamin und HWS-Traumata

Wir finden Dr. Kuklinskis Überlegungen und Erkenntnisse zu den systemischen Auswirkungen von Halswirbelsäulentraumata gerade in Bezug auf Histaminosen bemerkenswert und haben ihn daher ausführlich zu diesem Thema befragt.

Herr Dr. Bodo Kuklinski, die Halswirbelsäule wird vor allem als Domäne der Neurologen und Orthopäden betrachtet. Sie haben als einer der Ersten zeigen können, dass ein HWS-Trauma und die daraus resultierende instabile Halswirbelsäule immensen Einfluss auf den Zellstoffwechsel haben kann. Wie kommt es zu einer instabilen Halswirbelsäule?

Dr. Bodo Kuklinski: Plötzliche Gewalteinwirkungen auf den Körper, insbesondere auf den Kopf-, Nackenbereich führen häufig zu Verletzungen der Haltebänder im Genickgelenksverband. Sie reißen ein, verlieren an Festigkeit, sodass Überbeweglichkeiten hieraus resultieren, was im Genickgelenksbereich nicht erlaubt ist. Das erste Genickgelenk zwischen Schädelbasis und erstem Halswirbelkörper (Atlas) ist ein Sperrgelenk und erlaubt nur Nickbewegungen, umgangssprachlich »Ja-Nicken«. Das zweite Gelenk, also das zwischen oberstem und zweitem Halswirbelkörper (Axis) ist ebenfalls ein Sperrgelenk und erlaubt nur Drehbewegungen, d. h. »Nein-Bewegungen« des Kopfes. Mehr ist regelrecht nicht möglich, da die Wirbelsäulenarterien auf diese Weise vor Kompressionen geschützt werden.

Reißen Bänder durch Traumata ein, verlieren sie an Festigkeit. Solche Risse passieren bei Kindern eher selten, da deren Bänder noch vorwiegend elastisch sind, also extrem dehnfähig. Mit Abschluss des Wachstums sind die Bänder im Genick allerdings bereits sehr fest, bestehen aus kollagenem Gewebe, sind nicht mehr dehnbar und können bei Gewalteinwirkung durchaus einreißen. Und dann entsteht durch die Risse eine Überbeweglichkeit. Konkrete Ursachen für solche Schädigungen sind beispielsweise:

- Gewalteinwirkung auf den Nackenbereich durch Kampfsportarten
- Stürze beim Ski-, Snowboardfahren
- Salto über den Radlenker, Kopfaufprall auf Pflaster
- Treppenstürze
- Sturz vom Baum, vom Klettergerüst
- Kampfsportarten wie Judo, Ringkampf, Karate
- Stürze im Freizeitbereich, zum Beispiel beim Trampolinspringen
- Vollnarkosen mit Überstreckung des Genickgelenkverbandes

Viele Ärzte kennen die Auswirkungen des instabilen Genickgelenkes nicht. Sie sprechen von vagen Diagnosen wie »HWS-Syndrom«, »Cervikalsyndrom«, oder »Zustand nach HWS-Trauma«. Dabei übersehen sie die Besonderheit des Genickgelenks. Das Genickgelenk hat eine hohe Ausstattung mit Nervenrezeptoren, die im umgebenden Bindegewebe sitzen. Sie empfangen Signale aus der Peripherie über Druck, Zug, Spannung, Körperhaltung und geben diese an das Gehirn weiter. Wir gehen davon aus, dass die Genickgelenkinstabilität eine der häufigsten Schädigungen in Deutschland ist. Sie wird als solche nicht erkannt, sondern die Folgen dem psychosomatischen Formenkreis zugeordnet.

Wie lässt sich ein HWS-Trauma nachweisen? Reicht eine Anamnese aus oder gibt es mittlerweile zuverlässige aussagekräftige Labormarker?

Dr. Bodo Kuklinski: Am wichtigsten ist die Anamnese. Die Patienten bemerken Einschränkungen bestimmter Bewegungsabläufe im Bereich des Genickgelenks, etwa beim Zurückbeugen des Kopfes, bei Überkopfarbeiten, bei der Haarwäsche beim Friseur, beim Brustschwimmen, Gardinen aufhängen, Tätigkeiten in vorgebeugter Haltung. Sie haben HWS-Beschwerden am PC, beim Bügeln, bei Arbeiten am Herd, bei vertikalen (senkrechten) Erschütterungen beim Radfahren, beim Gehen mit harten Absätzen. Auch Erschütterungen beim Autofahren lösen typische Symptome aus.

Mittel der Wahl ist heute ein Upright-MRT. Dabei werden in einem offenen Gerät sitzend Kopfrotationen und Neigungen durchgeführt, womit das ganze Drama erkennbar ist. Es lassen sich Flüssigkeitsansammlungen hervorgerufen durch Reizung an den Wirbelkörpergelenken nachweisen, darüber hinaus Bänderverletzungen sowie eine Überbeweglichkeit der Bänder. Häufig findet sich eine Einengung des Pufferraumes zwischen Halsmark und den Knochenstrukturen. Dieser Pufferraum beträgt bei gesunden Personen stets vier bis fünf Millimeter, unabhängig davon, wie der Kopf bewegt wird. Bei Genickgelenkinstabilitäten finden sich sehr, sehr häufig Einengungen dieses Pufferraumes, das Rückenmark wird im Extremfall sogar berührt oder auch komprimiert. Patienten spüren das zum Beispiel bei längerem Fixieren, sie können nur frontal vor einem Fernsehgerät oder bei Besuch sitzen, längere Kopfdrehbewegungen nach links oder rechts sind nicht möglich.

Überraschend ist auch die große Anzahl von Betroffenen mit einseitig unterentwickelter Wirbelsäulenarterie. Dies kann angeboren, aber auch Folge einer Traumatisierung oder einer zu drastischen Manualtherapie im Genickgelenksbereich sein. Bei gesunden Personen ist eine unterentwickelte Halswirbelsäulenarterie bedeutungslos, da die Durchblutung der anderen, normal ausgebildeten Arterie völlig ausreicht. Bei Instabilitäten und Verschiebung des Genickgelenks durch Rotation oder Seitbewegungen kann es jedoch zur Kompression der normal weiten Wirbelsäulenarterie kommen, sodass die unterentwickelte Arterie auf der Gegenseite nicht mehr die Durchblutung der Hirnregionen absichern kann.

Ergänzt wird die Diagnose nach dem Upright-MRT durch Gesichtsfelduntersuchungen in Ruhe. Durch eine Wiederholung dieser Messung nach 20 Sekunden nach Durchführung von Kopfkreisbewegungen können dann häufig die Gesichtsfelddefekte nachgewiesen werden, die die Patienten als temporär auftretendes Schleier-, Verschwommensehen, Tunnelblick etc. bemerken. Einige Augenärzte kennen den Zusammenhang. Zusätzliche EEG-Untersuchungen können weitere Aufschlüsse geben: Sie weisen häufig die Ermüdung des Gehirns infolge Energiemangels nach. Es treten Theta- und/oder Deltawellen auf, die ansonsten nur beim Einschlafen oder Nachtschlaf bei gesunden Personen vorhanden sind. Genickgelenkinstabilitäten führen aufgrund der mangelhaften Glukoseversorgung auch zu pathologischen Befunden, nachweisbar im Hirn-PET-MRT/-CT, womit man die Glukoseaufnahmeraten misst. Auch durch Labordiagnostik bekommen wir einen Hinweis auf Schädigungen durch ein HWS-Trauma. In der Praxis haben sich hierfür die Parameter NSE und S-100 bewährt.

(Quelle: Kyra und Sascha Kauffmann: KPU/HPU – häufige, aber verkannte Mitochondrienstörungen, 3. Auflage Oberhachinger Verlagsgruppe 2. Auflage 2018)

Entscheidend ist für die Diagnosestellung einer instabilen Halswirbelsäule ist die Anamnese. Laborwerte bestätigen nur entsprechende Angaben. Dr. Bodo Kuklinski empfiehlt zur Stabilisierung u. a. Folgendes:

1. Individuell durchzuführende Übungen wie Achterkreisen im Genickgelenkbereich (sogenanntes »Paddeln«) morgens und immer wieder tagsüber, zum Beispiel bei Arbeiten am Bildschirm. Diese Paddelübungen können den Hirndruck senken.
2. Augen-, Zungenübungen mit Blickwendung nach rechts oben und gleichzeitiger Zungenausstreckung diagonal nach links unten und anschließend umgekehrt. Dieses »Fratzenziehen« mindestens fünfmal morgens und auch immer wieder tagsüber durchführen.
3. Isometrisches Training zur Stärkung der Nackenmuskulatur, zum Beispiel mit einem Theraband zur Stärkung der tiefen und oberflächlichen Nacken- und Halsmuskulatur.
4. Tägliches flottes Gehen von wenigstens 30 Minuten mit flexiblen Absätzen auf weichem Grund. Der Körper nimmt verstärkt Sauerstoff auf und die gesamte Nacken- und Wirbelsäulenmuskulatur wird gekräftigt. Sie wirkt dann auch wie eine natürliche Halskrause.
5. Bei massiven Beschwerden vorsichtige Manualtherapien wie Dorn- oder Craniosakraltherapie.

Wenn eine Instabilität der Halswirbelsäule festgestellt worden ist, sollte immer eine Therapie auf verschiedenen Ebenen erfolgen, um die Freisetzung von Histamin im zentralen Nervensystem zu reduzieren. In unserer Praxis arbeiten wir mit einer Osteopathin zusammen.

Fake Food – Lug und Trug

Wir sind Kinder der frühen 1970er Jahre, und während wir dieses Kapitel schreiben, versuchen wir uns an diese Zeit zu erinnern. Wie sah eigentlich das Nahrungsangebot in unserer Kindheit und Jugend im Vergleich zu heute aus?

Die 1970er Jahre waren nach unserer Erinnerung ein traditionell deutsch geprägtes kulinarisches Zeitalter. Der Aufschnitt war nicht pink gefärbt, Brot wurde nach einigen Tagen hart und nicht gummiweich und Chicorée schmeckte noch bitter. Es war wohl das letzte Jahrzehnt der kulinarischen Nachkriegszeit.

In den 1980er Jahren änderte sich (zumindest im Westen) so einiges: Fast-Food-Restaurants wurden zumindest in Westdeutschland überall aus dem Boden gestampft. Wir erinnern uns noch an den ersten Besuch bei McDonalds im Jahr 1982, der an demselben Tag wie mein erster Kinobesuch stattfand (E.T. – Der Außerirdische). Zu Hause zog die Mikrowelle ein, und schnelle Mahlzeiten wie auch Fertigmahlzeiten ersetzten aufwändiges Kochen. Das Angebot an Fertigprodukten wuchs unaufhaltsam. Dass alles bunter wurde und besser schmeckte und roch, war das Werk von Lebensmittelchemikern und den E-Stoffen – Nahrungsmittelzusatzstoffe, die als Konservierungs-, Geschmacks- oder Farbstoff die Lebensmittelwelt gewaltig aufpeppten. Mittlerweile sind über 300 E-Stoffe in der EU zugelassen, 50 davon auch in Produkten, die das europäische Bio-Siegel tragen.
Einige häufige Vertreter sind zum Beispiel:

- Amaranth (E123)
- Chinolingelb (E104)
- Brillantschwarz (E151)
- Benzoesäure (E210)
- Natrium-Benzoat (E211)
- Mononatriumglutamat (E621)

Ihr findet sie in Oliven im Glas, Fruchtjoghurt, Likör, Konfitüre, Speiseeis, Fleischprodukten, Senf, Margarine, Mayonnaise und Fertigsuppen. Kaum jemand interessiert sich dafür, was klein gedruckt auf der Verpackung steht, und vor allem keiner versteht, was sich hinter diesen Begriffen verbirgt. Dabei berichten Menschen mit Mastzellaktivierungen, dass sich ihre Symptome verschlechtern nach dem Verzehr von E-Stoffen. Mittlerweile konnten auch Studien belegen, dass Zusatzstoffe eine Histaminfreisetzung aus den Mastzellen im Magen-Darm-Trakt bewirken. Verbraucherschützer und Politiker fordern schon lange mehr Transparenz.

INTERESSANT ZU WISSEN

E-Stoffe

E-Stoffe (Ersatzstoffe) hießen bis 1974 noch »Fremdstoffe im Essen«, und das sind sie eigentlich auch: Farbstoffe, Konservierungsstoffe, Geschmacksverstärker, Verdickungsmittel – Stoffe, die unser Darm nicht kennt. E-Stoffe müssen deklariert werden. Nach dem Gesetz dürfen sich die Hersteller allerdings aussuchen, ob sie den Einsatz von Zusatzstoffen mit Hilfe von E-Nummern oder mit der chemischen Bezeichnung angeben. Die einzige Vorgabe, die bei der Kennzeichnung eingehalten werden muss: Werden Zusatzstoffe verwendet, so muss die jeweilige Funktion mit angegeben werden (zum Beispiel *Farbstoff* Paprikaextrakt).

Folgendes schreibt das Bundesministerium für Ernährung und Landwirtschaft auf seiner Website: »Grundsätzlich sind auf jedem vorverpackten Lebensmittel alle Zutaten anzugeben, die im Lebensmittel enthalten sind. Die Zutaten sind dabei absteigend nach ihrem Gewichtsanteil zum Zeitpunkt ihrer Herstellung aufgelistet. In bestimmten Fällen ist auch der prozentuale Gewichtsanteil einzelner Zutaten anzugeben, zum Beispiel, wenn eine Zutat in der Bezeichnung des Lebensmittels erwähnt oder durch Abbildungen auf der Verpackung hervorgehoben wird. Im Zutatenverzeichnis müssen auch die verwendeten Lebensmittelzusatzstoffe und Aromen aufgeführt werden. Lebensmittelzusatzstoffe sind generell mit dem Klassennamen gefolgt von der Bezeichnung oder der E-Nummer aufzuführen: Der Klassenname verdeutlicht, welche Aufgaben der Stoff in einem Lebensmittel übernimmt (zum Beispiel

Farbstoff). Die chemische Bezeichnung oder die E-Nummer zeigt, um welchen Stoff es sich handelt (zum Beispiel Kurkumin oder E 100).«

Doch welcher Verbraucher weiß, was sich genau hinter so schönen Namen wie Kurkumin, Chinolingelb oder Amaranth verbirgt. Besonders die Azofarben, eine Gruppe von Farbstoffen, sind dafür bekannt, bei Kindern ADHS-Symptome auszulösen. Bei Erwachsenen nach unserer Erfahrung übrigens auch. Die EU-Verordnung über Lebensmittelzusatzstoffe schreibt daher seit dem 20. Juli 2010 einen Warnhinweis auf den Verpackungen für alle Lebensmittel mit Azofarbstoffen vor. Dieser lautet: »Kann Aktivität und Aufmerksamkeit bei Kindern beeinträchtigen.«
Es handelt sich um diese E-Stoffe:

- E102 Tartrazin
- E110 Sunsetgelb
- E122 Azorubin
- E123 Amaranth (hat nichts mit dem getreideähnlichen Körnern zu tun, die wir wie Reis oder Hirse zubereiten)
- E123 Cochenillerot A
- E129 Allurarot
- E151 Brilliantschwarz
- E142 Braun FK
- E180 Litholrubin

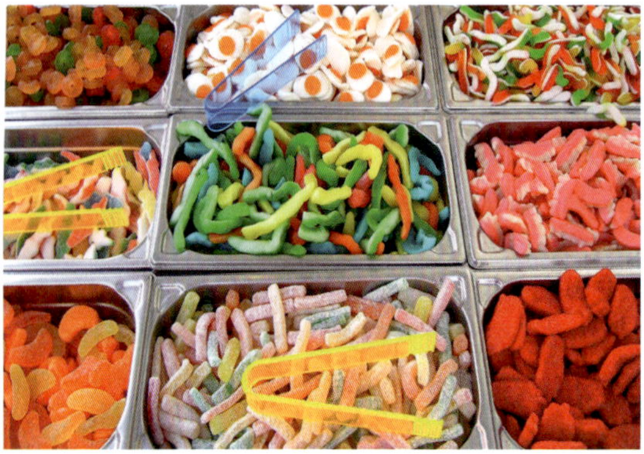

Viele Süßigkeiten enthalten E-Stoffe, die die Mastzellen triggern können.

Du findest diese Farbstoffe in Likör, Schmelzkäse, Süßigkeiten, Speiseeis, Keksen, Kuchen. Wir können hier leider nicht auf jeden einzelnen E-Stoff eingehen, aber legen jedem Leser nahe, einmal einen Blick auf die Seite www.zusatzstoffmuseum.de zu werfen oder – ganz analog – direkt das Museum auf dem Hamburger Großmarkt zu besuchen. Wir fanden das sehr informativ und wetten, du wirst jede Packung dann mit ganz anderen Augen lesen. Uns persönlich ging es jedenfalls so.

Fettes Gift: Transfette
Transfettsäuren sind durch industrielle Verarbeitung veränderte Fette und werden auch oft auch als »gehärtete Fette« in der Liste der Inhaltsstoffe auf den Verpackungen gekennzeichnet. Deren chemische Struktur kann von unserem Organismus nicht verarbeitet werden. Sie wirken daher schädigend. Wir alle nehmen sie ständig zu uns, durch Pommes frites, Backwaren, Panade, Chips, Popcorn und Kekse.

In den USA sind künstliche Transfette mittlerweile verboten. In Deutschland gibt es bislang lediglich freiwillige Selbstbeschränkungen. Ab 2021 wird es auch in der EU hoffentlich eine deutliche Verringerung der erlaubten Zulassung für Lebensmittel geben, ein komplettes Verbot wie in den USA wird aber voraussichtlich in naher Zukunft nicht kommen. Du solltest darauf auch nicht warten, sondern vielmehr gleich anfangen, dir diese Fette möglichst gar nicht mehr zuzuführen. Deine Mastzellen werden es dir danken, denn für die Stabilisierung ihrer Zellmembranen benötigen sie dringend ungesättigte Fettsäuren, vor allem DHA und EPA. Transfette dagegen destabilisieren die Mastzellen und kurbeln Entzündungsprozesse im Körper an.

E-Stoffe und Transfette waren nur zwei Beispiele für Fake Food. Es gibt noch viele weitere. Aber das würde hier zu weit führen.

Wir meinen, es kann kein Zufall sein, dass Ende der 1980er Jahre die DAO-These zur Histamin-Intoleranz begründet wurde. Und es kommen immer weitere Unverträglichkeiten gegen Naturstoffe hinzu: gegen Laktose, Fruktose, und neuerdings ist auch häufig eine Salicylatunverträglichkeit zu beobachten – ganz zu schweigen von diversen Formen an Nahrungsmittelallergien.

Chronische Entzündungen im Zahn-Kiefer-Bereich

Systemische Entzündungen fallen in der Regel im Blutbild auf, zum Beispiel durch eine Erhöhung der Blutsenkung, diverse Abweichungen im Blutbild oder durch einen Anstieg des Entzündungswertes CRP. Lokale Entzündungen wie die im Zahn-Kiefer-Bereich machen sich oft gar nicht oder nur sehr subtil bemerkbar. Man spricht daher auch von »Silent Inflammations«. Das Fatale an diesen »stillen Entzündungen« ist, dass sie oft keine Beschwerden machen. Und wenn uns nichts weh tut, sind wir auch nicht aufmerksam und handeln nicht. Seit einigen Jahren können wir bei Menschen mit Histaminosen durch eine Blutuntersuchung den RANTES-Wert (**R**egulated **A**nd **N**ormal **T**cell **E**xp ressed and **S**ecreted) testen lassen. Vor allem wenn es in der Anamnese Hinweise auf Zahnherde gibt (zum Beispiel nach Wurzelkanalbehandlungen, Implantaten etc.), macht diese Untersuchung wirklich Sinn. Ist dieser Wert erhöht, kann dies auf eine chronische Kiefer(rest)ostitis hinweisen, also eine chronische Entzündung im Kieferknochen. Unbehandelt kann diese zu sogenannten NICOS-Osteonekrosen, das bedeutet zu einer Umbildung und Zerstörung des Kieferknochens, führen, der ein Störfeld ist und auch den Kieferknochen destabilisiert. Die Diagnostik und Sanierung sind aufwändig, und die Krankenkassen übernehmen die Kosten bislang noch nicht. Eine chronische RANTES-Entzündung triggert auch die Mastzellen zur Histaminfreisetzung und kann daher den Krankheitsverlauf beeinflussen.

Auch eine andere häufig vorkommende Erkrankung im Zahn-Kiefer-Bereich, die chronische Parodontitis, kann eine Histamin-Erkrankung verschlimmern. Nicht zuletzt ist wissenschaftlich eindeutig belegt, dass Quecksilber, auch aus Quecksilberverbindungen (Amalgam), zu einer Histaminfreisetzung der Mastzellen führen kann.

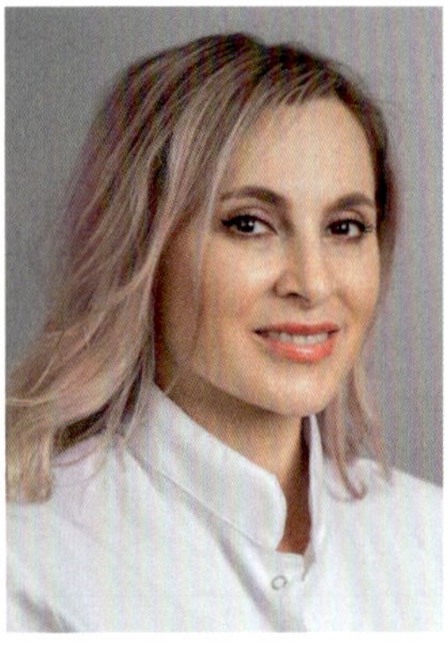

Interview mit der Zahnärztin Dr. Julia Yoo

Histaminosen und Zahnerkrankungen

Frau Dr. Julia Yoo führt gemeinsam mit ihrem Mann Dr. Joung-Min Yoo eine ganzheitlich ausgerichtete Zahnarztpraxis in Düsseldorf. Sie beschäftigt sich mit Störungen im Zahn-Kiefer-Bereich und chronischen Erkrankungen im restlichen Organismus und berät ihre Patienten ganzheitlich. Wir haben uns mit ihr über den Zusammenhang von Histaminfreisetzung und Zahn-Kiefer-Erkrankungen unterhalten.

Welche Rolle spielt Histamin im Zusammenhang mit der Zahngesundheit?

Dr. Julia Yoo: Ein erhöhter Histaminspiegel lässt sich prinzipiell gut im Speichel nachweisen, d. h. ein systemisches Histaminproblem eines Patienten hat auch Einfluss auf die Flora der Mundhöhle. Allerdings hat der Speicheltest analytische Nachteile, sodass eine Untersuchung im Blut oder Urin stabiler ist.

Patienten mit erhöhtem Histamin klagen auch oft über einen starken bis überstarken Speichelfluss. Menschen mit erniedrigtem Histaminspiegel dagegen leiden oftmals an einem zu trockenen Mund, also verminderter Speichelproduktion. Oftmals führen diese belastenden Symptome zu einer Ärzte-Odyssee mit invasiver Diagnostik der Speicheldrüsen, ohne dass ein pathologischer Befund erhoben wird. Letztendlich werden die Patienten in die »psychische Ecke« gestellt. Dabei könnte das Problem oft ganz einfach durch eine Unterstützung der Histaminregulation behoben werden.

Die Forschung sieht Zusammenhänge zwischen einer Histaminbelastung und dem Verlauf einer Parodontitis. Was sind Ihre Erfahrungen?

Dr. Julia Yoo: Die Parodontitis ist eine chronische, bakteriell bedingte Zahnfleischentzündung, bei der sich das Zahnfleisch zurückbildet und die Zähne letztendlich nicht mehr im Zahnbett gehalten werden und ausfallen. Die Parodontitis tritt mit zunehmendem Alter gehäuft auf und wird meist in der Altersgruppe zwischen 40 und 50 erstmalig diagnostiziert. Ein zu hoher Spiegel an Histamin scheint den Verlauf einer Parodontitis zu verschlechtern, daher sollte in jedem Fall eine Histamin-Balance erreicht werden.

Histamin ist ein Gewebshormon, das zu Entzündungsreaktionen führt. Können auch Zahnmaterialien zu immunologischen Reaktionen und Entzündungen führen und somit zu einer Histaminbelastung beitragen?

Dr. Julia Yoo: Studien konnten zeigen, dass Amalgamverbindungen und auch andere Zahnmaterialien zu einer Histaminbelastung des Körpers beitragen können, da durch diese Mastzellen chronisch aktiviert werden können. Wir führen in unserer Praxis sogenannte LTT-Tests und BDT-Tests durch, mit denen vor dem Einsatz von Zahnmaterialien die körpereigene Immunreaktion getestet werden kann. Was Amalgam anbelangt, raten wir jedem grundsätzlich zu einer Entfernung von Amalgamfüllungen unter besonderen Schutzmaßnahmen und begleitend zu einer Ausleitung mit geeigneten Substanzen wie DMPS, DMSA und Alpha-Liponsäure durch einen Umweltmediziner/Heilpraktiker. Das Immunsystem sollte in dieser Zeit zusätzlich gestärkt werden durch Vitamine und Mineralstoffe (insbesondere Selen und Zink) und eine biologische Ernährung. Sport und Sauna können ebenfalls zur Entgiftung beitragen.

Durch die Einführung der RANTES-Diagnostik im Blut können wir viel genauer als früher chronische Entzündungen im Kieferknochen entdecken. Wir führen in unserer Praxis regelmäßig den RANTES-Bluttest bei allen Patienten mit Histaminosen durch und überweisen bei erhöhten Werten zur weiteren Diagnostik. Wie ist dann der weitere diagnostische Weg?

Dr. Julia Yoo: Eine RANTES-Abklärung ist sehr wichtig und kann entscheidend für den weiteren Verlauf von chronischen Erkrankungen sein. Eine chronische Kiefer-Restostitis wird immer noch in ihren Auswirkungen unterschätzt, genau wie jahrelang die schädlichen Wirkungen von Amalgam bestritten wurden. Wir lassen bei erhöhten RANTES-Werten ein spezielles CT durchführen, um zu sehen, ob bereits eine NICO, eine isolierte Knochen-Erweichung vorhanden ist.

Schwermetallausleitung – aber richtig!

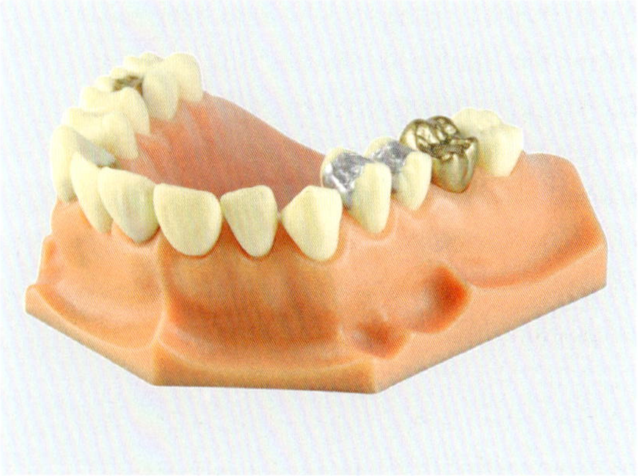

Zahnmetalle sind eine mögliche Ursache von Mastzellenreizungen.

Die Studien der letzten zehn Jahre konnten einen klaren Zusammenhang zwischen einer Belastung des Organismus mit Quecksilber, Silber und Gold – übrigens alles Metalle, die auch immer noch in Zahnmaterialien verwendet werden – und der Aktivierung von Mastzellen aufzeigen. Zudem stehen diese Vorgänge in Verdacht, Autoimmunerkrankungen auszulösen. Die Belastung unserer Bevölkerung mit toxischen Metallen ist ein Riesenproblem und hat einen großen Anteil an chronischen Erkrankungen.

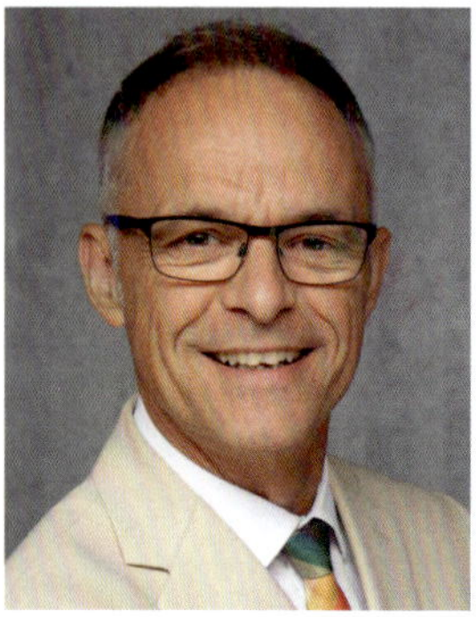

Interview mit dem Umweltmediziner Dr. Thomas B. Fischer

Histaminosen und toxische Metallbelastungen

Wie eine solche Belastung sicher nachzuweisen ist und wie dann die Behandlung abläuft, hat uns Dr. Thomas Fischer, Umweltmediziner und langjähriger Präsident der Ärztegesellschaft für Klinische Metalltoxikologie, berichtet.

Herr Dr. Fischer, sind wir alle mit toxischen Metallen, wie Quecksilber, Blei, Cadmium und Aluminium belastet?
Dr. Thomas B. Fischer: Ja, und je älter man ist, desto mehr Metalle akkumulieren sich im Körper. Wir leben in einer sehr belasteten Umwelt. Das betrifft nicht nur die Belastung mit Metallen, sondern auch mit vielen anderen chemischen Substanzen. Untersuchungen des Fruchtwassers von jungen Schwangeren haben nachgewiesen, dass viele Hundert Fremdstoffe im Fruchtwasser sind. Die Plazenta ist für viele Toxine durchlässig. So werden die Kinder heute schon belastet geboren. Sei es Amalgam, Seefisch oder die Umweltbelastungen der modernen Industriegesellschaft – akute Metallvergiftungen sind in Deutschland eher selten, chronische Metallvergiftungen sind jedoch die Regel. Und sie sind die Ursache für eine Vielzahl schwerwiegender Erkrankungen.

Gibt es eine Verbindung zwischen der Belastung mit toxischen Metallen und der Entstehung von Histaminosen (Allergien, MCAS, Mastozytosen?)
Dr. Thomas B. Fischer: Hier gibt es verschiedene Zusammenhänge. Zum einen führen toxische Belastungen, zum Beispiel mit Cadmium und Quecksilber, dazu, dass essenzielle Spurenelemente wie Zink, Mangan, die relevant für den Histaminhaushalt sind, verdrängt werden. Damit haben wir im Gewebe häufig einen Zink- und Manganmangel.

Darüber hinaus erzeugen toxische Metalle oxidativen Stress, also eine Freisetzung freier Radikale. Dies führt zu einem erhöhten Bedarf an Radikalfängern, also Antioxidanzien, wie Zink, Vitamin C, Mangan und auch Kupfer. Neben der Verdrängung von essenziellen Metallen und dem erhöhten Verbrauch an Antioxidanzien, gibt es noch einen direkten Einfluss toxischer Metalle auf die Mastzellen und andere Immunzellen. In diversen Studien konnte gezeigt werden, wie insbesondere Quecksilber die Histaminausschüttung in den Mastzellen und basophilen Granulozyten triggern kann.

Wie lässt sich eine Belastung mit toxischen Metallen nachweisen?
Dr. Thomas B. Fischer: Metalle schwimmen in der Regel nicht frei im Blut, sondern sind in den Zellen gebunden. Daher sind reine Blut- oder Urintests bei chronischen Vergiftungen ohne Ergebnis. Die einzige, auch international akzeptierte Methode ist ein Chelat-evozierter Exkretionstest. Bei diesem bekommt der Patient Infusionen mit Chelatbildnern, zum Beispiel DMPS oder/und EDTA verabreicht. Diese Substanzen wirken wie Magnete und können Metalle binden und ausleiten. Nach den Infusionen wird der Urin für eine Stunde gesammelt. Aus dieser Sammlung wird eine Probe entnommen und in ein

Speziallabor zur Untersuchung geschickt. In der Regel findet sich nicht nur eine Belastung, sondern es werden häufig Mehrfachbelastungen diagnostiziert.

Wenn der Test eine Belastung ergibt, wie lässt sich diese reduzieren oder ganz eliminieren?
Dr. Thomas B. Fischer: Die Therapie ist immer individuell. In der Regel arbeiten wir mit Infusionen, die den schnellsten Weg darstellen, um die Belastung relativ schnell zu reduzieren. Wir arbeiten mit DMPS und EDTA. Eine Schwermetallausleitung nimmt mehrere Monate in Anspruch. Oft erfahren die Patienten schon nach wenigen Infusionen eine Besserung ihrer Symptome, gerade auch bei Histaminosen.

Chronischer Stress und Hochsensibilität

Den Begriff »Stress« verdanken wir dem Biochemiker und Hormonforscher Dr. Hans Selye (1907–1982). Er gilt als Vater der Stressforschung. Kurz nach Erscheinen seines bahnbrechenden Grundlagenwerks »The Stress of Life« im Jahr 1955 untersuchten Wissenschaftler die Auswirkungen von Histamin als Stressor für die Nebennieren. Sie führten ihre Versuche an Mäusen durch. Die Nebennieren sind bei Mäusen und auch bei Menschen das Organ mit dem höchsten Vitamin-C-Gehalt im Körper, da dieses für die Ausschüttung von Cortisol und die Bildung von Noradrenalin benötigt wird. Die Forscher verabreichten den Nebennieren der Mäuse Histamin und fanden heraus, dass innerhalb kurzer Zeit der Vitamin-C-Gehalt der Nebennieren aufgebraucht war. Nun wusste man, dass Histamin auf die Nebennieren stimulierend wirkt, das heißt unter anderem zu einer erhöhten Cortisolausschüttung führt. Die Forschung hat in den letzten 60 Jahren sehr viel über unsere Stressverarbeitung herausgefunden, zum Beispiel auch, dass die Nebennieren mit den Mastzellen in ständiger Kommunikation stehen. Sie sitzen in der Nähe von Nervenendigungen und ver-

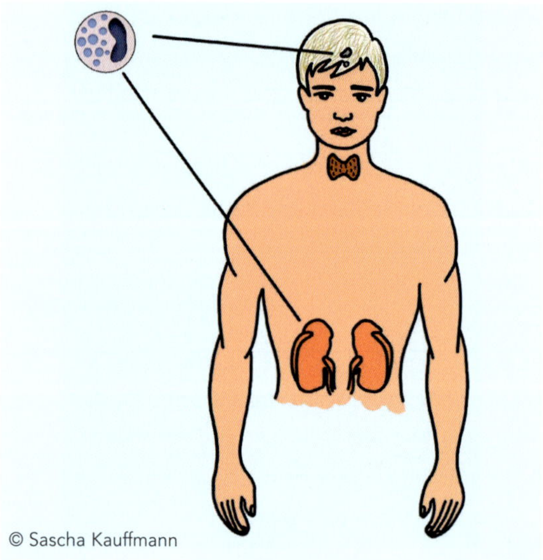

Chronischer Stress hat Einfluss auf Mastzellen und Nebennieren.

halten sich wie kleine Seismographen. Wenn der Körper unter Stress gerät, triggern Neuropeptide (Nerven-Eiweißstoffe) die Ausschüttung von Histamin. Histamin und weitere Mediatoren wirken über die Hypothalamus-Hypophysen-Nebennieren-Achse und stimulieren somit die Cortisolausschüttung an den Nebennieren.

Dies ist ein Teil unseres Überlebensmechanismus, der sich in vielen Jahren der Evolution gebildet hat. Stress, auch Psychostress, setzt in unseren Organismus immer wieder unsere angeborene »Fight-or-Flight-Response« in Gang. Der gesamte Körper geht in Abwehr und bereitet sich auf Kampf oder Flucht vor. Der Ablaufmechanismus ist dabei immer der gleiche, egal ob ein Säbelzahntiger oder der ätzende Vorgesetzte vor einem steht. Stress hat immer(!) eine Wirkung auf den Körper, der messbar ist:

- die Gefäße verengen sich
- der Blutdruck steigt
- der Puls steigt
- der Blutzuckerspiegel steigt

Dauerstress macht uns krank oder verschlimmert eine bestehende Erkrankung. Viele Patienten berichten auch, dass sich unter Stress die Symptome deutlich verschlechtern.

Cortisol im Speichel (Probe 1)	**18,90**	ng/ml	4 - 12
Cortisol im Speichel (Probe 2)	**6,30**	ng/ml	1,5 - 5,0
Cortisol im Speichel (Probe 3)	**2,20**	ng/ml	0,4 - 1,5

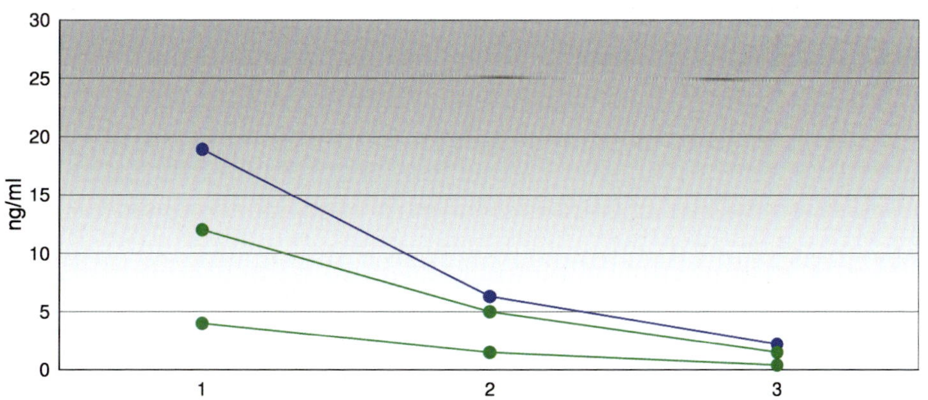

Dieser Befund zeigt eine deutlich erhöhte Cortisolausscheidung der Nebennierenrinde über den gesamten Tagesverlauf. Die Symptome der Patienten waren Angst, starke innere Unruhe, erhöhter Blutdruck und massive Schlafstörungen. Mit freundlicher Genehmigung: Labor Biovis Diagnostik MVZ GmbH

»Wieso bin ich nicht so stabil und belastbar wie meine Kollegen, Freunde oder Nachbarn? Die meisten haben doch auch viel Stress und stecken alles so offensichtlich spielend leicht weg – ich hingegen bin oft von Kleinigkeiten überfordert.«

Dies oder Ähnliches hören wir oft von unseren Patienten, die schon längere Zeit symptomfrei sind in Bezug auf die Mastzellenerkrankung und sich in der Phase des »Aufpassens« befinden. Die Angst vor einem neuen Schub ist oft sehr groß. Eigentlich sind die Patienten doch jetzt gesund …, aber eines bleibt sehr häufig: eine subjektiv empfundene geringe Belastbarkeit. Diese subjektiv empfundene geringe Belastbarkeit ist vor allem sehr ausgeprägt bei Menschen mit Hochsensibilität (HSP). Der Begriff geht auf die amerikanische Psychologin Elaine Aron zurück. Sie erforscht seit vielen Jahren dieses Phänomen und hat dies zumindest in den USA zu einer wissenschaftlich akzeptierten Arbeit gemacht. Hier in Europa wird dieses Thema leider noch oft nicht genügend beachtet.

Menschen mit HSP, also Hochsensible, nehmen ihre Umwelt oft ungefiltert wahr. Alle Sinneswahrnehmungen werden bei ihnen vom Nervensystem registriert und auch intensiver verarbeitet als bei Menschen ohne HSP. Ein Reiz folgt auf den nächsten, ohne dass der vorherige bereits richtig bearbeitet war. Noch nie waren unsere Sinnesorgane und unser Nervensystem so intensiv mit der Verarbeitung von Reizen beschäftig wie heutzutage. Wir sind 24/7 erreichbar, checken nebenbei 100.000 E-Mails, und das oft weit in den Feierabend hinein. Das kann kein Mensch – schon gar keiner mit HSP – durchhalten. Irgendwann wird alles zu viel: Geräusche, Licht, Informationen …

Der Hilferuf des Körpers äußert sich durch ein überproportionales Bedürfnis nach Ruhe. Der Körper versucht durch die Alarmsignale »Erschöpfung« und »Kraftlosigkeit« eine weitere Reizüberflutung zu vermeiden.

Nach unserer Beobachtung können wir sagen, dass Menschen mit hochsensiblen Nervenzellen auch überdurchschnittlich häufig hochsensible Mastzellen besitzen. Eine Überlastung mit Reizen, wie zum Beispiel plötzliche große Hitze, Kälte oder Lärm, kann so zu einer Histaminausschüttung und zu entsprechenden Symptomen führen. Daher ist es wichtig, seine eigenen Trigger zu kennen. Wir empfehlen unseren Patienten, einige Zeit ein »Trigger-Tagebuch« zu führen, um besser erkennen zu können, welche Reize zu einer Symptomatik geführt haben.

Wichtig ist, sich auch dann bewusst den Triggern zu entziehen – auch wenn das möglicherweise einen Berufswechsel bedeutet, wie bei unserer Patientin Alina, 42 Jahre: Sie kam wegen chronischer Urtikaria, chronischer Erschöpfung, Hashimoto Thyreoiditis und ständiger Herzrasenattacken in die Sprechstunde. Als Lebensmittelchemikerin arbeitete sie viele Stunden des Tages in einem Kühlhaus, was ihr ohnehin zu schaffen machte.

Als Alleinerziehende von zwei Kindern in der Pubertät war sie zudem sehr belastet. Kurz nach ihrem 40. Lebensjahr kamen die ersten gesundheitlichen Beschwerden mit spontanen Urtikaria-Schüben, die sie sehr belasteten. Mit Antihistaminika und Cortison verschwanden die Beschwerden auch immer nach einiger Zeit. Im Leben von Alina gab es so viele Trigger, die ihre Krankheit am Leben hielten, dass zunächst ein Jobwechsel nötig war, um vor allem die ständige Kältebelastung zu reduzieren. Nach und nach konnten wir Alina stabilisieren, sodass die Urtikaria-Schübe immer seltener auftraten.

Kryptopyrrolurie und Hämopyrrollaktamurie

»Es wäre besser, wenn die Leute, anstatt beim Essen noch einmal mit Pfeffer und Salz zu würzen, Vitamin B6 und Zink dazu nehmen würden.«

– Dr. Carl Pfeiffer –

Pyrrolurien sind – trotz ihres ungewöhnlichen Namens – recht weit verbreitete Stoffwechselstörungen. Man schätzt, dass ungefähr 10 Prozent der Bevölkerung weltweit betroffen sind. Das Verhältnis von Frauen zu Männern beträgt in etwa 9:1. Am häufigsten kommen die Formen »Kryptopyrrolurie« (KPU) und »Hämopyrrolaktamurie« (HPU) vor. Beide unterscheiden sich nur unwesentlich voneinander. Pyrrolurien können vererbt werden, aber auch durch toxische Belastungen oder Unfälle erworben sein. Entdeckt wurden sie eher zufällig in den 1950er Jahren in einer psychiatrischen Klinik in den USA. Bei einigen Patienten stellte man eine bislang unbekannte chemische Substanz im Urin fest. Diese wies nach Zugabe von Ehrlich-Reagenz eine malvenartige (lila) Färbung auf. Ärzte nannten dieses Phänomen daher zunächst »Mauve Factor Disease« oder »Malvaria«. Im Jahr 1969 konnte der Chemiker Donald Irvine die chemische Struktur dieses »Malvenfaktors« klären. Es handelte sich um 2,4-Dimethyl-3-Äthylpyrrol, eine Pyrrolverbindung, die Vitamin B6, Zink und Mangan und teilweise auch das wichtige Spurenelement Chrom binden und so über den Urin ausleiten kann. Die langfristige Folge ist ein Mangel an einem oder mehreren dieser Vitalstoffe.

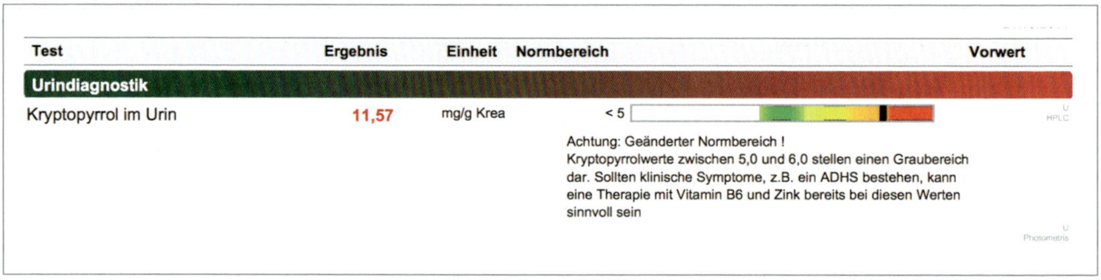

Test	Ergebnis	Einheit	Normbereich	Vorwert
Urindiagnostik				
Kryptopyrrol im Urin	11,57	mg/g Krea	< 5	U HPLC

Achtung: Geänderter Normbereich ! Kryptopyrrolwerte zwischen 5,0 und 6,0 stellen einen Graubereich dar. Sollten klinische Symptome, z.B. ein ADHS bestehen, kann eine Therapie mit Vitamin B6 und Zink bereits bei diesen Werten sinnvoll sein

U Photometrie

Der Nachweis einer erhöhten Pyrrolausscheidung ist ein häufiger Befund bei Mastzellaktivierungserkrankungen. Mit freundlicher Genehmigung: Labor Biovis' Diagnostik MVZ GmbH

INTERESSANT ZU WISSEN

Häm und Pyrrole

Häm-Moleküle werden in unseren Mitochondrien gebildet und sind wichtige Bestandteile vieler Moleküle, zum Beispiel des Hämoglobins, des Myoglobins oder der Thyreoperoxidasen. Werden Häme abgebaut, entstehen als Abbauprodukte Pyrrole, die dann über den Stuhl ausgeschieden werden. Bei einer Pyrrolstörung haben die Häm-Moleküle eine etwas andere Struktur. Aus diesem Grunde werden große Teile der Pyrrole über die Nieren eliminiert. Über diesen Weg gehen Pyrrole in Bindung mit Zink, Vitamin B6 und Mangan, teilweise auch mit Chrom, und werden über den Urin ausgeschieden.

Ein Mangel an diesen essenziellen Nährstoffen hat langfristig Auswirkungen auf viele Stoffwechselprozesse, wie zum Beispiel auf:

- die Fruchtbarkeit
- die Entgiftung
- die Methylierung
- die Bildung von Serotonin und Dopamin
- die Bildung von DHEA in der Nebenniere

- den Knochen- und Knochenstoffwechsel
- das Immunsystem
- das Bindegewebe, die Haut und Schleimhaut
- die Eiweißverdauung (durch Wirkverlust der Verdauungsenzyme)

Und letztendlich hat dieser beschriebene Mangel Auswirkungen auf die Histamin-Balance. Denn die Diaminoxidase benötigt neben Kupfer vor allem Vitamin B6 und Zink, um Histamin im Darm oder in der Gebärmutter abzubauen. Eine unzureichende Versorgung an diesen Hilfsstoffen kann zu Folgendem führen:

- DAO-Mangel
- Einschränkung der DAO-Aktivität
- Untermethylierung (SAMe-Mangel) durch Mangan- und Vitamin-B6-Mangel
- Destabilisierung der Mastzellen durch Zinkmangel

INTERESSANT ZU WISSEN

Die Pyridoxin – P-5-P-Kontroverse

Vitamin B6 ist ein Sammelbegriff für verschiedene Verbindungen. Die aktive Form, die im Zellstoffwechsel benötigt wird, heißt Pyridoxal-5-Phosphat (P-5-P). Daneben gibt es die Vorstufen Pyridoxin und Pyridoxamin, die in der Leber in P-5-P umgewandelt werden.

Unter den Pyrrolurie-Therapeuten gibt es seit Jahren einen wissenschaftlichen Streit, welches die beste Vitamin-B6-Form in der Therapie ist. Bis vor wenigen Jahren wurde nur mit Pyridoxin therapiert, weil es nichts anderes gab. Seit einigen Jahren ist nun auch die (kostenintensivere) aktive Form als Nahrungsergänzungsmittel erhältlich. Hier gilt es auszuprobieren. Nach unseren Erfahrungen können die meisten Menschen recht problemlos Pyridoxin in der Leber aktivieren und benötigen nicht die aktive Form P-5-P. Neben dem höheren Preis ist aus unserer Sicht auch die etwas schlechtere Verträglichkeit von P-5-P ein Problem.

Es ist daher nicht verwunderlich, dass so viele Menschen mit Pyrrolstörungen auch gleichzeitig an Histaminosen, insbesondere an chronischen Mastzellaktivierungen, leiden. Am gravierendsten scheint uns der chronische Zinkmangel zu sein, der die Mastzellen destabilisiert. Wie beschrieben, verhindert Zink, dass Histamin sich aus der Umklammerung mit Heparin befreien kann.

Zinkmangel destabilisiert die Mastzellen

Es ist immer wieder erstaunlich, wie viele Histaminsymptome sich innerhalb weniger Wochen bessern, wenn diese Mängel ausgeglichen sind. Nach unserer Erfahrung ist eine Histaminose in vielen Fällen eine direkte Folgeerkrankung bei KPU und HPU. Daher empfehlen wir grundsätzlich zur Abklärung einen Urintest auf diese Stoffwechselstörungen. Viele unserer Patienten nehmen bereits Zink ein, wenn sie das erste Mal in unsere Sprechstunde kommen, oft auch in recht hohen Dosen. Allerdings reicht bei Mastzellerkrankungen dies oft nicht aus, und der Zinkspiegel steigt nicht adäquat an. Es bedarf einer konsequenten Zinktherapie, um auch die Mastzellen dauerhaft wieder zu stabilisieren.

LABORDIAGNOSTIK

Measure is treasure! – Oder wie ein bekannter deutscher Arzt sagt: »Nicht raten, messen!«

Wir haben heutzutage die Möglichkeit, Prozesse in unserem Körper genau unter die Lupe zu nehmen. Hier hilft uns die Labordiagnostik der funktionellen Medizin sehr weiter. In den letzten zehn Jahren hat sich gerade für die Histamindiagnostik in diesem Bereich sehr viel getan. Das große Problem ist und bleibt der immense Kostenaufwand, da die meisten wirklich sinnvollen Laborwerte von der gesetzlichen Krankenversicherung leider nicht übernommen werden. Das ist nicht nur bei Histaminosen so, sondern bei vielen chronischen Leiden. Auch die privaten Krankenversicherungen und Beihilfestellen lassen ihre Kunden hier oft im Regen stehen und fordern von uns Therapeuten teilweise seitenlange Gutachten, warum der eine oder andere Laborwert von uns beauftragt wurde.

Dennoch: Ohne Labor geht es nicht. Bei komplexen Störungen ist es die einzige verlässliche Möglichkeit, den roten Faden zu finden. Je tiefer und breiter wir uns das »Innenleben« des Patienten anschauen, desto schneller lässt sich eine individuelle und effektive Lösung finden. In der Praxis benötigen wir schnell Antworten auf Fragen wie zum Beispiel:

- Sind die Beschwerden »nur« allergisch bedingt?
- Liegt die Ursache auch mit im Darm, obwohl keine Symptome vorhanden sind?
- Sind die Enzyme DAO und HNMT intakt oder gerade überfordert?
- Sind die Mastzellen chronisch hyperaktiv?
- Sind die Mastzellen sogar vermehrt vorhanden?
- Liegt das Problem vielleicht gar nicht (allein) im Histaminstoffwechsel, sondern gibt es (zusätzlich) Salicylat- oder Tyraminunverträglichkeiten, die ähnliche Symptome erzeugen können?

Wir haben im Folgenden die Basis-Diagnostik zusammengestellt. Diese dient der ersten Orientierung und Kategorisierung. Vorab noch ein sehr wichtiger Hinweis: Histamin und auch die DAO sind sehr sensible Parameter. Oft scheitert das Erkennen einer Störung an der Präanalytik. Für eine optimale Diagnostik ist es wichtig, dass Blut-, Speichel- und Urinproben *spätestens nach 24 Stunden im Labor* sind und dort direkt verarbeitet werden. Dafür ist es notwendig, dass die Proben nicht per Post, sondern mit dem Fahrdienst transportiert werden und nicht am Freitagnachmittag im Labor landen. Die Proben, die speziell auf Histamin und bestimmte Mastzellenmediatoren untersucht werden sollen, müssen zudem gekühlt transportiert werden. Auch ist es unerlässlich, dass Serumproben nach der Blutabnahme noch in der Praxis zentrifugiert werden. Die Labore, die wir im Anhang gelistet haben, bieten einen entsprechenden kostenlosen Transportdienst und auch eine Beratungs-Hotline an.

Geld sparen durch Stufendiagnostik

Um die Laborkosten gering zu halten, empfehlen wir eine Stufendiagnostik. Es bietet sich an, zunächst Parameter zu untersuchen, die den Verdacht auf eine Histaminose bestätigen oder widerlegen können. Erst wenn der Verdacht bestätigt wurde, sollte eine umfassende Folgediagnostik durchgeführt werden.

Allerdings ist wichtig zu beachten, dass systemische Mastzellerkrankungen häufig schubförmig verlaufen, sodass eine Untersuchung in der schubfreien Zeit wenig Sinn macht. Außerdem sollte beachtet werden, dass Patienten, die bereits Mastzellstabilisatoren oder Cortison einnehmen, oft keine (sehr) auffälligen Histaminwerte haben. Folgende Parameter eignen sich als Eingangsdiagnostik:

- Histamin im Heparinblut
- Histamin im zweiten Morgenurin oder im 24-Stunden-Sammelurin
- Methyl-Histamin im zweiten Morgenurin oder im 24-Stunden-Sammelurin

Diese drei Werte zusammen ergeben bereits ein ganz gutes Bild. Denn sie liefern Aussagen von zwei unterschiedlichen Tagen und nicht nur von einer Momentaufnahme in der Praxis. Der beliebte Fehler, die Diaminoxidase (DAO) als ersten (und oft einzigen) Parameter zu bestimmen, führt fast immer in die falsche Richtung. Das ist ungefähr so, als würde man das Ausmaß eines Waldbrands nicht über die Flächenausdehnung des Feuers einschätzen, sondern nur die Anzahl der Löschfahrzeuge.

Die Bestimmung der DAO eignet sich nicht als Eingangsdiagnostik, sondern nur als Folgediagnostik.

Falls einer der Histamin-Marker auffällig ist, sollte eine umfassende Folgediagnostik durchgeführt werden. Ist dies nicht der Fall, empfehlen wir in jedem Fall, die Messungen zu wiederholen, wenn der Patient auf Antihistaminika anspricht.

Welche Aussagen erhalte ich durch die Messungen?
Ein erhöhter *Histaminspiegel im Blut* kann zum Beispiel bedeuten:

- Es wurde deutlich mehr Histamin über die Nahrung zugeführt, als die DAO im Darm abbauen kann.
- Es besteht eine systemische Mastzellenerkrankung.
- Es besteht eine Sofort- oder Spätallergie.
- Es besteht eine chronische Entzündung.

Und gleichzeitig sind DAO und/oder HNMT überfordert.

Ein erhöhter *Methyl-Histamin-Spiegel im Urin* kann zum Beispiel bedeuten:

- Es wird vermehrt Mastzellen- oder Gehirn-Histamin abgebaut.
- Es besteht eine systemische Mastzellenerkrankung.
- Es wird vermehrt Nahrungsmittel-Histamin abgebaut, aber die DAO schafft es nicht alleine, der Rest wird von der Leber über HNMT zu Methyl-Histamin abgebaut.

Ein erhöhter *Histaminspiegel im Urin* kann zum Beispiel bedeuten:

- Es wurde deutlich mehr Histamin über die Nahrung zugeführt, als die DAO im Darm *und* die DAO in den Nieren abbauen können.
- Im Darm wird vermehrt Histamin aus Bakterien oder Mastzellen freigesetzt, das ins Blut gelangt und direkt über die Nieren ausgeschieden wird.
- Es besteht eine Sofort- oder Spätallergie, die in den Mastzellen die Freisetzung von Histamin triggert.
- Es besteht eine systemische Mastzellenerkrankung.
- Es gibt eine massive Fehlbesiedlung mit Histaminbildnern im Darm.

Histamin (Urin)	36,1	µg/g Kreatinin	< 32,0

Bitte beachten Sie den geänderten Referenzbereich. Aufgrund der Methodenoptimierung sind die Vorwerte nicht mit den aktuellen Referenzbereichen zu vergleichen.

DAO-Aktivität:

Imidazolessigsäure (Urin)	1472	µg/g Kreatinin	440 - 3240
Ratio Imidazolessigsäure/Histamin	40,8	Ratio	> 30,0

HNMT-Aktivität:

N-Methylhistamin (Urin)	455,8	µg/g Kreatinin	108,0 - 299,0
N-Methylimidazolessigsäure (Urin)	4434	µg/g Kreatinin	1570 - 5080
Ratio N-Methylhistamin/Histamin	12,6	Ratio	> 6,0

Quelle: Jarisch, R.: Histaminintoleranz - Histamin und Seekrankheit; 3. Auflage 2013, Thieme Verlag Stuttgart

Typischer Befund bei Mastzellaktivierung: erhöhtes Methyl-Histamin bei einem siebenjährigen Jungen mit Schlafstörungen. Mit freundlicher Genehmigung der GANZIMMUN Diagnostics AG Mainz

Die korrekte Bestimmung von DAO und HNMT

Da wir uns über das Ausmaß des Histamin-Waldbrands ein genaues Bild gemacht haben, können wir nun auch schauen, ob die zur Verfügung stehenden Löschfahrzeuge und -hubschrauber reichen, um die Situation unter Kontrolle zu bekommen. Dazu führen wir zunächst die Messung der DAO durch:

- DAO im Stuhl und Histamin im Stuhl
- DAO im Serumblut (Aktivitätsmessung)

Die DAO-Aktivitäten von Darm und Blut sind direkt bestimmbar.

Achtung, das Serum muss zentrifugiert werden!
Es ist wichtig, dass wir nicht nur absolute DAO-Mengen messen, sondern direkt die Aktivität. Um im Bild zu bleiben: Es reicht nicht, viele alte, verrostete Löschfahrzeuge zu haben, die sich kaum bewegen lassen, sondern wir brauchen optimalerweise viele aktive, gut arbeitende Löschfahrzeuge (= DAO-Enzyme).

Warum sollte die DAO im Blut *und* im Darm gemessen werden? Die DAO-Messung im Blut gibt uns keine ausreichenden Hinweise auf die DAO-Menge und -aktivität im Darm. Dort ist sie jedoch hauptsächlich ansässig und gelangt in der Regel nur bei Schäden der Darmschleimhaut vermehrt ins Blut.

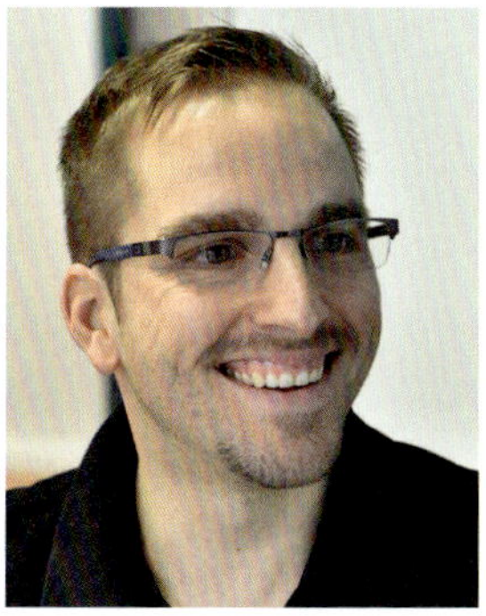

Interview mit dem Laborarzt Dr. Eduard Rosler

Die DAO vor allem im Darm messen

Laborarzt Dr. Eduard Rosler hat sich auf die Diagnostik von Histaminosen im Darm spezialisiert. Wir haben uns mit ihm unterhalten.

Herr Dr. Rosler, Ihr Labor ist das einzige in Deutschland, das nicht nur eine DAO-Messung im Blut anbietet, sondern auch die kombinierte Messung von Histamin im Stuhl und der DAO im Stuhl. Warum ist der DAO-Wert aus der Stuhlprobe ein wichtiger Parameter?

Dr. Eduard Rosler: Die DAO wird vor allem in den Dünndarmzellen gebildet und von dort in das Darmlumen abgegeben. Das heißt, der Darm ist der Haupt-»Arbeitsplatz« für die DAO. Ihre Aufgabe ist es, Histamin und andere biogene Amine, die durch die Nahrung zugeführt werden, abzubauen, bevor diese in den Blutkreislauf gelangen. Die DAO im Blut ist quasi die zweite Abwehr. Die primäre ist die DAO im Darm selbst. Daher macht es auch Sinn, diese dort zu untersuchen. Wir führen diese Untersuchung seit über 10 Jahren durch und bekommen von Patienten und Therapeuten überwiegend positive Rückmeldungen. Insbesondere die gleichzeitige Betrachtung mit dem Histamingehalt im Stuhl lässt auch einen Rückschluss auf eine mögliche Histaminose im Darm zu. Besonders wichtig sind hier auch Erhöhungen der DAO. Bei gleichzeitig erhöhtem Histamingehalt kann dies für eine verminderte Aktivität und kompensatorische Hochregulation der Enzymmenge sprechen. Dies finden wir häufig bei Nahrungsmittelallergien.

Nach Ihrer Einschätzung: Sind die meisten DAO-Mängel im Darm eher erworben oder genetisch bedingt?

Dr. Eduard Rosler: Definitiv erworben. Genetisch bedingte Histamin-Intoleranzen sind im Vergleich nahezu schon eine Rarität.

Korreliert die DAO im Darm mit der DAO im Blut?

Dr. Eduard Rosler: Bei genetischen Mängeln ja, aber bei erworbenen sehr selten. Wie schon oben erwähnt, finden wir deutlich häufiger erhöhte Werte. Im Blut gibt es keine oberen Referenzbereiche, da hier nur nach dem Mangel und der echten Histamin-Intoleranz gesucht wird. Im Stuhl können wir aber auch erhöhte Werte feststellen.

Nahrungsmittel-Unverträglichkeit

Histamin	993	(--)	ng/g	<959	+
DAO	<30	(--)	U/g	31-149	-

Der Nachweis der Diaminoxidase-Aktivität und von Histamin im Darm. Mit freundlicher Genehmigung des Labors Dr. Rosler, Wildflecken

Histamin	5611	(--)	ng/g	<959	+
DAO	644	(--)	U/g	31-149	+
Serotonin	894	(--)	ng/g	500-1500	

Schleimhaut-Entzündung

Calprotectin	63	(--)	µg/g	<50	+
CRP	58	(--)	ng/ml	<56	+
alpha-1-Antitrypsin	461	(--)	µg/g	<400	+
Zonulin	87	(--)	ng/ml	<61	+

Die Histamin-Abbaukapazität ist ein hilfreicher Parameter zur Erfassung einer Mastzellaktivierung. Mit freundlicher Genehmigung des Labors Dr. Rosler, Wildflecken

Die HNMT sitzt innerhalb der Zellen und kann nur indirekt bestimmt werden. Hierfür gibt es den Test auf die totale Histamin-Abbaukapazität. Dabei wird im Labor der Blutprobe des Patienten eine definierte Menge an Histamin zugefügt und man beobachtet, ob und wie schnell das Histamin von DAO und HNMT zusammen eliminiert wird. Eine reduzierte Histaminabbaukapazität im Serum bei guten DAO-Werten lässt auf eine verminderte HNMT-Aktivität schließen.

Allergie- und Unverträglichkeitsdiagnostik

Histamin-Abbaukapazität

Totale Histamin-Abbaukapazität	11,95	%	> 40

< 25 % geringe bis keine Histamin Abbaukapazität
25 % - 40 % eingeschränkte Histamin Abbaukapazität
> 40 % ausreichende Histamin Abbaukapazität

Histaminunverträglichkeit

DAO	4,9	U/ml	> 10

< 10 U/ml HIT (Histaminintoleranz) anzunehmen
10 - 15 U/ml Graubereich
> 15 U/ml HIT wenig wahrscheinlich

Die totale Histamin-Abbaukapazität ist ein neuer Laborparameter zur Beurteilung einer Histaminose. Mit freundlicher Genehmigung: Labor Biovis Diagnostik MVZ GmbH

Eine weitere Möglichkeit, die Aktivität der HNMT zu überprüfen, besteht in der Messung des Abbauproduktes N-Methyl-Histamin. Ein weiterer interessanter Test ist die Bestimmung des Verhältnisses von Histamin bzw. Methyl-Histamin zu seinen Abbauprodukten Imidazol-Essigsäure bzw. N-Methyl-Histamin. Eine verminderte Ratio lässt auf eine verminderte Aktivität der DAO bzw. der HNMT schließen.

Bei der Patientin N. T. hat sich ein hoher Histaminspiegel durch eine chronische systemische Candida albicans Infektion ergeben. Sie litt sehr unter Schwindel, Konzentrationsschwäche und massiver Erschöpfung.

Histamin (Urin)	78,3	µg/g Kreatinin	< 32,0
Die Messwerte von Histamin und Methylhistamin in Urin wurden kontrolliert.			Bitte beachten Sie den geänderten Referenzbereich. Aufgrund der Methodenoptimierung sind die Vorwerte nicht mit den aktuellen Referenzbereichen zu vergleichen.
DAO-Aktivität:			
Imidazolessigsäure (Urin)	2340	µg/g Kreatinin	440 - 3240
Ratio Imidazolessigsäure/Histamin	29,9	Ratio	> 30,0
HNMT-Aktivität:			
N-Methylhistamin (Urin)	194,6	µg/g Kreatinin	108,0 - 299,0
N-Methylimidazolessigsäure (Urin)	2260	µg/g Kreatinin	1570 - 5080
Ratio N-Methylhistamin/Histamin	2,5	Ratio	> 6,0

Quelle: Jarisch, R.: Histaminintoleranz - Histamin und Seekrankheit; 3. Auflage 2013, Thieme Verlag Stuttgart

Histamin und seine Abbauprodukte. Mit freundlicher Genehmigung: Labor GANZ IMMUN Diagnostics AG

Im Fall von Frau N. T. liegt zwar eine hohe Histaminbelastung vor, allerdings arbeiten die DAO und die HNMT ausreichend. Hier bringt eine Unterstützung mit Cofaktoren derzeit keine Verbesserung der Situation. Langfristig kann es aber in einem solchen Fall zu einer Überlastung und einem Rückgang der Enzymaktiväten kommen, da sich die Cofaktoren erschöpfen können. Daher ist es sinnvoll, diese direkt mit zu untersuchen. Die Cofaktoren sind folgende:

- SAMe im EDTA-Blut
- Zink im Heparinblut
- Kupfer im Heparinblut
- *Aktives* Vitamin B6 im EDTA-Blut oder besser: Cystathionin im Urin (B6-Spiegel im Serum sind ungeeignet)
- Mangan im Heparinblut
- Magnesium im Heparinblut

Liegt zusätzlich eine Allergie vor?

Da der Mensch sprichwörtlich »Läuse und Flöhe« haben kann, also zwei ganz verschiedene Übel gleichzeitig, sollte auch immer der mögliche allergische Anteil einer Histamin-Erkrankung mit untersucht werden. Auch dieser muss natürlich entsprechend behandelt werden. Interessanterweise verschwinden viele der klassischen allergischen Symptome mit der allgemeinen Regulation des Histaminhaushalts: Da kommt das Frühjahr, und die allergische Bindehautentzündung sowie der lästige Pollenschnupfen bleiben aus. Zur Abklärung einer eventuellen Allergie ist dies angezeigt:

- Differentialblutbild
- IgE im Serum
- ECP im Serum (zentrifugiert)
- RAST-Test (spezifische IgE, zum Beispiel gegen Nahrungsmittel oder Gräser)
- Prick-Test (Hautarzt)

Unverzichtbar: Gründliche Mastzellendiagnostik

Bei Symptomen, die mehr als zwei Organsysteme betreffen und die in ihrer Intensität stark schwanken sowie anfallsartig auftreten, sollte zusätzlich immer auch an eine systemische Mastzellenerkrankung, zum Beispiel MCAS oder Mastozytose, gedacht werden. Dann macht es Sinn, direkt auch die folgenden Marker zu bestimmen:

- Tryptase im Serum (gekühlt)
- Leukotriene im 24-Stunden-Sammelurin (gekühlt)
- Chromogranin A im Serum (gefroren)
- Serotonin im Serum
- ECP im Serum

An dieser Stelle möchten wir noch einmal darauf hinweisen, dass beim systemischen Mastzellaktivierungssyndrom (MCAS) häufig keiner der oben genannten Marker im Blut auffällig ist, dafür aber die *Histaminmarker* deutlich erhöht sind. Ein dauerhafter starker Anstieg der Tryptase im Serum (Werte deutlich über 20 ng/l und tendenziell steigend) legt den Verdacht einer Mastozytose nahe. Hier sollte umgehend eine weitere diagnostische Abklärung bei einem Facharzt bzw. in einem Mastozytose-Zentrum erfolgen.

DIE WICHTIGSTEN MEDIKAMENTE BEI HISTAMINOSEN

Im letzten Sommer haben wir am eigenen Leib erfahren müssen, dass Histamin innerhalb von wenigen Minuten einen lebensgefährlichen Zustand mitverursachen kann: Sascha wurde von einer Wespe seitlich in die Zunge gestochen. Er entwickelte innerhalb von ein paar Minuten eine so schwere anaphylaktische Reaktion mit beginnendem Kreislaufversagen, dass ein Schock drohte. Zum Glück war in unmittelbarer Nähe eine Klinik, und er bekam dort von den Ärzten sofort Antihistaminika und Cortison verabreicht. Diese Medikamente haben ihm wahrscheinlich das Leben gerettet.

Noch vor wenigen Jahrzehnten hätte Sascha diese Situation vermutlich nicht überlebt. Denn erst in den 1940er Jahren kamen systemisch wirkende Antihistaminika und Cortison auf den Markt. Beide gehören inzwischen seit Jahrzehnten mit zu den umsatzstärksten Arzneimittelgruppen. Tendenz steigend. Antihistaminika werden immer dann eingesetzt, wenn Histamin für Probleme sorgt oder dies zumindest vermutet wird, also unter anderem bei:

- Urtikaria
- Juckreiz
- Anaphylaxie
- Heuschnupfen
- allergischem Asthma
- histaminbedingtem Asthma bronchiale
- allergischer Bindehautentzündung
- Übelkeit und Erbrechen
- Sodbrennen
- Magen- und Dünndarmgeschwüren
- Speiseröhrenentzündung
- Schwindelattacken (Morbus Menière)
- Narkolepsie (Schlafkrankheit)

Wir möchten im Folgenden einen Überblick über die verschiedenen Formen der gebräuchlichen Antihistaminika geben.

Antihistaminika

Die Wirkung der Antihistaminika lässt sich leicht erklären: Sie besetzen die Bindungsstelle für Histamin am jeweiligen Histamin-Rezeptor der Zelle. Wenn diese nicht mehr frei ist, kann Histamin nicht andocken und seine Wirkung nicht entfalten. Man nennt diese Medikamente entsprechend den Histamin-Rezeptoren H1-, H2- H3- bzw. H4-Blocker.

H1-Blocker: Der Klassiker

Schauen wir uns die H1-Blocker etwas genauer an. Diese werden dir vom Namen her vielleicht bekannt vorkommen, zum Beispiel:

- *Clemastin* (zum Beispiel Tavegil®). Es ist eines der ältesten H1-Blocker. Für seine Forschungen, die zur Entwicklung dieses Medikaments führten, erhielt der Schweizer Pharmakologe Daniel Bovet im Jahr 1957 den Nobelpreis für Medizin. Ihr vornehmliches Einsatzgebiet sind die Allergien. Clemastin besetzt die H1-Rezeptoren an Haut, Lunge, Bronchien.

Die H1-Blocker der ersten Generation haben einen Nachteil: Sie machen sehr müde. H1-Rezeptoren sitzen nicht nur in den Organen, wo sich die allergischen Symptome bemerkbar machen, sondern auch im Gehirn. Das Medikament kann recht leicht die Blut-Hirn-Schranke überqueren und auch die H1-Rezeptoren im Gehirn besetzen. Wir erinnern uns: Histamin sorgt im Hirn für Wachheit!

Viele Patienten berichten, dass sie sich durch die Einnahme von H1-Blockern schläfrig und müde fühlen. Diesen Effekt macht man sich daher vor allem zunutze bei der Therapie von Schlafstörungen und Unruhezuständen. Hier sind zwei bekannte Vertreter der H1-Blocker, die gezielt auf das zentrale Nervensystem wirken:

- *Promethazin* (zum Beispiel Atosil®). Es blockiert als Neuroleptikum sowohl Dopamin als auch Histamin im Gehirn und wirkt so bei Angst- und Panikstörungen beruhigend sowie schlaffördernd.
- *Doxylamin* (zum Beispiel Hoggar Night®). Dies ist ein Wirkstoff, der ebenfalls Histamin im zentralen Nervensystem blockiert. Doxylamin ist frei verkäuflich und wirkt zuverlässig bei histaminbedingten Schlafstörungen.

Die zweite Generation der H1-Blocker wurde so entwickelt, dass die Blut-Hirn-Schranke nicht mehr so leicht überschritten werden kann, womit die Müdigkeit eine nicht mehr so belastende Nebenwirkung ist. Allgemein sind diese H1-Blocker auch besser verträglich.

H1-Blocker der zweiten Generation zur Behandlung von Allergien und Asthma bronchiale sind zum Beispiel

- *Cetirizin*
- *Loratadin* – beide sind mittlerweile rezeptfrei erhältlich
- *Ketotifen* (dieser Wirkstoff ist auch gleichzeitig ein Mastzellenstabilisator)

Mittlerweile gibt es schon eine dritte Generation der H1-Blocker. Ihre Vertreter heißen:

- Fexofenadin
- Levocetirizin
- Desloradatin
- Rupatadin

Sie sollen schneller wirken und weniger systemische Nebenwirkungen aufweisen. Dies gilt vor allem für das Fexofenadin.

H1-Blocker sind immer noch das Mittel der Wahl bei allen Allergien und Mastzellerkrankungen. Wer vor allem unter Angst, Unruhe und Schlafstörungen leidet, kann von den H1-Blockern kurzfristig sehr profitieren. Leider wirken Antihistaminika nicht selektiv, d. h. die Blockade greift an allen H1-Rezeptoren. Es gilt hier das Prinzip »entweder alle – oder keiner«. Daher ist eine langfristige Einnahme keine Lösung. Die Nebenwirkungen wie Unfruchtbarkeit, Schläfrigkeit, Kopfschmerzen, Appetitsteigerung bis hin zu Haarausfall sind im Einzelfall gravierend.

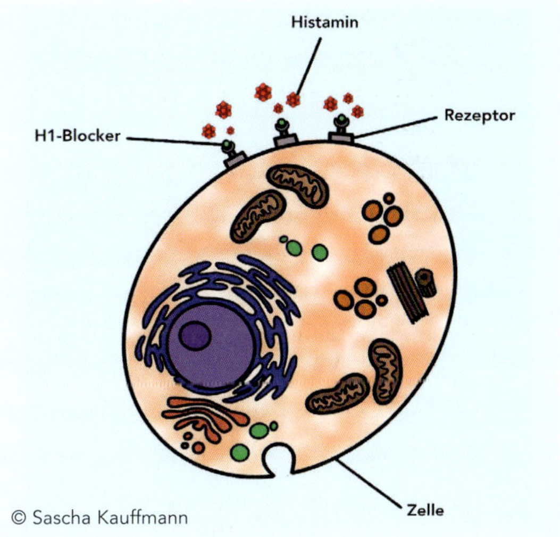

H1-Blocker sind Medikamente, die sich auf die H1-Rezeptoren von Zellen setzen.

H2-Blocker: Erste Hilfe für den Magen

Eine weitere Gruppe der Antihistaminika sind die H2-Blocker. Ihr Entdecker, der schottische Chemiker James Black, erhielt ebenfalls den Nobelpreis (1988). H2-Rezeptoren kommen vor allem in der Magenschleimhaut vor. Histamin sorgt hier für die Ausschüttung von Magensäure und Verdauungsenzymen. Sodbrennen, Speiseröhrenentzündung und Geschwüre im Magen und Dünndarm sind regelrechte Volksleiden. Seit der Anwendung der H2-Blocker wurden viele Magen-Darm-Operationen unnötig, da diese Medikamente die schädlichen Einwirkungen von zu viel Magensäure auf Magen, Speiseröhre und Dünndarm verhindern können. Die bekanntesten Vertreter der H2-Blocker:

- *Cimetidin:* Es war der erste H2-Blocker überhaupt, wird aber wegen seiner Wechselwirkungen mit anderen Arzneimitteln nur noch selten verschrieben.
- *Ranitidin* war lange Zeit sehr erfolgreich. Es ist derzeit (Stand Herbst 2020) in der EU vom Markt und unterliegt einem Überprüfungsverfahren, da es mit dem wahrscheinlich krebserregendem Nitrosodimethylamin (NDMA) verunreinigt wurde.
- Der Säureblocker *Famotidin* wurde im Frühjahr 2020 im Rahmen von Covid-19-Studien in den USA bekannt. Die Medien berichteten über Therapieerfolge, wenn man es in hohen Dosen intravenös verabreicht. Nach dem anfänglichen Hype hat man aber nichts mehr darüber gehört. Es wird wohl doch nicht zu Berühmtheit im Kampf gegen Covid-19 gelangen, ist aber weiterhin ein guter H2-Blocker.

In den 1980er Jahren kamen die Protonenpumpenhemmer (PPI) auf den Markt. Omeprazol gehört zu dieser Wirkstoffgruppe und wurde in den 1990er Jahren zum Kassenschlager. PPI wurden für dieselben Indikationen wie die H2-Blocker entwickelt, wirken aber stärker und länger. Sie wirken nicht auf den Histamin-Rezeptor, sondern auf die Protonenpumpen der Magenzellen und somit auf die Säureproduktion. Der große Nachteil der PPI ist jedoch, dass sie häufig auch mehr Nebenwirkungen (B12-Mangel, Magnesiummangel, Nierenschädigungen) haben, wenn sie längerfristig eingenommen werden müssen.

H3-Blocker: Hoffnung für neurologische Erkrankungen

H1- und H2-Blocker sind mittlerweile schon viele Jahrzehnte auf dem Markt. Medikamente, die speziell den erst 1983 entdeckten H3-Rezeptor im Gehirn blockieren, sind noch nicht lange erhältlich, denn seine genetische Struktur wurde erst im Jahr 1999 entschlüsselt. Dies sind H3-Blocker:

- *Betahistin* gegen starken Schwindel, zum Beispiel bei Morbus Menière
- *Pitalosant* gegen die Schlafkrankheit Narkolepsie

Forschungen zu den H3-Blockern konzentrieren sich auf die Entwicklung wirksamer Arzneimittel für Demenzerkrankungen, Schizophrenie und Depressionen.

H4-Blocker

Für den erst vor Kurzem entdeckten H4-Rezeptor sind verschiedene Medikamente noch in der klinischen Prüfung. Wenn sie für den pharmazeutischen Markt zugelassen sind, werden wir sicherlich noch viel davon hören, gerade in Bezug auf die Behandlung von Psoriasis und Neurodermitis. So wichtig und hilfreich Antihistaminika auch sind, wir sollten uns immer bewusst machen, dass sie nicht die Ausschüttung von Histamin aus den Mastzellen verhindern, sondern nur die Wirkung von Histamin an den Rezeptoren. D. h. setzt man sie ab, kommen die Symptome vielfach zurück. Es ist ein wenig so, als würden wir bei einem Radio die Lautstärke herunterregeln, das Programm läuft weiter, wir hören es nur nicht.

Cortison und Adrenalin

Antihistaminika wirken zuverlässig, aber teilweise erst nach 30 Minuten. Wenn bei starken allergischen Symptomen H1-Blocker die Beschwerden nicht ausreichend beheben können, müssen stärkere Waffen eingesetzt werden: Glucocorticoide, oder auch kurz *Cortison* genannt. Es handelt sich dabei um künstlich hergestellte Derivate des Nebennierenrindenhormons Cortisol, die als Saft, Zäpfchen, Tabletten oder intravenös verabreicht werden können. Cortison-Injektionen wirken innerhalb weniger Minuten.

INTERESSANT ZU WISSEN

Heroin und Histamin

Heroin ist ein Opioid, das aus der Mohnpflanze gewonnen wird. Bei den Todesfällen durch Heroin-Konsum wird oft eine an sich nicht-letale Dosis der Droge festgestellt. Der Betroffene starb in diesen Fällen nicht am Heroin direkt, sondern an den Auswirkungen der großen Mengen Histamin, das durch das Opioid aus den Mastzellen freigesetzt wurde.

Bei (drohendem) Kreislaufversagen muss der Kreislauf stabilisiert werden. Ein Adrenalin-Autoinjektor ist Bestandteil eines jeden Notfallsets. Diese Spritze kann auch durch die Kleidung in den Oberschenkelmuskel appliziert werden. Das *Adrenalin* wirkt innerhalb von 5 Minuten bei (drohendem) allergischem Schock.

Medikamente bei MCAD

Begleitend zu Antihistaminika werden häufig *Cromone* (Cromoglicinsäure) verschrieben. Sie wirken nicht im Akutstadium und sind schwächer als Antihistaminika und Cortison. Sie können gerade bei Mastzellaktivierung die Zellmembran stabilisieren und somit die Histaminausschüttung reduzieren.

Seit einigen Jahren ist mit *Omalizumab* (Xolair®) ein Antikörper gegen Immunglobulin E (Anti-IgE) erhältlich. Er wird zur Behandlung von schwerem allergischem Asthma bronchiale und auch bei MCAS mit schwerer Urtikaria und plötzlichen Anaphylaxien eingesetzt. Bei starken asthmatischen Beschwerden wird häufig begleitend zu Cortison ein *Leukotrienen-Rezeptor-Antagonist* eingesetzt, der das Andocken dieser Mastzellmediatoren an der Bronchialschleimhaut verhindern kann.

In unserer Ausbildung sagte uns einmal ein bekannter Arzt:
»Wenn du einen Verdurstenden in der Wüste findest, gib ihm Wasser. Erst später kannst du ihn fragen, warum er sich in die Wüste begeben hat.«

Dieses Bild vor Augen, prägt unsere Arbeitsweise mit Patienten. Wir haben das Privileg, in einer Zeit zu leben, in der es eine sehr entwickelte Akutmedizin gibt. Die Generation unserer Großeltern hätte davon nur träumen können. Wir sollten daher die Möglichkeiten der modernen Medizin nutzen, wenn es uns akut schlecht geht. Wenn wir stabiler sind, haben wir wieder ausreichend Kraft, um nach den wichtigsten Ursachen der Erkrankung zu suchen, denn neben der Schulmedizin gibt es noch sehr viel mehr, was jeder für sich selbst tun kann. Hier bietet die funktionelle Medizin sehr hilfreiche Unterstützung.

HILFE AUS DER FUNKTIONELLEN MEDIZIN

Auch wenn wir froh und dankbar sind, dass wir heutzutage zuverlässige Medikamente haben, die uns vor den belastenden Wirkungen extrem hoher Histaminspiegel schützen können, bringen diese zwar Linderung, aber leider keine Heilung. Der Ansatz der funktionellen Medizin hingegen versucht, eine Dysbalance im Körper auf verschiedenen Ebenen unter Betrachtung von Wechselwirkungen und Ursachen zu korrigieren. Im Falle der Histaminosen liegt der Schwerpunkt insbesondere auf der Stabilisierung

- der Funktionen von DAO und HNMT (»Weitstellung der Abflussrohre«) und
- der Mastzellen (»weniger Input«) durch Reduktion innerer und äußerer Trigger.

Das Gute ist, dass eine funktionelle Therapie einer schulmedizinischen Therapie, zum Beispiel mit Antihistaminika oder Cortison, nicht entgegensteht, sondern diese sinnvoll unterstützt. Im Folgenden stellen wir dir die besten therapeutischen Ansätze aus der funktionellen Medizin vor. Einen Großteil dieser kannst du bereits alleine umsetzen.

Wunderwaffe Vitamin C: Von Seefahrern, Schweinen und rettenden Kaugummis

Kyra erinnert sich immer noch mit Schrecken an stundenlange qualvolle Auto- und Busfahrten in ihrer Kindheit, die sie nur mit vielen Stopps und einer Plastiktüte in greifbarer Nähe überstanden hat. Bislang ging sie nur gut vorbereitet auf lange Touren, insbesondere auf Bootsausflüge. Lesen während der Autofahrt war bis vor Kurzem noch ein Problem und im Zug konnte sie nicht gegen die Fahrtrichtung sitzen. Furchtbare Übelkeitsattacken haben ihr so manchen Urlaub vergällt. Lange wusste sie nichts von dem Zusammenhang zwischen Histamin und Reiseübelkeit.

T75.3 – die Kinetose, oder umgangssprachlich »Seekrankheit« – ist kein Spleen, sondern eine eigenständige Krankheit mit einer (mittlerweile) eigenen Diagnoseziffer im

ICD-10 mit den Hauptsymptomen: Übelkeit, Brechreiz, Kopfschmerzen und Schwindel. Lange Zeit war nicht bekannt, was die Ursache ist und warum es einige Menschen trifft und andere gar nicht.

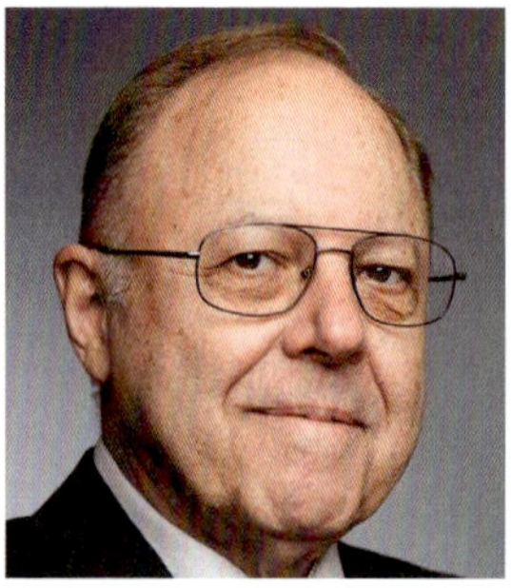

Interview mit dem Allergologen und Histaminforscher Professor Dr. Reinhart Jarisch

Was wir von Seefahrern lernen konnten

Der bekannteste europäische Histaminforscher ist Professor Dr. Jarisch. Er konnte belegen, dass Histamin der Hauptauslöser bei Seekrankheit ist. Wir haben uns mit ihm speziell über Vitamin C und Histamin unterhalten.

Herr Professor Dr. Jarisch, Sie sind Europas bekanntester Histaminforscher. Ihnen ist ein Durchbruch bei der Erforschung der Seekrankheit bzw. Reisekrankheit gelungen. Was hat dieses äußert unangenehme Krankheitsbild mit Histamin zu tun?

Prof. Dr. Reinhart Jarisch: Die Seekrankheit gibt es schon ewig, sie ist ein Tabuthema, und kaum ein Arzt hat sich bisher um diese Problematik gekümmert. Interessant ist, dass man einerseits in Tierversuchen zeigen konnte, dass Histamin der wesentliche Auslöser der Seekrankheit ist, und dass man andererseits in der Humanmedizin Antihistaminika der älteren Generation, also solche die liquorgängig sind (die die Blut-Hirn-Schranke überwinden), gegen Seekrankheit gegeben hat. Das hätte eigentlich zu dem Schluss führen müssen, dass Histamin auch beim Menschen der wichtigste Auslöser der Seekrankheit ist.

Was sind denn geeignete Maßnahmen für die Betroffenen?

Prof. Dr. Reinhart Jarisch: Für Betroffene gibt es verschieden Maßnahmen. Erstens sollte der Aufenthalt auf einem Schiff im Schnittpunkt der Längs- und Querachse an Deck stattfinden. Auch sollte man stehen und nicht sitzen, da man im Stehen die Bewegungen des Schiffes ausgleichen kann. Zweitens die Medikamente: Früher hat man wie bereits erwähnt Antihistaminika genommen, die jedoch eine lange Anlaufzeit hatten und vor allem auch zum Teil Müdigkeit hervorgerufen haben. Sie sind aus diesem Grund bei Seglern nicht unbedingt beliebt. Profisegler verwenden Scopolamin, ein Alkaloid, das aber den Nachteil hat, das Nahsehen zu stören, sodass zum Beispiel eine Kartenarbeit an Bord nicht mehr möglich ist. Durch Zufall habe ich in einem Lehrbuch über Vitamine gelesen, dass es eine inverse Relation zwischen Histamin und Vitamin C gibt. Das ist wie auf einer Kinderwippe. Ein Kind ist oben, das andere unten. Wenn also Histamin oben ist, ist Vitamin C unten und vice versa. Wenn man den Vitamin-C-Spiegel hebt, kann man Histamin senken. Histamin kann erstens durch ein Enzym, nämlich die Diaminoxidase, abgebaut werden. Dieser Mechanismus tritt zum Beispiel bei Schweinen ein, die in der Lage sind, Aas zu essen, ohne durch die Histaminbelastung Nebenwirkungen zu bekommen. Grund dafür ist, dass Schweine einen hohen Spiegel an Diaminoxidase haben und daher auch auf See nicht seekrank werden – die österreichische Kriegsmarine hat vor 100 Jahren Schweine mitgenommen, um stets Frischfleisch an Bord zu haben.

Der zweite Abbaumechanismus läuft über Vitamin C. Es kann Histamin dosisabhängig oxidativ abbauen. Wichtig ist allerdings, dass Vitamin C in der Mundschleimhaut aufgenommen wird, denn geschlucktes Vitamin C wird sehr langsam resorbiert und auch relativ rasch wieder ausgeschieden. Aufgrund dieses Ergebnisses haben wir eine Studie mit der deutschen Marine durchgeführt, in der wir zeigen konnten, dass Vitamin-C-Kautabletten gegen Seekrankheiten wirksam sind. Eine weitere zufällig gefundene Studie zeigte, dass Ondansetron, ein Mittel, das Krebspatienten mit Chemotherapie gegen Übelkeit gegeben wird, im Vergleich zu Kaugummi bezüglich der brechreizverhindernden Wirkung gleichwertig war. Das heißt mit anderen Worten, wir haben die Möglichkeit Histamin durch Vitamin C oxidativ abzubauen sowie die antiemetische (Brechreiz-vermindernde) Wirkung der Kaubewegungen an sich. Der logische Schluss: Wir müssen einen Vitamin-C-haltigen Kaugummi erzeugen, um ein Mittel gegen Seekrankheit zu haben. Dieser Kaugummi wird von einer Schweizer Firma hergestellt und nennt sich »Sea Gum«. Drei Kaugummis sollten zu Beginn auf See ausreichend sein. Sollten später wieder leichte Beschwerden auftreten, kann man bis zu zehn Kaugummis pro Tag nehmen.

Kyra hat den »Sea Gum« bei der nächsten Zugfahrt getestet und tatsächlich: Sie konnte auch gegen die Fahrtrichtung sitzen und dabei sogar lesen. – Was für eine Erleichterung! Ein hoher Vitamin-C-Spiegel ist ein effektives Mittel, um seinen Histaminspiegel auf einem gesunden Level zu halten. Vitamin-C-Mangel lässt sich im Blut feststellen, aber eigentlich kann man sich diese Untersuchung sparen, denn der Wert ändert sich ständig und ist leider auch sehr empfindlich: Bis das Blut im Labor ankommt, ist Vitamin C oft schon abgebaut.

INTERESSANT ZU WISSEN

Einfacher Vitamin-C-Test für zu Hause

Eine einfache Methode sind Urin-Teststreifen aus der Drogerie bzw. der Apotheke. Auf diesen gibt es ein Vitamin-C-Feld. Dieses Feld zeigt die Vitamin-C-Ausscheidung im Urin. Überschüssiges Vitamin C wird von den Nieren eliminiert. Wenn das Feld anschlägt, dann hat dein Körper so viel Vitamin C, dass er einen Überschuss besitzt.

Wichtig: Vitamin C kann der Körper nicht wirklich speichern, sodass ständig für Nachschub gesorgt werden muss.
Vor allem die Suche nach einem Heilmittel für die tödliche Krankheit Skorbut war der wissenschaftliche Ansporn, der schließlich vor ca. 100 Jahren zur Entdeckung der Antiscorbutsäure (kurz: Ascorbinsäure) geführt hat. Der ungarische Wissenschaftler Albert Szent-Györgi hat Vitamin C als erster in Orangensaft isoliert. Für seine Forschungen erhielt er im Jahr 1938 den Nobelpreis für Medizin. Die meisten Tiere, auch Primaten, können Vitamin C in der Leber herstellen. Der Mensch kann dies aufgrund eines Enzymdefekts nicht. Bei Stress erhöhen Tiere ihre Vitamin-C-Synthese um ein Vielfaches. Der Mensch müsste bei Stress entsprechend seine Vitamin-C-Zufuhr von außen erhöhen. Das wasserlösliche Vitamin hat viele mittlerweile gut belegte Funktionen im Körper. Es spielt u. a. auch eine entscheidende Rolle bei der Regulation des Histaminhaushalts. Studien konnten zeigen, dass Vitamin C den Histaminspiegel deutlich senken kann. Es wird vermutet, dass verschiedene Mechanismen wirken:

- Erhöhung der DAO-Aktivität
- Verhinderung von Mastzellvermehrung
- Verhinderung der Mastzellaktivierung
- Verhinderung vermehrter Produktion aus Histidin
- Abbau von Histamin durch chemische Oxidation

Die Deutsche Gesellschaft für Ernährung (DGE) empfiehlt für Frauen 95 mg und für Männer 110 mg Vitamin C pro Tag, für Raucher sogar 155 mg. Zwar verhindert man damit mit Sicherheit einen Skorbut, der bei weniger als 10 mg Vitamin C pro Tag auftritt, deutlich mehr Wirkungen kann man aber kaum erwarten, schon gar nicht einen positiven Effekt bei Histaminosen. Die Empfehlungen der DGE und die Erfahrungen vieler Therapeuten liegen da – wie bei vielen anderen Mikronährstoffen – weit auseinander.

Lassen wir doch einmal den Wissenschaftler und doppelten Nobelpreisträger Linus Pauling zu Wort kommen: *«Was Ascorbinsäure betrifft, hatte ich von Anfang an den Eindruck, dass der Ärztestand die Öffentlichkeit irregeführt hat. Wenn man keine Ascorbinsäure zu sich nimmt, bekommt man Skorbut – daraus machen die Ärzte, wenn man keinen Skorbut bekommt, ist alles in Ordnung. Das halte ich für einen großen Irrtum. … Um bei bester Gesundheit zu bleiben, brauchen wir mehr, sehr viel mehr. Ich selbst nehme etwa 1 g pro Tag ein.«*

Quelle: Linus Pauling: Vitamin C und der Schnupfen. Verlag Chemie Weinheim 1972

Vitamin-C-Infusionen reduzieren den Histaminspiegel bei Allergien und Infekten (2013)

Leitung: Alexander F. Hagel, Medizinische Klinik 1, Universitätsklinikum Erlangen, 91054 Erlangen.

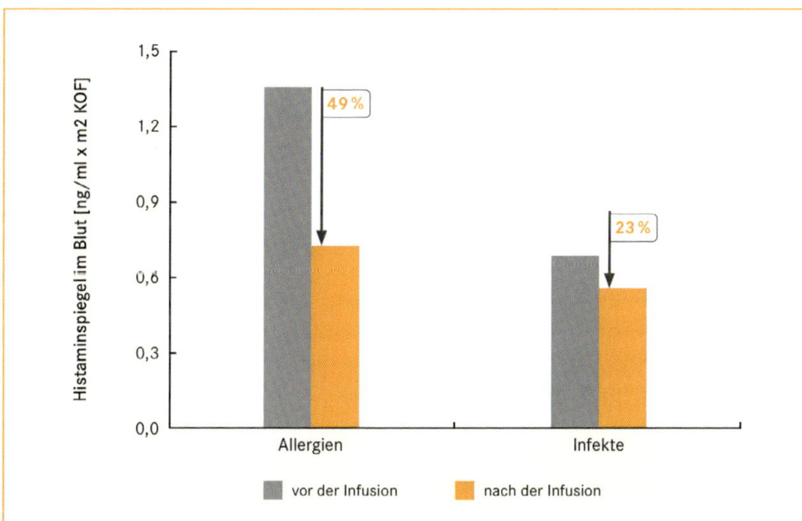

Abb. 1: Histaminblutspiegel Histaminspiegel im Serum vor und nach einmaliger Infusion mit Pascorbin® 7,5 g bei Patienten mit Allergien (n=19) und Infektionen (n=70)

Vitamin-C-Infusionen als wichtige Therapiemöglichkeit. Mit freundlicher Genehmigung der Pascoe GmbH

Wir empfehlen Jugendlichen und Erwachsenen mit Histaminosen, 1000 bis 3000 mg Vitamin C täglich einzunehmen. Je nach Stressbelastung auch mehr. Mengen über 1000 mg sollten aber, um Durchfall und Blähungen zu vermeiden, über den Tag verteilt werden, zum Beispiel als Retardpräparat, liposomal oder als Lutschtabletten. Menschen mit empfindlichen Mägen empfehlen wir die gut verträgliche Ascorbatform (Vitamin-C-Ester). Für Kinder im Grundschulalter empfehlen wir 200 mg Vitamin C täglich. Akute und chronische Histaminosen behandeln wir in der Praxis sehr häufig mit Vitamin-C-Infusionen. Hier geben wir in der Regel 7,5 bis 30 g Vitamin C und sehen in vielen Fällen eine sofortige Besserung. Dr. med. Alexander Hagel und Kollegen überprüften bei 89 Patienten mit Allergien und Infektionen, ob bereits eine einmalige Infusion mit 7,5 g Vitamin C den Histaminspiegel im Blut senken kann. Dazu bestimmten sie diesen vor und nach der Infusion.

Wichtig: Vor der Gabe von hochdosiertem Vitamin C als Infusion sollte einmalig die Verträglichkeit anhand des Blutwertes »G6PD« (Kosten ca. 6 Euro) überprüft werden. In sehr seltenen Fällen fehlt aufgrund der Genetik dieses Enzym und dann kann eine Vitamin-C-Infusion unverträglich und gegebenenfalls lebensbedrohlich sein. Diese Genvariante ist vor allem bei Menschen aus Afrika und dem Nahen Osten häufig.

Vitamin-D-Therapie: Wichtig, aber bitte richtig!

Eigentlich sollte es sich schon herumgesprochen haben: Vitamin D ist ein wirklicher Alleskönner und leider sehr oft nicht ausreichend in unserem Körper vorhanden, sodass eine tägliche Zufuhr von außen notwendig ist. Mit dem Vitamin D verhält es sich ähnlich wie mit dem Melatonin: Der Mangel hat viel mit unserer Lebensweise zu tun. Wir sind kaum mehr während des Tageslichts draußen und müssen uns in den sonnenreichen Monaten immer häufiger mit Sonnencreme »schützen«, was die Auffüllung der Vitamin-D-Speicher für den Winter verhindert.

Unsere Haut hat die fantastische Fähigkeit, aus den UVB-Strahlen der Sonne Vitamin D3 zu bauen. Wenn wir das – im Sommer außerhalb der prallen Mittagssonne sowie im Frühjahr und Herbst durch häufiges Draußen-Sein zulassen würden, wären die Nahrungsergänzungsmittel mit Vitamin D nicht in dem Maße wie heutzutage notwendig.

Wir messen bei Histaminose-Patienten sehr häufig erschreckend niedrige Vitamin-D-Spiegel im Blut, teilweise auch dann, wenn es substituiert wird. Gleichzeitig sehen wir eine deutliche Verbesserung vieler Symptome, wenn der Spiegel auf ein normales Niveau gebracht worden ist. Das Problem ist mittlerweile, dass viele Histaminose-Betroffene Vitamin D einnehmen, es teilweise auch verordnet bekommen, aber aufgrund falscher Verabreichung und Dosierung kaum eine Wirkung erzielen.

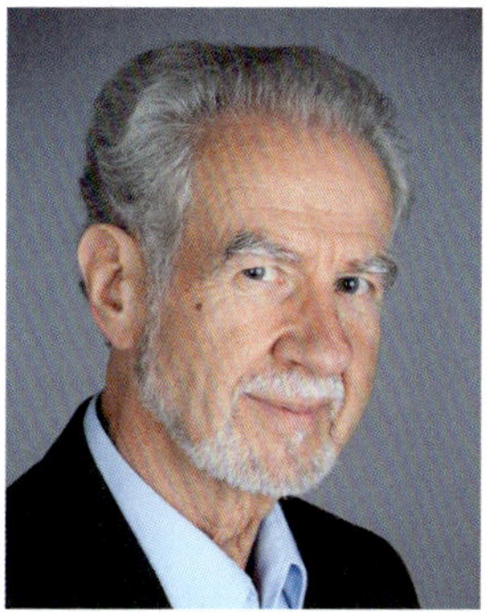

Interview mit dem Internisten und Nuklearmediziner Professor Dr. Jörg Spitz

Vitamin D stabilisiert die Mastzellen

Wir haben uns an Deutschlands Vitamin-D-Experten, Nuklear- und Präventivmediziner Professor Dr. Jörg Spitz gewandt, und ihn gebeten, uns mehr über dieses Vitamin-Hormon in Bezug auf Histaminose zu erzählen. Herr Professor Dr. Spitz ist unermüdlich in der Aufklärung zu Vitamin D im Rahmen seines ganzheitlichen Konzeptes der »Spitzen-Gesundheit« unterwegs. Dazu veranstaltet er regelmäßige Kongresse und verfügt über eine Vielzahl von Videos auch zu diesem Thema auf seinem YouTube Kanal.

Herr Professor Dr. Spitz, Sie sind seit vielen Jahren als Aufklärer in Deutschland zum Thema Vitamin-D-Mangel unterwegs. Ihre Bücher sind Bestseller, und Sie sind als Dozent sehr gefragt. Eigentlich dürfte es keinen Vitamin-D-Mangel mehr bei den Menschen geben. Aber wie ist die Vitamin-D-Versorgung in Deutschland aktuell?
Prof. Dr. Jörg Spitz: Die Situation ist insgesamt auch im Jahr 2020 nach wie vor katastrophal, auch wenn wir teilweise eine Besserung erreicht haben. Insbesondere unsere Kinder ab dem zweiten bis zum 18. Lebensjahr leben unverändert in einem »tiefen Vitamin-D-Winter«. Was dies für die Gesundheit unserer Kinder bedeutet, wissen wir derzeit noch nicht, da sich das volle Ausmaß der Auswirkungen erst in 10 bis 20 Jahren zeigen wird. Bereits jetzt ist der Gesundheitszustand unsere Kinder nicht gut: zunehmendes Übergewicht, Allergien und Verhaltensstörungen. Ein Drittel der zwölfjährigen Kinder hat Kreidezähne, d. h. eine Störung bei der Zahnentwicklung. Die bislang vorliegenden Kenntnisse über die Bedeutung von Vitamin D für den gesamten Zellstoffwechsel lassen daher Schlimmes befürchten.

Auch im Rahmen der aktuellen Covid-19-Pandemie wird zunehmend deutlich, dass ein Vitamin-D-Mangel fatale Folgen haben kann: Die Sterblichkeit bei den älteren Menschen zeigt eine deutliche Abhängigkeit vom Vitamin-D-Spiegel. Darüber hinaus reduziert Vitamin D die Wahrscheinlichkeit, dass das Covid-Risiko durch Allgemeinerkrankungen wie Diabetes, Herz-Kreislauf- und Lungenerkrankungen steigt.

Allerdings haben unsere aktuellen, noch nicht publizierten Untersuchungen auf der Basis von über zwei Millionen Vitamin-D-Werten ergeben, dass es innerhalb der vergangenen 10 Jahre zu einem Anstieg des mittleren Vitamin-D-Spiegels um etwa 8 ng/ml in der älteren Bevölkerung Deutschlands gekommen ist. Der Mittelwert dieser Gruppe kommt somit dem unteren Referenzwert von 30 ng/ml nahe. Dies bedeutet, dass unsere konzertierten Aktionen von Printmedien über Facebook und YouTube die Menschen erreicht haben – ohne Unterstützung durch offizielle Institutionen und zum Teil gegen den Widerstand von Ärzten und Fachgesellschaften. Das lässt hoffen, auch wenn diese Verbesserung zunächst auf die Menschen etwa ab dem 50. Lebensjahr beschränkt ist.

Vitamin-D-Spiegel im Blut und ihre Beurteilung

25 OH-D-Spiegel (ng/ml)	Beurteilung
kleiner 20	Vitamin-D-Defizit
21–29	Vitamin-D-Unterversorgung
ab 30	ausreichende Versorgung
ab 40	optimale Versorgung

Quelle: www.sonnenallianz.de

Ferner haben sich die Experten im Laufe der letzten Jahre aufgrund der zunehmenden Evidenz in den Studien darauf geeinigt, zukünftig weniger auf den unteren Referenzwert von 30 ng/ml zu schauen, sondern einen Zielbereich von 40 bis 60 ng/ml anzustreben. Es geht darum, die individuelle Dosis entsprechend nach oben anzupassen. Die Gründe für einen Vitamin-D-Mangel sind vielfältig: Über- bzw. Untergewicht, Hautpigmentierung, Ausmaß der Sonnenexposition, Resorptionsverhältnisse im Darm (Leaky-Gut-Syndrom) und viele andere mehr. Damit kommt der Bestimmung des Vitamin-D-Spiegels im Blut eine besondere Bedeutung zu. Fazit: Die Mehrzahl der Bevölkerung ist beim Vitamin D immer noch defizitär, und es besteht kein Grund, die Hände zufrieden in den Schoß zu legen.

Welche sind die wichtigsten Quellen für Vitamin D?
Prof. Dr. Jörg Spitz: Die Hierarchie ist klar: Unsere gute alte Sonne mir ihrer UVB-Strahlung kommt an erster Stelle, dann kommt lange Zeit nichts, dann kommt die künstliche UVB-Strahlung (Höhensonne und Solarium), dann ganz wenige Lebensmittel (zum Beispiel fetter Seefisch) und letztendlich das pharmazeutisch hergestellte Vitamin D als Nahrungsergänzungsmittel oder – höher dosiert – als Arzneimittel. Dabei kommt aufgrund unseres (verkorksten, da nicht mehr artgerechten) Lebensstils dem letzten Punkt zunehmende Bedeutung zu. Da wir uns fast den gesamten Tag in Gebäuden aufhalten, das Solarium zu Unrecht verpönt ist, fetter Fisch nicht auf unserem Speiseplan steht und wir nur selten unseren Körper – ohne Kleidung und ohne Sonnencreme(!) – der Sonne aussetzen, ist die Einnahme von künstlich hergestelltem Vitamin D die praktikabelste Lösung. Mit solchen Supplementen ist es relativ einfach möglich, seinen Vitamin-D-Spiegel das gesamte Jahr hindurch auf dem genannten Niveau zu halten.

Kann ein Vitamin-D-Mangel Einfluss auf Erkrankungen des Histaminstoffwechsels haben?
Prof. Dr. Jörg Spitz: Folgende Wirkungen von Vitamin D sind bewiesen:

- die Immunmodulation, d. h. die Vermeidung überschießender Reaktionen
- die Mastzellstabilisierung
- die Stabilisierung des Mikrobioms im Darm
- Gesunderhaltung von Haut und Schleimhaut
- die Mitochondrienaktivierung (Stärkung der Methylierung zum Abbau von körpereigenem Histamin)

Damit ist klar, dass eine unzureichende Vitamin-D-Versorgung einen negativen Einfluss auch auf diese Erkrankungen haben kann.

Welche Vitamin-D-Spiegel sollten Menschen mit Mastzellaktivierungserkrankungen anstreben?

Prof. Dr. Jörg Spitz: Das systemische Mastzellaktivierungssyndrom bzw. auch die Mastozytose kommen in Deutschland im Vergleich zu anderen Ländern sehr häufig vor. Studien konnten zeigen, dass gerade bei Menschen mit diesen Erkrankungen der Vitamin-D-Spiegel noch geringer ist als bei der Durchschnittsbevölkerung. Ich rate daher besonders Menschen mit chronischen entzündlichen Erkrankungen, wie MCAS, Mastozytose und anderen Histaminosen, einen Vitamin-D-Spiegel zwischen 60 und 80 ng/ml anzustreben. Wie die Erfahrungen bei den Autoimmunerkrankungen zeigen, haben etwa 25 Prozent der Menschen eine eingeschränkte Vitamin-D-Sensitivität. Dies bedeutet, dass sie Vitamin D in ihrem Stoffwechsel schlechter verwerten können und selbst bei einem „normalen" Spiegel im Blut über nicht genügend aktives Vitamin D in den Zellen verfügen. In diesen Fällen kann eine noch höhere Vitamin-D-Dosierung hilfreich sein. Ein solches Vorgehen darf jedoch nur unter der Betreuung durch einen in dieser Therapie erfahrenen Arzt erfolgen.

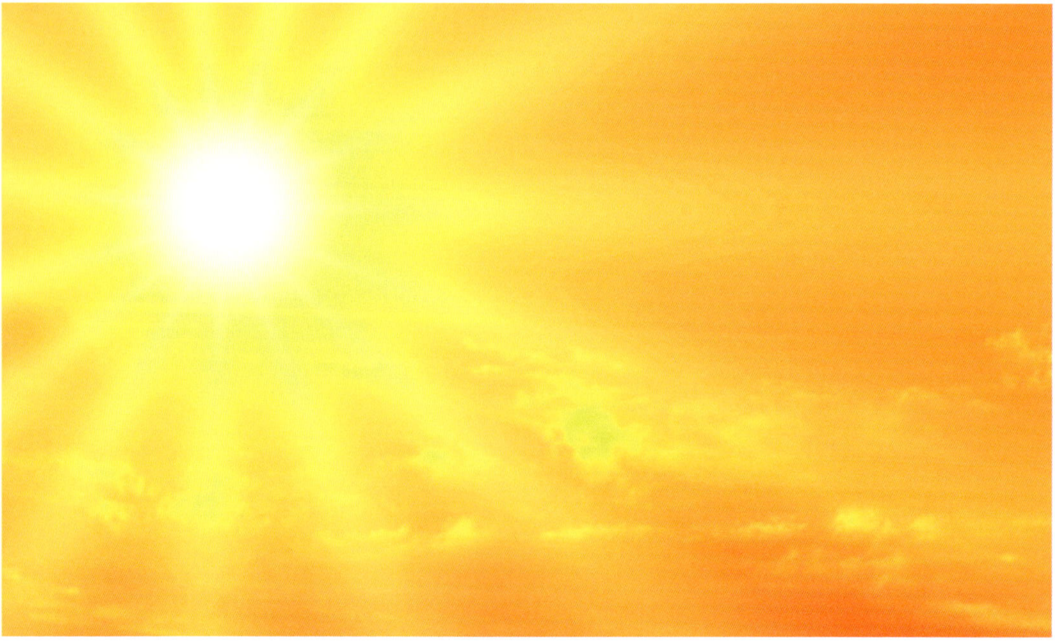

Sonnenlicht ist die wichtigste natürliche Vitamin-D-Quelle.

Häufig werden wir gefragt, was eine sichere Empfehlung für die tägliche Vitamin-D-Einnahme ist. Zunächst möchten wir sagen, dass es zwei falsche, weil unsichere, Empfehlungen gibt.

1. Falsch-Empfehlung: »Nehmen Sie 20.000 I.E. Vitamin D pro Woche ein.« Dies ist in doppelter Hinsicht falsch. Zum einen ist es für die meisten Jugendlichen und Erwachsenen mit Normalgewicht zu wenig. Zum anderen ist die wöchentliche Einnahme absolut nicht sinnvoll. Durch die Forschungen von Dr. Bruce Hollis wissen wir immerhin schon seit 2015, dass Vitamin D *täglich* eingenommen werden muss, um eine Wirkung auf Immunzellen, wie die Mastzellen, zu erzielen. Denn das Vitamin D 25-OH, welches wir im Blut messen können, ist die gebundene »Speicherform«, die in der Leber gebildet wird. Diese ist vor allem für den Calciumstoffwechsel relevant (endokrine Wirkung). Die Immunzellen benötigen allerdings ungebundenes Vitamin D, das an den Zellen direkt wirken kann und hier bis zu 20.000 Gene moduliert. Wir sprechen in diesem Fall von der parakrinen oder autokrinen Wirkung. Da Vitamin D nur etwa zwei Tage im Blut zirkuliert, bevor es verbraucht ist, muss es täglich zugeführt werden. Ein hoher 25-OH-Wert im Blut ist ohne Frage wichtig, aber sollte wirklich täglich neu unterstützt werden.

2. Falsch-Empfehlung: Die Deutsche Gesellschaft für Ernährung empfiehlt, dass alle Kinder ab einem Jahr, Schwangere, Senioren und Stillende 800 I.E. Vitamin D am Tag zuführen sollten. Dies mag für Kinder bis zum 4. Lebensjahr möglicherweise noch ausreichend sein, mit zunehmendem Körpergewicht und zunehmender Körpergröße kommen Kinder aber mit Sicherheit in eine Mangelversorgung. Die tägliche Ergänzung mit Vitamin D richtet sich nach vielen Faktoren: Körpergewicht, sonstige Vitamin-D-Zufuhr, Medikamenteneinnahme (Cortison!). Daher sollten immer mehrmals die 25-OH-Werte gemessen werden, um einen von Professor Dr. Spitz empfohlenen optimalen Wert zu erhalten (siehe die Tabelle im Interview mit ihm). Nach unserer Erfahrung liegt für einen Erwachsenen mit einem Körpergewicht von 70 Kilogramm die optimale Einnahme bei 7000 I.E. Vitamin D am Tag. Vitamin D braucht darüber hinaus Cofaktoren, um an den Mastzellen zu wirken. Daher muss der Magnesium- und Vitamin-A-Haushalt immer auch in Ordnung sein. Vitamin A ist übrigens nicht

Beta-Carotin. Wir empfehlen vor Beginn der Vitamin-D-Therapie immer auch den Vitamin-A-Spiegel zu bestimmen und sonst auch Vitamin A zuzuführen. Dasselbe gilt für Magnesium. Du siehst, bei Histaminosen ist es nicht mit der Einnahme einer Vitamin-D-Tablette pro Woche getan. Das etwas umständliche Einstellen des optimalen Blutspiegels ist aber eine große Unterstützung auf den Weg zu stabiler Gesundheit.

Melatonintherapie: Gehirnwäsche im Schlaf

Melatonin ist unser Schlafhormon, das von der Epiphyse jede Nacht aufs Neue bereitgestellt wird. Zumindest steht es so im Lehrbuch. Nach vielen Jahren Messungen der Melatoninspiegel unserer Patienten können wir sagen, dass Melatoninmangel bei Menschen über 40 schon fast die Regel, statt die Ausnahme darstellt. Es ist mittlerweile bekannt, dass ein Mangel ein großes Risiko für viele Erkrankungen darstellt, zum Beispiel für Brustkrebs. Allein deswegen lohnt sich ein gesunder, tiefer, regenerierender Schlaf! Erstaunlich, wie unbekannt diese Zusammenhänge in der Medizinwelt sind. Bitte lies doch hier mal nach – über 600 Studien gibt es dazu auf der Wissenschaftsdatenbank bei: www.pubmed.gov.

Melatonin ist viel mehr als nur ein Schlafhormon, es ist ein wirksames Antioxidans und – was noch völlig unbekannt ist – auch ein natürliches Antihistaminikum sowie ein natürlicher Mastzellenstabilisator. Während der Tiefschlafphasen, die durch Melatonin eingeleitet werden, kann das zentrale Nervensystem sich von allem Ballast befreien, das Histamin wird abgebaut und die Mastzellen beruhigen sich. Tiefschlaf ist die Tiefenreinigung für das Nervensystem. Umgekehrt bedeutet Schlafmangel und insbesondere ein Mangel an Tiefschlaf eine Belastung für die Mastzellen.

Die funktionelle Medizin weiß dies schon lange. So wirkt die Gabe von Melatonin hervorragend gegen nächtliches Sodbrennen, weil es die histaminausschüttenden ECL-Zellen in der Magenschleimhaut beruhigt. Die wissenschaftlichen Forschungen dazu sind recht neu und noch nicht sehr umfangreich, aber sehr vielversprechend. Im Oktober 2020 wurde eine interessante Studie zu den Interaktionen von Histamin und Melatonin veröffentlicht. Um die Melatonintherapie zu verstehen, müssen wir uns anschauen, wie Melatonin im Körper entsteht.

Im Hypothalamus haben wir einen Bereich, den Nucleus suprachiasmaticus, unsere biologische Uhr. Er ist eine funktionelle Verbindung zwischen den Augen und dem Produktionsort von Melatonin, der Epiphyse (Zirbeldrüse). Zur Zeit seiner Entstehung kannte dieser Nucleus nur Sonne und Mond als Lichtquellen: Wenn das Tageslicht zur Neige ging, gab er den Impuls an die Epiphyse, Melatonin zu bilden. Wenn die Sonne aufging, gab er den Nebennieren den Impuls, Cortisol zu bilden. Es hat seit Jahrtausenden der Evolution gut funktioniert – bis zu Thomas Alva Edisons Erfindung der Glühbirne.

Seit ca. 100 Jahren gibt es nun in Europa elektrisches Licht, und wir können die Nacht zum Tag machen. Seit ca. 20 Jahren hat darüber hinaus noch ein Aspekt unser Leben verändert: Wir sitzen oft bis spät abends vor dem Rechner, am Handy oder Fernseher und setzen uns dem künstlichen blau dominierten Licht dieser Geräte aus. Dieses Licht empfängt der Nucleus suprachiasmaticus und leitet es an den Produktionsort für Melatonin, die Epiphyse weiter. Dieses winzige Organ kann unter dem Einfluss von so viel Helligkeit keine ausreichenden Mengen Melatonin herstellen. Es ist ein Nachtarbeiter, und es bevorzugt absolute Dunkelheit.

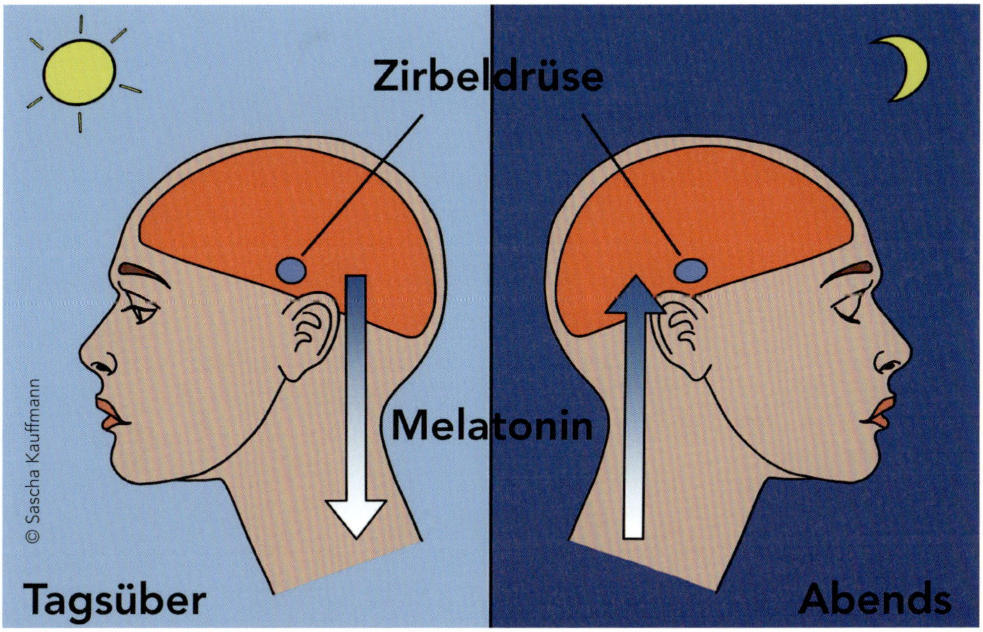

Melatonin wird nur ab den späten Abendstunden bis zum frühen Morgen produziert.

Wie ist es um deine Melatoninproduktion bestellt?

Wir schlagen dir vor, deinen Schlaf mal genau unter die Lupe zu nehmen, man spricht in diesem Zusammenhang auch von »Sleep Tracking«. Dies lässt sich unkompliziert mit einer App und einem Smartphone durchführen. Eine etwas kostspielige, aber sehr effektive Möglichkeit, ist unserer Ansicht nach der OURA®-Ring – er funktioniert wie ein kleines Schlaflabor am Finger. Andere Geräte wie Apple-Watch®, Fitbit® etc. sind aber durchaus auch sinnvoll. Durch einige Nächte der Schlafaufzeichnung lernst du viel über dein eigenes Schlafverhalten. In jedem Fall wirst du schnell ein Gespür dafür bekommen, wie sich die Vollständigkeit deiner Schlafphasen auf dein Wohlbefinden auswirkt. Auch wenn du meinst, gut zu schlafen, weil du durchschläfst, kann es sein dass der Tiefschlafanteil nicht ausreichend ist, das ist sogar sehr häufig (der Tiefschlaf sollte pro Nacht ca. 1,5 bis 2 Stunden betragen) – womit du nicht den histaminsenkenden Effekt auf die Mastzellen erfährst.

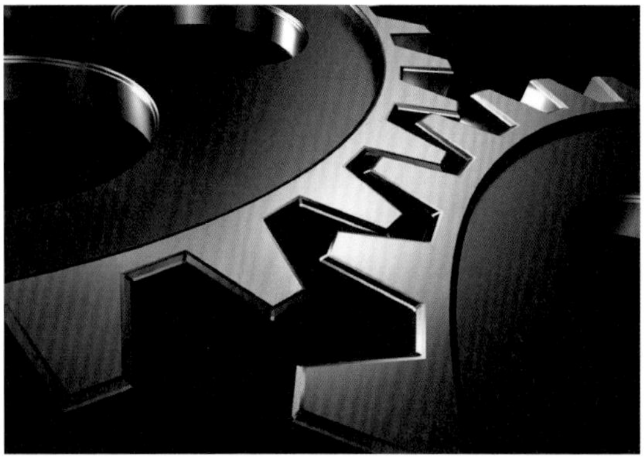

Alle Hormone sind miteinander durch den zirkadianen Rhythmus verbunden. Gibt es eine Störung, hat dies immer Auswirkungen auf das ganze System, wie in einem Uhrwerk.

Wie kannst du nun deine körpereigene Melatoninproduktion unterstützen? Hierzu ist es zunächst wichtig, die Chronobiologie des Körpers, also den Tag- und Nachtrhythmus, dem unser Körper nun einmal wie alles in der Natur unterliegt, wiederherzustellen. Mit einigen Umstellungen des Lebensstils lassen sich die negativen Folgen von Kunstlicht und anderen Lichtstressoren minimieren:

- Meide in den Abendstunden alle Geräte mit Bildschirm. Falls das nicht möglich ist: Lege dir eine Blueblocker-Brille zu, wenn du abends noch am PC oder TV bzw. Handy sitzt und schütze dich selbst am Smartphone oder PC, indem du Farbfilter für den Bildschirm installierst (eine Freeware mit der wir gute Erfahrungen gemacht haben ist zum Beispiel f.lux).
- Gehe möglichst immer zur selben Uhrzeit ins Bett und stehe auch immer zur selben Zeit auf. Das Gehirn, die innere Uhr und alle hormonellen Organe lieben Routine und sind für eine optimale Tätigkeit auf sie angewiesen.

- Achte auf mindestens sieben Stunden Schlafzeit.
- Sorge für Dunkelheit in deinem Schlafzimmer, notfalls mit einer Schlafmaske.

INTERESSANT ZU WISSEN

Der zirkadiane Rhythmus

Alles Leben in der Natur unterliegt wiederkehrenden Rhythmen, so auch der menschliche Körper. Insbesondere die Hormonausschüttungen sind streng getaktet, so ist zum Beispiel Melatonin gegen 2 Uhr morgens am höchsten, Cortisol gegen 6 Uhr morgens, Adrenalin gegen 8 Uhr etc. Diese Rhythmen werden von der Hypophyse und Epiphyse gesteuert, es läuft ab wie in einem Uhrwerk, ein Rädchen greift ins andere. Wenn der Schlaf nicht stimmt, stimmt der Rest auch nicht. Daher fangen wir immer an, den Schlaf als erstes zu regulieren. Erstaunlicherweise ergibt sich dann vieles von selbst.

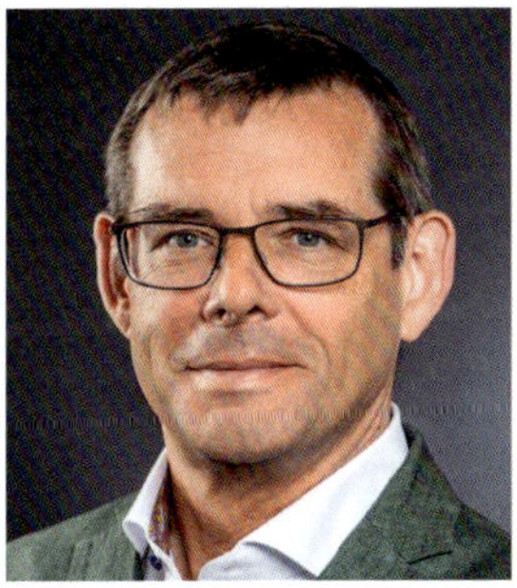

Interview mit dem Lichtforscher Dr. Alexander Wunsch

Wie künstliches Licht uns krank macht

Zum Thema Lichtstress haben wir uns mit Herrn Dr. Alexander Wunsch, niedergelassener Arzt und Licht-Experte, unterhalten. Er erforscht den Einfluss von Licht und Lichtverschmutzung auf unsere Gesundheit.

Herr Dr. Wunsch, wie wichtig ist natürliches Sonnenlicht für die Gesundheit, insbesondere für unser Neurotransmittersystem?

Dr. Alexander Wunsch: Licht ist das stärkste Steuersignal für das Finetuning unseres Vegetativums. Dieses ist für alle automatisch ablaufenden Körperfunktionen verantwortlich, wie zum Beispiel die Aktivität von Sympathikus und Parasympathikus (die beiden Teile des vegetativen Nervensystems). Gesundes Leben ist nur dann möglich, wenn die vegetativen

Funktionen unseres Körpers optimal auf die Umgebungsbedingungen abgestimmt sind. Die natürlichen Lichtverhältnisse repräsentieren dabei die wichtigsten Informationen über die Umweltbedingungen außerhalb unseres Organismus. Licht ist sozusagen der Dirigent für das Orchester unserer Organe und regelt deren optimales Zusammenspiel.

Was macht künstliches Licht – die Lichtverschmutzung unserer Umwelt – mit unseren Körperzellen, speziell mit unseren Gehirn- und Nervenzellen?
Dr. Alexander Wunsch: Künstliches Licht kann – anders als die natürlichen Lichtquellen Sonne und Mond – völlig beliebig verwendet werden. Diese Beliebigkeit folgt keinen sinnvollen Regeln, wie wir sie in der Natur vorfinden. Elektrisches Licht kann zu jeder Tages- und Nachtzeit in unangemessener Intensität, Lichtfarbe und Spektralverteilung erzeugt werden und führt dadurch den Organismus in die Irre: Der Körper kann nämlich nicht unterscheiden, ob es sich um natürliches oder künstliches Licht handelt – er reagiert auf das Licht immer in der Weise, die sich seit Urzeiten für das Überleben als vorteilhaft herausgestellt hat. Diese Mechanismen führen zum Beispiel dazu, dass zur völlig falschen Zeit Hormone ausgeschüttet und dadurch wichtige Stoffwechselfunktionen massiv gestört werden können. Licht kann also nicht nur das wichtigste Steuersignal für unseren Hormonhaushalt sein, sondern auch der problematischste Störfaktor.

Mit einigen Änderungen im Lebensstil können wir schon viel Gutes für die Gesundheit erreichen. Was raten Sie aus lichttherapeutischer Sicht?
Dr. Alexander Wunsch: Alles, was unter den Begriff der „Lichthygiene" fällt. Dazu gehört vor allem, sich tagsüber für mindestens eine Stunde im ungefilterten Tageslicht aufzuhalten und in den Abendstunden und in der Nacht möglichst kein künstliches Licht mehr zu verwenden. Hier sollte bedacht werden, dass Bildschirme von Fernsehgeräten, Computern und Smartphones auch zu den Kunstlichtquellen zählen, die sogar meistens einen unnatürlich hohen Blauanteil abstrahlen. Dieser hat das größte Potenzial, das Hormonsystem gehörig durcheinanderzubringen. Wer abends nicht ganz ohne künstliches Licht auskommt, sollte wenigstens eine gute Blaulicht-Schutzbrille tragen. Effektive Filterbrillen erkennt man daran, dass sie eine deutlich sichtbare Gelb- oder Orangefärbung aufweisen. Schutzbrillen ohne eindeutige Färbung haben aus lichthygienischer Sicht praktisch keine Wirkung.

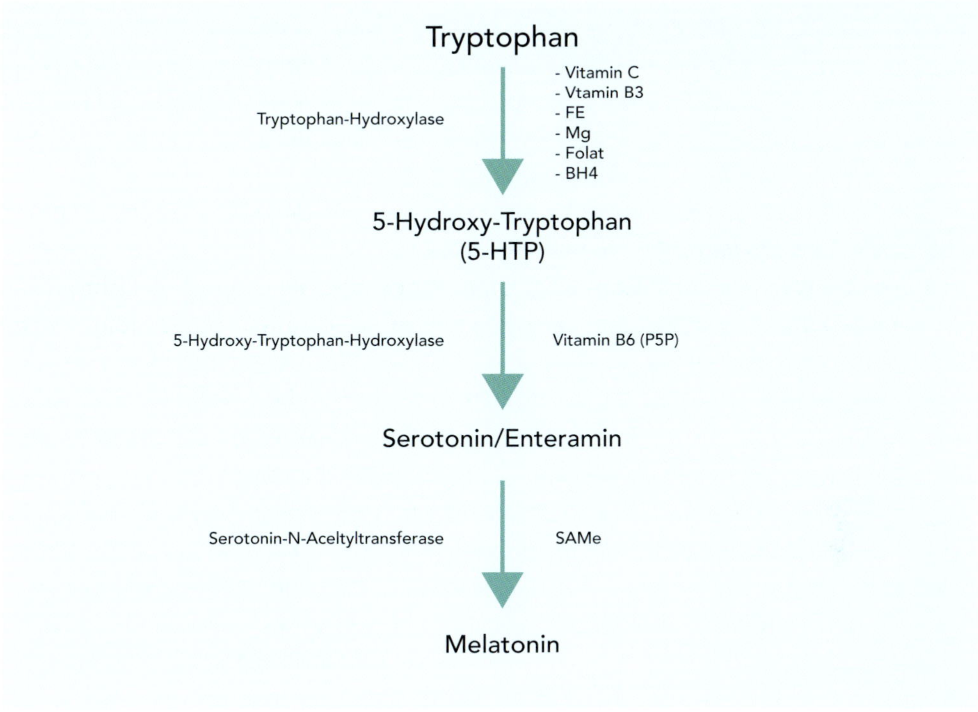

Der Aufbau von Melatonin ist von Serotonin, einer funktionierenden Methylierung (SAMe) und Lichthygiene abhängig.

Schau dir einmal den Bauplan von Melatonin an. Dir fällt sicher auf, dass für einen Aufbau von Melatonin aus Serotonin das SAMe der entscheidende Baustoff ist. Dasselbe SAMe, das zum Abbau von Mastzellen- und Gehirn-Histamin benötigt wird. Methylierungsstörungen bzw. ein Mangel an SAMe führen daher immer auch zu Histamin- und Schlafproblemen. In vielen Jahren der Melatonintherapie haben wir die Erfahrung gemacht, dass die Unterstützung der Eigensynthese oft monatelang dauert, wenn die Epiphyse bereits jahrelangem Lichtstress ausgesetzt war oder eine Untermethylierung vorliegt. Um möglichst schnell einen normalen Schlaf zu erzielen, müssen wir die Therapie auf zwei Säulen stellen:

1. Unterstützung der Eigensynthese durch
    - Reduktion von Lichtstress
    - Unterstützung der Methylierung und Stärkung von SAMe
    - Unterstützung der Serotoninsynthese durch die Gabe von 5-HTP oder L-Tryptophan sowie der Cofaktoren (durch einen erfahrenen Therapeuten)

Wichtig: Eine L-Tryptophan-Therapie sollte bei chronischen Erkrankungen immer erst nach Untersuchungen der IDO- und KMO-Aktivitäten erfolgen! Eine Tryptophan-Therapie ist kontraindiziert bei der Einnahme von Triptanen – oder Psychopharmaka vom Typ SSRI- oder SSNRI. Näheres dazu findest du auch in unserem Ratgeber: Natürlich High: Die körpereigenen Glückshormone aktivieren, Systemed Verlag, 2020.

2. Gabe von Melatonin
   In Deutschland sind Mengen bis 1 mg Melatonin frei verkäuflich, ab 2 mg ist Melatonin verschreibungspflichtig (Circadin®). Interessanterweise sind viele Ärzte sehr zurückhaltend bei der Gabe von Melatonin, unserem natürlichen Hormon, und schüren unnötige Ängste. Ein Blick in die aktuellen Studien wäre da oft hilfreich. Daher ist es nicht einfach, ein Rezept für Melatonin zu erhalten. Hier benötigen wir noch sehr viel Aufklärungsarbeit. Aber Menschen mit schweren Erkrankungen haben keine Zeit zu verlieren, und erfreulicherweise sind unsere Nachbarländer wie die Niederlande oder Österreich nicht so restriktiv. Unsere Leser in den Niederlanden können Melatonin sogar im Supermarkt kaufen.

Therapievorschlag zur Unterstützung der Eigensynthese bei Melatoninmangel

Präparat	Dosierung und Tageszeit	Anmerkungen
Magnesiumglycinat	400 mg, 2 Std. nach dem Abendessen	
Melatonin	1 mg abends als Spray oder Lutschtablette ca. 30 Min. vor dem Schlafengehen	Manchmal sind deutlich höhere Dosierungen notwendig.
SAMe oder Methionin	400 mg SAMe zur Mahlzeit oder 500 mg Methionin	SAMe nicht bei Einnahme von Psychopharmaka vom Typ SSRI, SNRI oder von Triptanen; dann stattdessen Methionin

Präparat	Dosierung und Tageszeit	Anmerkungen
B12 Hydroxocobalamin	1000 mcg	Am besten als Depotspritze einmal wöchentlich

Es ist immens wichtig, einen ausreichend hohen Melatoninspiegel während der Nachtstunden zu haben, um einen guten, erholsamen Schlaf zu bekommen und mit einem niedrigen Histaminspiegel und gestärkten Mastzellen in den Tag zu starten.

INTERESSANT ZU WISSEN

Osteoporose, Histamin und Melatonin

Kaum jemand verbindet die Volkskrankheit Osteoporose mit Histamin und Melatonin. Wir haben in den vergangenen Jahren bei Osteoporose-Patienten (die jüngste war erst 19 Jahre alt) immer wieder deutlich überhöhte Histamin-Spiegel festgestellt. War das Zufall? Hierzu konnte uns der bekannte Histaminforscher Professor Dr. Reinhart Jarisch eine Antwort geben:

»Interessanterweise gibt es auch eine Beziehung zwischen Histamin und Osteoporose: Das Krankheitsbild der Mastozytose, die massiv durch Histamin belastet ist, zeigt auch eine verstärkte Osteoporose. Somit war es naheliegend anzunehmen, dass Histamin Osteoporose fördert. In der Tat gibt es eine Doppelblindstudie, die zeigen konnte, dass die Gabe von Antihistaminika die Osteoporose hemmen kann. Bezüglich Osteoporose wäre darüber hinaus auch an Melatonin zu denken. Melatonin ist ein natürliches Einschlafhormon, dessen Spiegel bei Kleinkindern sehr hoch ist (darum schlafen sie so viel) und bei älteren Menschen zunehmend abnimmt, sodass ältere Menschen oft an Schlaflosigkeit leiden. Hier bietet sich einerseits zur Bekämpfung der Schlaflosigkeit Melatonin an, andererseits ist interessant, dass Melatonin eine Therapie gegen Osteoporose ist, weil die Osteoklastentätigkeit (der Knochenzellabbau) reduziert wird und die Osteoblastentätigkeit (der Knochenzellaufbau) gefördert wird.«

Curcuma longa: Die gelbe Wunderknolle

Das vielseitige Naturtalent Curcuma longa, auf Deutsch Gelbwurz hat sich gerade bei MCAS-Patienten sehr bewährt. Ihre Wirkstoffe, die Curcuminoide, wirken antientzündlich und sogar mastzellenstabilisierend. Die Gelbwurz hat noch ca. 150 andere wissenschaftlich belegte Funktionen und wird aufgrund der umfangreichen Forschungen zum Beispiel durch die Gruppe um den Biochemiker Professor Dr. Bahrat Aggarwal auch in der etablierten Medizin nicht mehr nur belächelt.

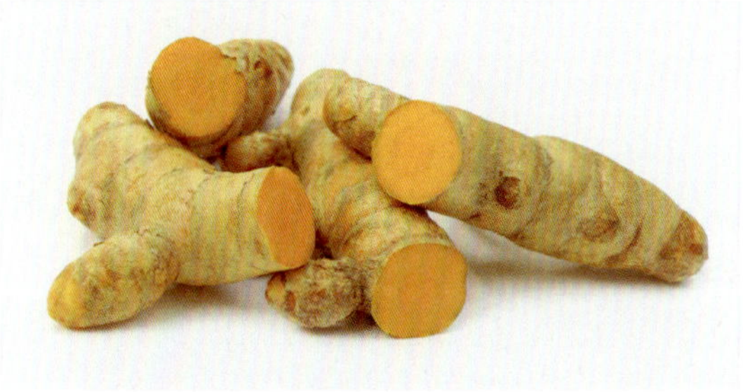

Über 4000 medizinische Studien gibt es zu Curcuma longa. Es wirkt beruhigend auf die Mastzellen und als natürlicher H2-Blocker.

Wir setzen Curcuma sowohl oral (500–1500 mg Curcuminoide/Tag) als auch als Infusionslösung ein. Bei dem großen Angebot von Nahrungsergänzungsmitteln zu Curcuma ist Vorsicht geboten. Nicht jede Dose, auf der »Curcuma« steht, enthält auch wirklich hochdosiertes, bioverfügbares Curcumin. Im Anhang haben wir daher eine Liste von Herstellern aufgeführt, die qualitativ hochwertige Produkte anbieten.

Bei der oralen Einnahme kann es zu Beginn zu Problemen kommen, insbesondere können Darmbeschwerden auftreten. In diesen Fällen sollte die Dosis reduziert und wöchentlich einschleichend angehoben werden. Curcuma lässt sich auch hervorragend in die tägliche Ernährung einbauen, zum Beispiel als frisch geriebenes Gewürzpulver (bitte kein gekauftes Curcuma-Gewürzpulver verwenden) oder als sogenannte »Golden Milk«: gemischt mit Kokosmilch und einem Teelöffel Kokosfett. Je nach Geschmack kann man noch Zimt und frisch geriebenen Ingwer dazugeben.

Quercetin: »An apple a day …«

Die Natur(heilkunde) hat so viele Schätze für uns, die die funktionelle Medizin therapeutisch nutzt. Das Schöne ist, dass wir viele davon auf dem Wochenmarkt bekommen. Auf deinem Einkaufszettel sollten immer die folgenden Lebensmittel stehen:

- Äpfel
- Zwiebeln
- Knoblauch
- grüne Bohnen
- Lauch
- Brokkoli
- Schnittlauch

Alle diese Nahrungsmittel enthalten Quercetin. Wichtig: Dieser Stoff, der unsere Mastzellen stabilisiert und auch allgemein antientzündlich und gegen freie Radikale zu Felde zieht, sitzt vor allem in der Schale oder in den äußeren Ringen (zum Beispiel Zwiebel und Lauch). Wir empfehlen in akuten Phasen zusätzlich die orale Einnahme von 1000 mg Quercetin pro Tag als Nahrungsergänzungsmittel und zudem den täglichen Verzehr von mindestens zwei Bio-Äpfeln mit Schale.

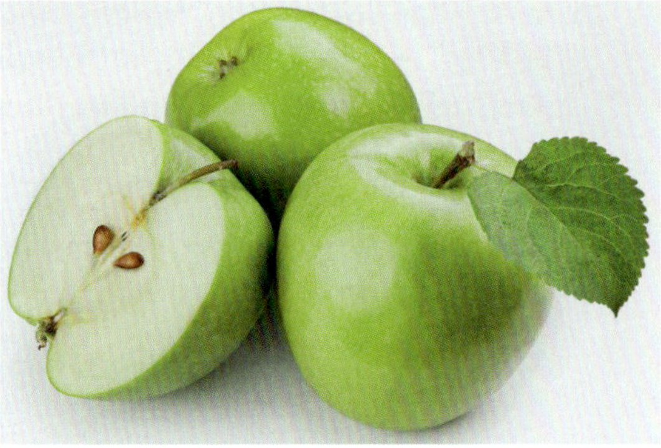

An apple a day ... aber bitte mit Schale, denn dort sitzt das wertvolle Quercetin

CBD-Öl: Tropfen mit Potenzial

CBD-Öl ist wohl das Naturheilmittel, das in den letzten zwei Jahren – auch in den Medien – für die meiste Furore gesorgt hat. Seit 2017 ist es in Deutschland endlich als Nahrungsergänzungsmittel erhältlich. Dabei ist es ein Heilmittel, das schon in der Antike gepriesen und im Mittelalter im europäischen Raum vor allem gegen Schmerzen und Entzündungen verwendet wurde.

Das Öl, das aus der Cannabis-Pflanze gewonnen wird, enthält neben zahlreichen anderen Pflanzenstoffen auch sogenannte Phytocannabinoide. Am besten erforscht ist das Cannabidiol (CBD). Bekannt und berüchtigt ist Cannabis jedoch vor allem durch den Wirkstoff THC (Tetrahydrocannabinol).

Anders als bei THC-haltigen Cannabisprodukten führen CBD-haltige Präparate, wie CBD-Öl, weder zu einem »Rausch« noch zu einem Gewöhnungseffekt.

CBD-Öl, das in Deutschland als Nahrungsergänzungsmittel auf dem Markt ist, enthält weniger als 2 Prozent THC. Das ist viel zu wenig, um einen Rausch auszulösen. Bereits im Jahre 1963 hat der israelische Wissenschaftler Professor Dr. Raphael Mechoulam CBD in seiner chemischen Struktur beschrieben, ein Jahr später dann auch THC. Im Jahr 1992 entdeckte Mechoulam schließlich auch die Rezeptoren, an denen CBD an den Nervenzellen andockt. Seitdem ist es möglich, die genauen Wirkungen von CBD und THC im menschlichen Gehirn zu erforschen, aber auch ihren Einsatz bei vielen Erkrankungen. Mechoulam und sein Team konnten in über 50 Jahren Forschung zahlreiche gesundheitsfördernde Wirkungen von CBD belegen, wie zum Beispiel:

- Entzündungshemmung
- Schmerzlinderung bei Rheuma und Fibromyalgie
- Zellschutz der Nervenzellen

CBD bringt zudem vor allem Erleichterung bei:

- Schlafstörungen
- Angststörungen
- Phobien
- Depressionen
- Muskelverspannungen
- Restless-Legs-Syndrom

Nadja, eine 34-jährige Webdesignerin, suchte uns wegen starker Regelschmerzen auf. Ihr Frauenarzt wusste nach dem Ausschluss einer Endometriose keinen Rat mehr und riet zur Pille und zu Schmerzmitteln. Nadja war die erste Patientin, der wir fünfprozentiges CBD-Öl wegen ihrer starken Periodenschmerzen verordneten. Sie nahm es während der Periode ein und hatte innerhalb von 10 Minuten deutlich weniger Beschwerden. Sie kam sogar ohne Schmerzmittel aus. Wir waren so erstaunt, dass wir Professor Dr. Rephael Mechoulam in Jerusalem direkt kontaktierten. Wir wollten wissen: Wirkt CBD auch regulierend an den Mastzellen?

Der mittlerweile 90-jährige Wissenschaftler, der Anfang der 1960er Jahre CBD entdeckte, und 30 Jahre später auch die Rezeptoren für Cannabis im Gehirn, wusste sofort, wonach wir suchten und verwies uns an Professor Dr. Aron Lichtman in den USA.

Dieser erforscht die Wirkungen von CBD-Öl auf den Histaminstoffwechsel, und die ersten Ergebnisse sind vielversprechend. Vermutlich wirkt es über die CB2-Rezeptoren regulativ an den Mastzellen.

CBD-Öl ist in unterschiedlichen Intensitäten erhältlich. Wie bei allen Substanzen, die wir zu uns nehmen, sollte auch bei CBD-Öl auf die Qualität geachtet werden. Wir empfehlen ausschließlich Produkte aus zertifiziertem Bio-Anbau. Für angstlösende, beruhigende und schmerzlindernde Wirkungen haben sich Intensitäten von 5 bis 20 Prozent bewährt. Wir empfehlen, dreimal täglich drei Tropfen auf die Mundschleimhaut zu geben und einige Minuten im Mund zu belassen. Am besten beginnst du mit einer 5-Prozent-Lösung. Bei nur geringen oder keinen Verbesserungen der Symptome, sollte dieselbe Tropfenmenge mit einer stärker konzentrierten Lösung eingenommen werden. Auch bei höheren Dosierungen treten keine dämpfenden oder berauschenden Effekte auf. Anfänglich kann es zu einem trockenen Mund kommen. Manchmal kann der Blutdruck nach Einnahme etwas absinken. Dies sollte bei Menschen mit ohnehin niedrigem Blutdruck oder bei der Einnahme von Blutdrucksenkern beachtet werden. Diese Nebenwirkungen lassen aber in der Regel nach einigen Tagen nach.

INTERESSANT ZU WISSEN

Das Endocannabionoid-System

Seit 1992 ist bekannt, dass der Mensch nicht nur Cannabinoide aus Hanf verwerten kann, sondern selbst eigene herstellt (sogenannte Endocannabinoide). Das bekannteste ist Anandamit (AEA) und 2-Arachidonoylglycerol (2-AG). Sie wirken über die Rezeptoren CB1 im Nervensystem und CB2 im Immunsystem. Ihre genauen Wirkungen werden derzeit intensiv erforscht.

Zink: Die Wunderwaffe

Zink ist ein Spurenelement, das an über 300 Stoffwechselprozessen beteiligt ist. Weitestgehend unbekannt ist seine Rolle als Mastzellenstabilisator: Zink hält Histamin an Heparin in Mastzellen fest angebunden und verhindert ein zu schnelles Entweichen.

Zinkmangel ist allgemein weit verbreitet, besonders jedoch bei:

- Kindern und Jugendlichen
- Veganern und Vegetariern, wegen zu geringer Aufnahme
- Menschen mit KPU oder HPU
- Diabetikern, da sie erhöht Zink über den Urin ausscheiden
- Sportlern, wegen erhöhtem Verbrauch und Ausscheidung über den Schweiß
- Menschen mit Eisenmangel, bei Eisenmangel kann sich Zink in die Erythrozyten einlagern und es kommt dadurch zu einem erhöhten Bedarf
- Menschen mit chronischen Darmentzündungen

Nach unseren Erfahrungen sollten Menschen mit Histaminosen und Zinkmangel täglich 25 bis 50 mg Zinkpiccolinat abends vor dem Schlafengehen einnehmen. Bei starkem Zinkmangel sollte der Spiegel zusätzlich durch Zinkinfusionen angehoben werden. Für Kinder im Grundschulalter empfehlen wir 5 bis 10 mg täglich. Es kann mehrere Wochen, manchmal auch Monate dauern, bis sich der Zinkspiegel im Blut normalisiert. Aber nach etwa vier Wochen Therapie zeigen sich gewöhnlich erste Resultate. In einigen Fällen führt Zink allerdings zunächst zu einer starkern Müdigkeit, da es auch ein Enzym in den Mitochondrien hemmen kann (Aconitase). In diesen Fällen sollten nicht mehr als 10 mg Zink (bei Kindern 5 mg) gegeben werden.

INTERESSANT ZU WISSEN

Nahrungsquellen für Zink

Die besten Nahrungsquellen für Zink sind Schalentiere (Austern), Eier, Fleisch, Fisch, Innereien (Leber). Vegane Quellen sind Beeren, Hülsenfrüchte und Nüsse. Die Zinkmengen in der Nahrung sind allerdings fast immer zu gering, um den erhöhten Bedarf bei Histamin-Erkrankungen zu decken.

Die Blutuntersuchung auf Zink sollte möglichst im Heparinblut erfolgen, da Zink ein hauptsächlich intrazelluläres Spurenelement ist und Serummessungen in diesem Fall keine Aussage über die Zellversorgung liefern können. Nach unserer Erfahrung ist ein niedriger, wenn auch im Normalbereich befindlicher, Zinkspiegel nicht ausreichend, um eine Mastzellenstabilisierung zu erwirken. Wir benötigen hohe Vollblutzinkspiegel und nicht nur eine Minimalversorgung. Wenn zusätzlich noch ein Eisenmangel besteht, steigt der Zinkspiegel nur sehr schwer an, da die roten Blutkörperchen statt Eisen Zink einlagern. Der Eisenmangel muss daher immer parallel behandelt werden.

PEA: Der Universal-Feuerlöscher

Palmitoylethanolamid oder kurz PEA ist eine im Körper natürlich vorkommende Fettsäureverbindung. Alle unsere Körperzellen bilden PEA als Antwort auf einen Reiz, und es wirkt als natürliches Schmerzmittel sowie als natürlicher Entzündungshemmer. Bei chronischen Entzündungsprozessen – so vermuten Forscher – kommt es zu einem anhaltend hohen Verbrauch dieses Stoffes und zu einem Mangel. Bekannt ist dieser Stoff bereits seit über 60 Jahren. Der Wirkmechanismus scheint dem der Endocannabinoide ähnlich: PEA wirkt über die Mastzellen und Glia-Zellen im zentralen Nervensystem.

Seit einigen Jahren ist PEA auch als Nahrungsergänzungsmittel erhältlich. Wir setzen es ein bei unseren Patienten mit MCAS und starker Schmerzproblematik im Bereich des Bewegungsapparates. Mit einer Dosierung von dreimal täglich 350 mg können Schmerzen nach unserer Erfahrung oft deutlich reduziert werden. Bei der PEA-Therapie, die therapeutisch begleitet werden sollte, ist Geduld gefragt, denn die Wirkung tritt in der Regel erst nach drei Wochen der Einnahme ein. PEA eignet sich daher nicht zur Akuttherapie.

SAMe: Ohne Methylierung läuft nichts

Die Bedeutung unseres wichtigen Methylgruppen-Überträgers SAMe wird viel zu gering eingeschätzt. Er liefert für über 80 verschiedene Prozesse im Körper dringend benötigte Methylgruppen. Ohne diese kommen viele Stoffwechselprozesse zum Erliegen. SAMe ist, wie bereits erwähnt, die aktive Form der essenziellen Aminosäure Methionin und wird u. a. an folgenden Stellen benötigt:

- Abbau von Mastzellen-Histamin und Gehirn-Histamin
- Aufbau von Melatonin
- natürliche Wiederaufnahmehemmung von Serotonin
- Bildung von Adrenalin

- Bildung von Carnitin
- Bildung von Kreatin

Solltest du an einem SAMe-Mangel leiden, also untermethyliert sein, dann ist der erste Schritt, die eigene Methylierung wieder in Gang zu bringen. »Kann ich nicht direkt SAMe als Nahrungsergänzungsmittel einnehmen, dann wäre doch mein Problem gelöst, oder?«, werden wir oft gefragt. Das ist zu kurz gedacht, da die Einnahme von SAMe den Mangel oder die Mängel im Methylierungssystem nicht beseitigt, sondern nur einen Schritt überbrückt. Liegt der Fehler im System zum Beispiel in einem Vitamin-B12-Mangel, dann werden andere B12-abhängige Prozesse, wie etwa die Zellteilung oder die Blutbildung, nicht funktionieren. Körperprozesse sollten nie isoliert betrachtet werden, auch wenn es einfach erscheint, sich schnell eine Dose SAMe über einen Online-Shop zu bestellen.

Wir sind zurückhaltend mit der Empfehlung, SAMe einzunehmen, da es das Problem der Methylierung nur verschleiert und nicht löst. Bei Melatoninmangel und dadurch bedingten Schlafstörungen geben wir jedoch vorübergehend SAMe, da Schlaf immer Vorrang hat.

Am besten ist es, den Fehler bei der Methylierung durch Labordiagnostik zu finden. Dazu benötigst du folgende Laborwerte:

1. Methionin
2. Homocystein
3. aktives Vitamin B12
4. aktives Folat
5. Mangan
6. Magnesium

Das sind in diesem Zusammenhang die wichtigsten Parameter. Da Laborwerte nur wiedergeben, was im Blut vorhanden ist, kann es sein, dass ein noch normal niedriger Laborwert, zum Beispiel an Mangan, im Methylierungszyklus der Zellen nicht mehr ausreichend vorliegt. Versuche daher alle deine Laborwerte durch entsprechende Supplemente in den oberen Normbereich zu bringen.

Hier ist der Plan, den wir unseren Patienten mitgeben. Wir messen den SAMe-Spiegel im Blut nach sechs bis acht Wochen erneut.

Sinnvolle Nahrungsergänzungen für den Aufbau von SAMe

Präparat	Dosierung und Tageszeit	Bemerkung
Methionin	500 mg	
Vitamin B12	1000 mcg	als Hydroxocobalamin
Folat (nicht Folsäure!)	200 mcg	als Methylfolat; kann bei MTHFR-Mutationen anfangs zu Unruhe führen, dann bitte mit 100 mcg beginnen.
Mangan	4 mg morgens	Nicht nüchtern einnehmen! Verursacht Übelkeit.
Magnesium	800 mg abends	als Magnesiummalat

Alternativ gibt es auch Infusionen, die die eigene Methylierung mit diesen Inhaltsstoffen unterstützen.

Wichtig! Wer darf SAMe als Nahrungsergänzungsmittel nicht einnehmen?
Aufgrund seiner Wirkung auf den Serotoninhaushalt, sollte SAMe nicht zusammen mit Psychopharmaka vom Typ Serotonin-Wiederaufnahme-Hemmer (zum Beispiel Sertralin) oder Serotonin-Noradrenalin-Wiederaufnahme-Hemmer (zum Beispiel Venlafaxin) eingenommen werden. Ebenfalls aus diesem Grund ist die Einnahme von SAMe mit Triptane-Medikamenten gegen Migräne kontraindiziert.

Vitamin B6: Das zweischneidige Schwert

Vitamin B6 spielt bei der Regulation des Histamin-Gleichgewichts in unserem Körper drei wichtige Rollen:

- bei der Synthese von Histamin
- beim DAO-Abbau von Histamin
- beim HNMT-Abbau von Histamin (Methylierung)

Vitamin B6 ist unverzichtbar und hilft uns darüber hinaus, viele Hormone und Neurotransmitter aufzubauen und zu entgiften. Wer einen Vitamin-B6-Mangel hat, erhält oft die Empfehlung, aufs Geratewohl dieses Vitamin einzunehmen, da ja ein Mangel besteht. Oft mit dem Hinweis, das Vitamin sei wasserlöslich und es könne zu keiner Überdosierung kommen.

Eine Vergiftung wird auch sicherlich nicht so schnell eintreten, allerdings kann eine unbedachte Vitamin-B6-Zufuhr ein bestehendes Ungleichgewicht noch verstärken, nämlich dann, wenn die DAO und/oder die HNMT in ihren Funktionen durch einen Kupfer- bzw. SAMe-Mangel beeinträchtigt sind. Dann stimulieren wir die Histamin-Synthese (die ja nur Vitamin B6 als Cofaktor benötigt), aber belasten damit die DAO und HNMT noch mehr. Diese Patienten sagen dann oft, sie vertrügen Vitamin B6 nicht und sind ratlos.

Daher raten wir, Vitamin B6 erst dann in hohen Dosen (mehr als 10 mg pro Tag) einzunehmen, wenn der Zink- und der Kupferspiegel sowie die Methylierung von Methionin (SAMe) bereits korrigiert wurden. Eine dauerhafte Vitamin-B6-Substitution benötigen in erster Linie Menschen mit Pyrrolurien und Frauen, die die Antibaby-Pille einnehmen. Bei allen anderen wird der Vitamin-B6-Bedarf recht gut über die Nahrung gedeckt.

ERNÄHRUNG: GEBOTE STATT VERBOTE

Eine permanente histaminarme Ernährung bringt auf Dauer mehr Nachteile als Vorteile mit sich. Der wichtigste Grund hierfür ist, dass das eigentliche Problem, zum Beispiel die dringend notwendige Darmsanierung oder die Regulation der Schilddrüse, nicht angegangen wird. Dadurch kommt es vermehrt zur Ausschüttung von Mastzellen-Histamin. Darüber hinaus bilden sich auf der Basis eines kranken Darms weitere Nahrungsmittelunverträglichkeiten und -allergien. Hinzu kommen noch die sozialen Einschränkungen: Kulinarisches Beisammensein im Familien- und Freundeskreis wird zum selektiven Häppchenfuttern. Essen soll natürlich auch immer Freude und Genuss sein! Wer aber seine Ernährung immer weiter einschränkt, dem bleiben am Ende nur noch Reis, Zucchini und Süßkartoffeln. Und Nahrungsergänzungsmittel. Natürlich soll es das Ziel sein, den Körper mit seinen rund 80 Billionen Zellen durch eine vitalstoffreiche und entzündungshemmende natürliche Ernährung, nicht dauerhaft durch 20 verschiedene Pülverchen und Pillen, zu versorgen. Ein weiterer Punkt: Je geringer die Nahrungsauswahl ist, desto mehr leiden Darm und Darmflora. Denn bei ständiger Wiederholung der Nahrungsmittel steigt die Gefahr von Nahrungsmittelallergien.

Good Bye, Süßkartoffeln!

Vorab: Wir haben nichts gegen die orangefarbenen Knollen. Richtig zubereitet sind sie eine Köstlichkeit. Was uns aufstößt ist, dass Süßkartoffeln hierzulande zum Symbol für eine histaminarme Ernährung geworden sind. Für uns hat dagegen die möglichst schnelle Rückführung zu einem normalen Essverhalten einen hohen Stellenwert.
Auch wir empfehlen für *die ersten drei Monate der Therapie* eine histaminarme und gleichzeitig entzündungsreduzierende Ernährung, die folgende Nahrungsmittel *streng* ausschließt:

- Fertigprodukte und Fast Food inkl. Ketchup, Fertigsaucen und Ähnliches
- Alkoholika
- Schweinefleisch und Wurstwaren
- Zucker, außer in einer natürlichen Form, zum Beispiel Honig

Essen mit der TAFF-Regel

Darüber hinaus erhalten unsere Patienten keine weiteren Verbote, sondern vor allem Gebote. Dies betreffend erklären wir jedem Patienten unsere TAFF-Regel:

TAFF-Regel:

1. T = Trinken
2. A = Abwechslung
3. F = Frische
4. F = Fette

1. Trinken: Wasser ist ein wichtiges Antihistaminikum

Trinken, trinken und trinken! Die meisten von uns trinken zu wenig. Daher ist unsere erste Empfehlung, mehr zu trinken – und damit meinen wir Wasser, keine Schorlen, Süßgetränke oder Ähnliches. Der Grund hierfür ist recht einfach: Histamin ist wasserlöslich. Unsere Nieren sind optimale Histamin-Abbaumaschinen. Um diese richtig gut am Laufen zu halten, brauchen die Nieren allerdings eine entsprechend hohe Trinkmenge. Man kann sich das gut wie ein Wasserrad vorstellen: Wenn zu wenig Wasser vorhanden ist, dreht sich das Rad nur sehr langsam. Mit der richtigen Wassermenge hat es einen schönen Schwung. Wichtig ist dabei, dass du nicht zu große Mengen auf einmal trinkst, sondern regelmäßig über den Tag verteilt kleine Mengen. Denk an das Wasserrad, das kann mit einem einzigen Riesenschwall am Tag auch nicht einen ganzen Tag wie am Schnürchen rund laufen.

Ein häufiges Zeichen für einen Wassermangel im Körper sind histaminbedingte Kopfschmerzen. Durch eine regelmäßige Aufnahme von Wasser sind diese schnell beseitigt. Als Allgemeinregel gilt, dass die Nieren täglich mit ca. 2,5 Litern kohlensäurefreiem Wasser und/oder mit Kräutertee unterstützt werden sollen. Koffeinfreier milder Kaffee und koffeinfreier milder Schwarztee (zum Beispiel Darjeeling) sind in der Regel in geringen Mengen (2 Tassen pro Tag) verträglich.

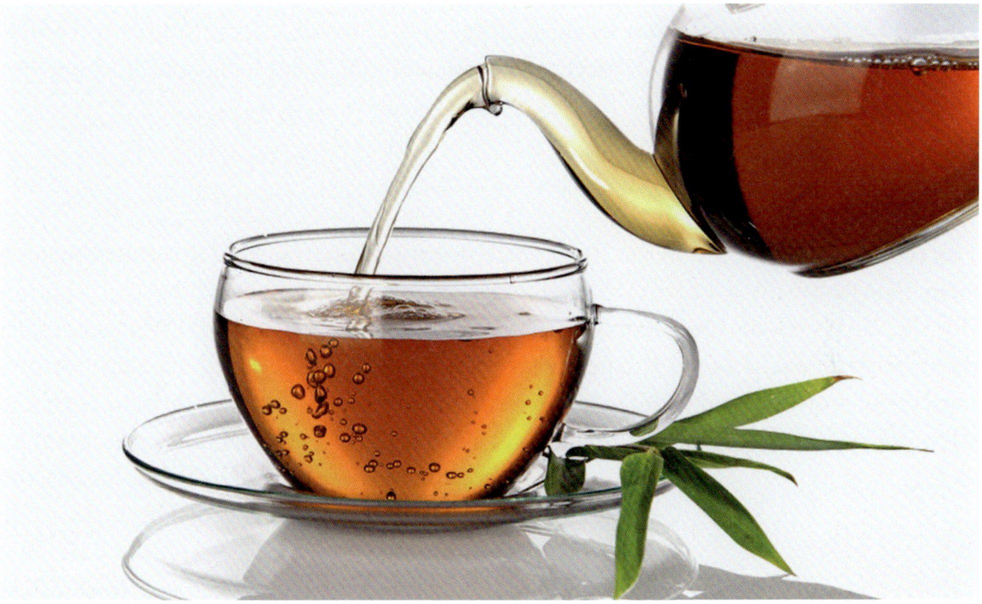

Verschiedene Teesorten haben eine histaminregulierende Wirkung.

INTERESSANT ZU WISSEN

Geeignete Teesorten bei Histaminose

Tees auf Basis von Tulsi, Curcuma, Ingwer, Hibiscus und Cystus sowie Roiboos- und Oolong-Tee können unseren Histaminhaushalt ins Gleichgwicht bringen. Sie tun besonders gut bei einer Histaminüberlastung im Magen-Darm-Trakt. Ungünstig sind hingegen Brennnesseltee und Hagebuttentee.

2. Abwechslung

Wir möchten dich dafür sensibilisieren, dass du deinen Ernährungsplan abwechslungsreich gestaltest, dass du also möglichst viele unterschiedliche Nahrungsmittel zu dir nimmst. Die Darmtherapeuten nennen dies »Rotation von Nahrungsmitteln«. Unsere Darmschleimhaut hat es tatsächlich gerne, wenn unsere Nahrung vielfältig ist und es nicht jeden Tag dasselbe zu verdauen gibt. Dies beugt der Bildung von Nahrungsmittelallergien vor.

3. Frische

Frische Lebensmittel sind in der Regel nicht nur histaminarm, sondern enthalten auch viele Nährstoffe, die wiederum der Histaminregulation dienen, zum Beispiel Vitamin B6, Vitamin C, Folat, Quercetin und andere sekundäre Pflanzenstoffe. Wie sieht es bei dir aus? Schau mal in deiner Küche in den Schränken nach und räume alle Lebensmittel raus, die nicht frisch sind (dazu gehören auch Gewürze!). Zum »Nicht-Frischen« gehört alles, was mit Zusatzstoffen in irgendeiner Form haltbar gemacht und optisch aufgepeppt wurde. Öle sind hier eine Ausnahme, denn Fette enthalten kein Histamin – Öle werden höchstens ranzig mit der Zeit. Wie sehen deine Schränke jetzt aus? Vermutlich fast leer, wie bei den meisten. Lass dich davon nicht entmutigen. Es ist ein Teil unseres Lebensstils, der uns letztendlich alle krank macht. Wir empfehlen daher gerade zu Beginn der Ernährungsumstellung, Lebensmittel eben nicht im Supermarkt einzukaufen, sondern auf dem Markt.

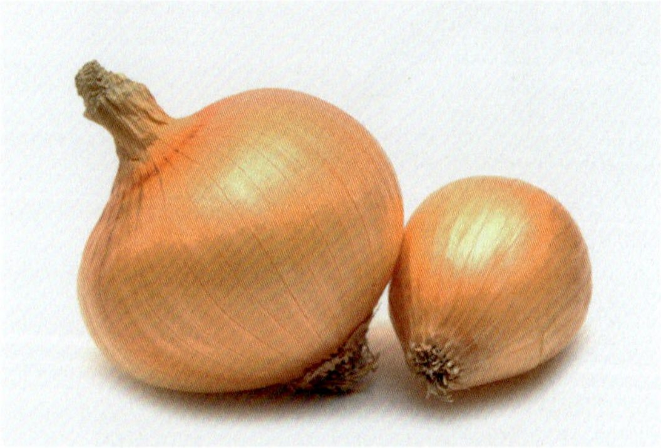

Zwiebeln sollten möglichst täglich verzehrt werden.

Auch mit der Zubereitung von Nahrung können wir den Histamingehalt verändern. Was die meisten nicht wissen ist, dass Kochen Histamin nicht zerstört. Braten oder Grillen von Fleisch oder Gemüse können hingegen den Gehalt deutlich erhöhen. Dies hat eine Studie aus dem Jahr 2017 gezeigt. So kann es sein, dass du die rohen Bio-Tomaten im Salat gut verträgst, aber die gegrillten Tomaten eben gar nicht.

INTERESSANT ZU WISSEN

Intelligente Nahrungskombinationen

Ein Grund, warum unsere Nachbarn in den Mittelmeerländern die Histamin-Intoleranz in dem Umfang nicht kennen – obwohl dort auch Mutationen der DAO-Gene vorkommen – ist, dass die traditionelle Mittelmeerkost so viele quercetin- und polyphenolreiche Nahrungsmittel wie Zwiebeln, Lauch, Knoblauch, Schnittlauch und Kräuter enthält, dass auch eine Tomatensuppe kein Problem darstellt. Wir empfehlen ganz nach dem Stil der mediterranen Küche mit vielen Kräutern und vor allem täglich mit (vor allem roten) Zwiebeln zu kochen.

4. Fette

»Das größte Nahrungsdefizit, von dem westliche Länder heute betroffen sind, ist die mangelhafte Versorgung mit Omega-3-Fettsäuren.«

– Dr. Richard Béliveau –

Unsere letzte Ernährungsempfehlung betrifft die gesunden Fette. Mastzellen benötigen Omega-3-Fettsäuren zur Stabilisierung ihrer Zellmembranen. Für eine optimale Mastzellenstabilisierung sollten Omega-6- und Omega-3-Fettsäuren in einem ausgewogenen Verhältnis stehen – am besten im Verhältnis 3:1 oder niedriger. Omega-6-Fettsäuren, in jedem Fall unverzichtbare Fettsäuren, haben wir aufgrund unserer Ernährung zu 90 Prozent immer ausreichend im Blut. Besser gesagt: viel zu ausreichend, denn das Verhältnis von Omega-6- zu Omega-3 Fettsäuren beträgt bei vielen Menschen eben nicht 3:1, sondern eher schlechte 20:1. In der Regel mangelt es an den zur Omega-3-Fettsäure-Gruppe gehörenden DHA und EPA, was nicht nur große Ernährungsstudien immer wieder zeigen, sondern auch unsere eigenen Messungen belegen.

Die Europäische Behörde für Lebensmittelsicherheit (EFSA) empfiehlt für eine ausreichende Versorgung mit Omega-3-Fettsäuren, täglich mindestens 250 mg DHA und 250 mg EPA zu essen. Ein Konsum von bis zu fünf Gramm Omega-3-Fettsäuren pro Tag gilt gemäß EFSA als unbedenklich. Lebensmittel, die viel DHA und EPA enthalten, sind

Algen, Meeresfrüchte, Wildfleisch, Fleisch von Tieren aus Weidehaltung und fettreicher Seefisch. Da der ausreichende Verzehr dieser Lebensmittel zu Beginn der Therapie für viele Patienten noch problematisch ist, raten wir am Anfang der Ernährungsumstellung zu hochgereinigtem Algenöl. Zum Braten oder Kochen eignen sich Öle mit einem hohen Anteil an Omega-3-Fettsäuren leider gar nicht, die chemische Struktur dieser besonderen Fettsäuren wird durch die hohe Hitze zerstört. Zum Erhitzen eignen sich Fette mit überwiegend stabilen, gesättigten Fetten wie Butter, Ghee, Butterschmalz von Tieren aus Weidehaltung oder Kokosfett besser. Die Alpha-Linolensäure (ALA) ist die einzige Omega-3-Fettsäure, die wir nur aus Pflanzen beziehen, vor allem aus Leinsamen, Raps und Perilla. Eine ausschließliche Versorgung mit Leinöl und Rapsöl ist für die Mastzellen und das Gehirn nicht ausreichend, da der Körper zwar Alpha-Linolensäure grundsätzlich in DHA und EPA umwandeln kann, aber die entsprechenden Enzyme (Delta-6-Desaturase) bei vielen Menschen nicht optimal funktionieren. Ein guter Zinkspiegel ist zudem eine weitere Voraussetzung für eine effektive enzymatische Umwandlung.

Mehrfach ungesättigte Fettsäuren, Omega 3			
Alpha-Linolensäure	20,76	mg/l	13,9 - 59,2
Eicosapentaensäure (EPA)	19,75	mg/l	25,67 - 61,56
Docosahexaensäure (DHA)	78,72	mg/l	67,2 - 141
Omega 3 - FS (Summe)	119,23	mg/l	87 - 254,9
Mehrfach ungesättigte Fettsäuren, Omega 6			
Linolsäure	1019,31	mg/l	945 - 1516
Gamma-Linolensäure	9,75	mg/l	7,20 - 27,85
Dihomo-gamma-Linolensäure	62,83	mg/l	34,2 - 82,6
Arachidonsäure	321,66	mg/l	172 - 335
Omega 6 - FS (Summe)	1413,55	mg/l	1257 - 1897
Quotienten			
Eicosanoid-Balance (EPA/AA)	6,1		> 17
Omega-3-Index	3,1		> 7
Omega-6/3-Verhältnis	11,9		< 9

Ein Mangel an den essenziellen Fettsäuren DHA und/oder EPA ist sehr häufig. Mit freundlicher Genehmigung der Biovis Diagnostik MVZ GmbH Limburg

Olivenöl dagegen nimmt mit seinem Fettsäurespektrum eine eher neutrale Position ein. Es wirkt jedoch allgemein entzündungshemmend, ist auch als natives Öl nicht nur für die kalte Küche, sondern auch zum Braten geeignet und sollte daher einen prominen-

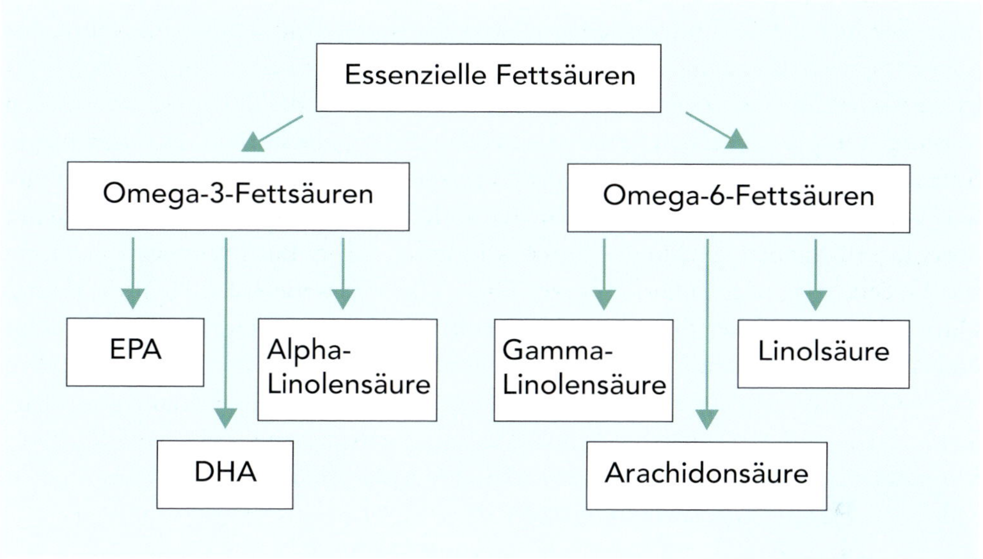

Alle ungesättigten Fettsäuren sind essenziell und müssen mit der Nahrung zugeführt werden.

ten Platz in deiner Küche haben. Mach einen Ölwechsel in deiner Küche! Was du von dort schnellstmöglich verbannen solltest, sind Sonnenblumen-, Distel- oder Maiskeimöl – ganz gleich, ob kaltgepresst oder raffiniert. Ihr hoher Anteil an Omega-6-Fettsäuren verdrängt die ohnehin zu geringen Mengen an Omega-3-Fettsäuren unserer Nahrung und fördert chronische Entzündungen.

Wenn du dich konsequent an unsere TAFF-Regeln hältst, wirst du weder die Mastzellen-triggernden E-Stoffe noch Mastzellen-schädigende Transfette zu dir nehmen. Du wirst dich nach ca. drei Wochen schon deutlich besser fühlen. Nach und nach werden sich die positiven Effekte im gesamten Organismus bemerkbar machen. Wetten, dass du recht bald gar nicht mehr zu einer denaturierten, krankmachenden Kost zurück möchtest.

Finger weg vom Alkohol – aber wie?

Beim Thema Alkohol kommen auch in unserer Praxis gerne Diskussionen auf. Auch viele Winzer haben schon auf den wachsenden Markt der »Histaminintoleranten« reagiert und keltern jetzt zusätzlich histaminarme Weinsorten – eine Mogelpackung, wie du inzwischen ja weißt. Wir stellen immer wieder fest, dass es für viele Menschen sehr schwierig ist, dauerhaft auf Alkohol zu verzichten, und sie lassen sich bei allen möglichen Gelegenheiten wieder verführen. Aber jeder Tropfen Alkohol schadet in der Regenerationsphase fünffach (!) und das ist auch nicht schönzureden. Es macht keinen Sinn, an einer Darmsanierung und Mastzellenstabilsierung zu arbeiten, wenn ich mir mal zwischendurch mein Glas Weißweinschorle oder das glutenfreie Feierabendbier »gönne«. Alkohol ist eine Droge. Punkt. Und unser Suchtgedächtnis versucht uns immer wieder zu manipulieren. Wir sehen einen so viel schnelleren Heilungsverlauf, wenn Patienten wirklich *konsequent* auf Alkohol verzichten. Dieser Schritt fällt vielen Menschen unglaublich schwer, auch ohne alkoholkrank zu sein.

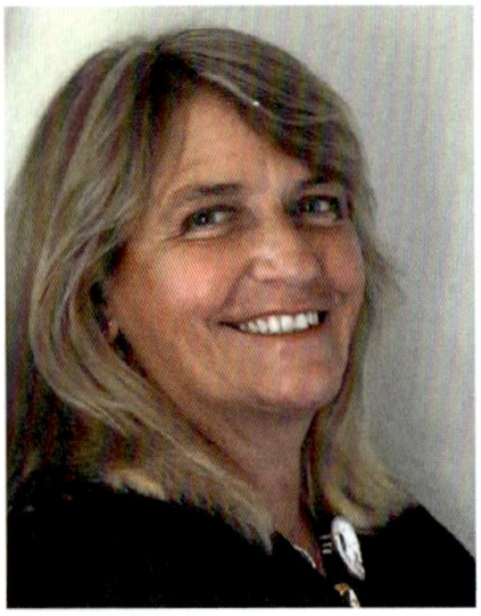

Interview mit der Medizinjournalistin Gaby Guzek

Alkohol adé - aus gutem Grund!

Die Wissenschaftsjournalistin Gaby Guzek und der Arzt Dr. Bernd Guzek haben ein nachhaltiges Entwöhnungsprogramm erstellt, das wir unseren Patienten empfehlen. Ihr Buch und das zugehörige Online-Portal unterstützen unserer Meinung nach sehr wirksam dabei, langfristig auf dem Weg zur Gesundheit zu bleiben. Über die medizinischen Grundlagen der Sucht und Erfahrungen mit Nährstoffen beim Alkoholausstieg hat Gaby Guzek zusammen mit ihrem Mann Dr. med. Bernd Guzek ein Buch geschrieben, »Alkohol adé«, das einen Einstieg in den Ausstieg bietet.

Frau Guzek, Sie sind Wissenschaftsjournalistin und haben eine eigene Geschichte mit Alkohol. Erzählen Sie uns ein wenig darüber?
Gaby Guzek: Nun, das ist schnell erklärt: Ich habe 20 Jahre lang mindestens schweren Alkoholmissbrauch betrieben. Lange habe ich versucht aufzuhören – vergeblich. Dann habe ich angefangen zu recherchieren, was wirklich hinter diesem ständigen Drang zum Glas steckt. Ergebnis: Eine wildgewordene Psyche ist es nicht. Das ist knallharte Wissenschaft. Wir reden von der Hirnchemie, den Neurotransmittern. Sie wirft der Alkohol so aus der Bahn, dass man am Ende gar nicht mehr anders kann, als zu trinken – um wenigstens

kurzfristig die Nervosität, die Depression oder die Antriebslosigkeit hinter sich zu lassen, die der ständige Alkoholmissbrauch eigentlich doch aber erst hervorruft. Letztendlich ist Alkoholismus eine Krankheit wie Depressionen, also ein Problem der Neurotransmitter und des Stoffwechsels. Mit Willensschwäche hat das nichts zu tun. Das Schöne: Wenn man das einmal verstanden hat, erledigt sich auch das Thema Schuld und Scham. Hinzu kommt dann noch die fatale Rolle des Suchtgedächtnisses, das einem vorgaukelt, Alkohol mache die Welt ja nun mal schöner. Deshalb quietschen viele Menschen ja auch erst einmal, wenn sie – beispielsweise aufgrund einer medizinischen Diagnose – zumindest eine Zeitlang keinen Alkohol trinken dürfen. Die haben wirklich das Gefühl, es würde ihnen was Schönes weggenommen. Was natürlich Unsinn ist.

Hatten Sie Histaminprobleme in der Zeit, als Sie regelmäßig Alkohol tranken? Wenn ja, wie haben die sich geäußert?
Gaby Guzek: Ja, klar hatte ich die. Während der alkoholgetränkten Zeit und – so bin ich mir heute sehr sicher – auch schon vorher. Dummerweise war die Histamin-Intoleranz ein zusätzlicher Trink-Turbo für mich. Die Nervosität, der schnelle Puls, die Angst und teilweise Panik dadurch, dafür gab es ja ein schickes Gegenmittel: den Alkohol. Zwei Gläser gestürzt und es war erstmal Ruhe. Das hat die Suchtspirale noch zusätzlich befeuert.

Was müssen wir wissen, wenn wir uns von Alkohol entwöhnen möchten?
Gaby Guzek: Wer vom Alkohol weg will oder muss, schafft das nur aus wirklich eigenem Willen und eigener Einsicht. Anders funktioniert es nicht. Dann sollte man sich darauf vorbereiten, dass einem das Suchtgedächtnis fürchterliche Streiche spielen kann. Nebenbei: Dafür muss man kein regelrechter Alkoholiker sein – das Suchtgedächtnis tritt schon weit früher auf den Plan. Der Wunsch nach Alkohol ist bei vielen fest mit bestimmten Situationen oder Tageszeiten verbunden. Der Gedanke an Alkohol wird sich genau dann wieder melden – und das Teufelchen auf der Schulter wird einem erzählen, warum es gerade jetzt doch besonders schön wäre, etwas zu trinken – und warum es dieses eine, einzige Mal ja gar nicht schlimm wäre. Was wirklich hilft: Man sagt sich: »Ich trinke nur heute nichts. Nur heute. Ich lasse heute das erste Glas stehen.« Das ist so ziemlich der genialste Spruch der Anonymen Alkoholiker. Die wünschen sich »Gute 24 Stunden.« Das funktioniert deshalb so gut, weil 24 Stunden ein überschaubarer Zeitrahmen ist. Wer sich hingegen sagt: »Ich darf nie wieder Alkohol trinken«, der fordert den Teufel auf der Schulter zu einer Endlosdiskussion auf. Die man in der Regel verliert – gerne bereits zu Anfang.

Was kann man sonst noch tun?
Gaby Guzek: Den Ausstieg aus dem Alkohol habe ich mit einem Nährstoffkonzept unterstützt. Das Ganze folgt zwei Grundideen: Menschen, die zu viel Alkohol trinken, haben meistens riesige Nährstoffmängel. Dazu gibt es Hunderte von Studien. Diese Nährstofflücken gilt es, möglichst schnell zu schließen. Denn dann fühlt man sich rasch besser – ein Rückfallschutz. Denn Unwohlsein triggert sofort wieder den Wunsch nach Alkohol.

Zweitens waren für mich Aminosäuren sehr hilfreiche Helfer, vor allem GABA, Glycin, Glutamin, Taurin und Theanin. Die beiden ersten wirken direkt auch als beruhigende Nervenbotenstoffe. In der ersten Zeit ohne Alkohol ist das Neurotransmittersystem furchtbar in Aufruhr. Bis sich das gefangen hat, kann man so gegensteuern, nach meiner Erfahrung. Das reduziert jedenfalls den Drang nach Alkohol.

Mehr Informationen gibt es auch unter www.alkohol-ade.com

DER GROSSE HISTAMIN-SELBSTTEST

Nach der Auswertung der Symptome von Hunderten unserer Patienten können wir sagen, dass es vier unterschiedliche Histaminose-Typen gibt. Wenn es dich interessiert, deinen eigenen Histaminose-Typ herauszufinden, laden wir dich zu diesem Selbsttest ein. Durch diesen lässt sich dein Typus schon ziemlich gut herausfinden, sodass eine anschließende Laboruntersuchung oft nur das Ergebnis bestätigt bzw. der genaueren Ursachenklärung dient. Nimm dir ein paar Minuten Zeit und gehe die Fragen durch. Welche Aussagen treffen auf dich zu? Kreuze die Frage rechts im Buchstabenfeld an. Wenn du bei einigen Fragen unsicher bist, frage eine Person, die dich gut kennt.
Und los geht's!

Welcher Histamin-Typ bin ich?

Symptom	Trifft zu
Mein Puls steigt nach histaminreichen Mahlzeiten um mehr als 20 Schläge pro Minute an.	A + D
Ich habe starken Muskelkater erst ab dem 2. Tag nach einer Belastung.	D
Ich wache oft um drei Uhr auf.	B + C + D
Ich habe eine instabile Halswirbelsäule/ein HWS-Syndrom.	C + D
Ich blute bei kleineren Verletzungen lange nach.	D

Symptom	Trifft zu
Ich neige zu blauen Flecken.	D
Obwohl ich histaminarm esse, habe ich histamintypische Symptome, wie Urtikaria oder Juckreiz.	A + D
Ich bin manchmal sehr schwach und schaffe es kaum aufzustehen.	D
Ich vertrage viele Probiotika nicht.	A + D
Ich bekomme immer wieder plötzlich Schwellungen um den Mund herum (Angioödem).	D
Ich habe oft ein Hitzegefühl im Gesicht oder am ganzen Körper.	B
Ich leide unter einem starken Speichelfluss.	C
Ich bin sehr schläfrig nach einer histaminreichen Mahlzeit.	A + D
Ich leide an einer interstitiellen Zystitis (chronische Blasenentzündung).	D
Ich habe ein hyperreagibles Bronchialsystem und Reizhusten.	A + D
Ich leide unter Kribbeln und Prickeln am (ganzen) Körper.	D

Symptom	Trifft zu
Wenn ich mich hinlege, kann ich oft meinen Puls schlagen hören.	B + C+ D
Ich habe Einschlafstörungen.	B + C + D
Ich habe Durchschlafstörungen.	B + C + D
Ich fühle mich oft grundlos unruhig und getrieben.	B + C + D
Ich fühle mich innerlich zittrig.	C + D
Ich habe viele Nahrungsmittelunverträglichkeiten und Nahrungsmittelallergien.	A + D
Ich habe oft Herzstolpern.	A + B + D
Ich leide unter Herzrasen.	B + D
Ich habe oft trockene, brennende Augen.	D
Ich leide an Asthma/chronischer Bronchitis.	A + D
Ich habe Migräne oder häufig starke Kopfschmerzen.	C + D

Symptom	Trifft zu
Mein Blutdruck ist oft niedrig und mein Ruhepuls hoch.	B + C + D
Ich leide unter Hautausschlägen/Urtikaria.	A + D
Ich habe Neurodermitis oder Psoriasis.	A + D
Ich leide an Fibromyalgie (Weichteilrheuma).	D
Bei mir wurde eine KPU oder HPU festgestellt.	A + B + C + D
Ich vertrage Rotwein nicht.	A + C + D
Ich vertrage keinen Alkohol.	A + C + D
Ich habe starke Schmerzen während der Periode.	B + D
Ich bin zeugungsunfähig.	D
Ich habe Angst- und Panikstörungen.	C + D
Ich tendiere zu Wassereinlagerungen.	B + D

Symptom	Trifft zu
Ich werde nicht schwanger, ohne erkennbaren Grund.	B + D
Ich leide unter Osteopenie oder Osteoporose.	D
Ich hatte bereits Fehl- oder Frühgeburten.	B + D
Ich leide unter dem Restless-Legs-Syndrom.	D
Ich habe verschiedene Allergien (Heuschnupfen, Nahrungsmittelallergien).	A + D
Ich habe schon Anaphylaxien erlebt.	D
Ich habe eine Konversionsstörung der Schilddrüsenhormone (Low-T3-Syndrome).	B + D
Ich neige zu oder habe immer wieder Depressionen bzw. depressive Verstimmungen.	C + D
Ich habe starke Konzentrationsstörungen/ADS/ADHS.	C + D
Ich habe manchmal extremen Durst.	B + D
Ich leider ständig unter Aphten (Geschwüre) und Entzündungen im Mund.	D

Symptom	Trifft zu
Ich habe beidseitigen Tinnitus, der unterschiedlich stark ausgeprägt ist.	D
Ich habe chronischen Schnupfen.	A + D
Ich neige zu Durchfällen.	A + D
Ich habe Magenprobleme, wie Gastritis, Sodbrennen.	A
Meine Schilddrüse ist schwer mit Medikamenten einstellbar.	B + D
Ich habe manchmal Fieberschübe oder erhöhte Temperatur ohne erkennbaren Grund.	D
Ich habe manchmal starke Gelenkschmerzen, aber kein Rheuma.	D
Ich leide oft an »Brainfog« (Gehirnnebel). Ich kann dann nicht klar denken.	C + D
Ich fühle mich oft sehr erschöpft.	C + D
Ich habe eine Schilddrüsenerkrankung.	B + D
In meinen Schwangerschaften gab es Komplikationen, wie zum Beispiel eine Präeklampsie.	B + D

Bitte addiere nun die Anzahl der Buchstaben, bei denen du ein Kreuz gesetzt hast. Bei einem Buchstabenfeld mit mehreren Buchstaben zählen alle aufgeführten.

Anzahl A: _____ Kreuze

Anzahl B: _____ Kreuze

Anzahl C: _____ Kreuze

Anzahl D: _____ Kreuze

Wo hast du am häufigsten dein Kreuz gesetzt?

- *Du hast die meisten Kreuze bei »A« gesetzt.*

Dann bist du wahrscheinlich der *Darm-Lunge-Typ*. Dein Histaminproblem hat vermutlich im Magen-Darm-Trakt seinen Ursprung (nicht in der DAO!) und hat sich vielleicht auch schon auf andere Organe ausgeweitet. In der Regel sind Haut und Schleimhaut mit betroffen. Es gibt viele verschiedene Ursachen für Histaminosen im Magen-Darm-Trakt, daher sollte nun eine gründliche Abklärung bei einem Arzt oder Heilpraktiker erfolgen. Was jetzt wichtig ist, erfährst du ab Seite 155.

- *Du hast die meisten Kreuze bei »B« gesetzt?*

Dann bist du wahrscheinlich der *Hormon-Typ*. Die Mastzellen und Nervenzellen stehen über Histamin in ständiger Kommunikation und Interaktion mit der Schilddrüse, den Eierstöcken, den Hoden und den Nebennieren. Bei Unstimmigkeiten in einem dieser Bereiche verschlimmert ein chronisch erhöhter Histaminspiegel alle diese hormonellen Beschwerden. Was du für dich nun tun kannst, erfährst du ab Seite 166.

- *Du hast die meisten Kreuze bei »C« gesetzt?*

Du bist vermutlich der *Histadelie-Typ*, bei dem eine Störung der HNMT zugrunde liegt und/oder Mastzellen oder Neuronen im zentralen Nervensystem zu viel Histamin ausschütten, sodass dein erhöhter Histaminspiegel im Gehirn deine anderen Neurotransmitter in ihrer Funktion erheblich stört. Damit deine Symptome, Angst- und Panikattacken, Kopfschmerzen, Depressionen und Konzentrationsstörungen sich nachhaltig verbessern, ist eine gründliche Klärung der Ursachen notwendig. Lies weiter ab Seite 187.

- *Du hast die meisten Kreuze bei »D« gesetzt.*

Dann könntest du ein *MCAD-Typ* sein. MCAD steht für systemische Mastzellaktivierungserkrankung. Diese Gruppe umfasst viele verschiedene Krankheiten, die häufigste Form ist das systemische Mastzellaktivierungssyndrom. Bei Verdacht auf eine MCAD solltest du dich schnell an einen erfahrenen Arzt wenden, der die notwendige Diagnostik vornimmt und eine Therapie einleitet. Nichtsdestoweniger kannst du viel für dich selber tun und von unserem Programm (ab Seite 198) profitieren.

DIE VIER HISTAMINOSE-TYPEN

Histamin ist wie der Finger in der Wunde. Es zeigt uns, wo genau es in unserem Körper nicht rund läuft. Bei dem einem ist es eher der Magen-Darm-Trakt, bei dem anderen ist es eben die Hormonachse – je nachdem, wo bereits schon funktionelle Störungen vorhanden sind. Histamin meldet sich in jedem Fall irgendwann zu Wort und macht uns so auf sich aufmerksam. Bis wir es nicht mehr ignorieren können. Jeder Histaminose-Typ ist anders und benötigt eine andere Zusatz-Diagnostik und auch andere spezielle Unterstützung. Gerade bei den MCAD-Typen ist beispielsweise eine gute Schmerz- und antiallergische Notfallmedikation notwendig. Im Folgenden haben wir für jeden Typ unterstützende Hilfestellungen und Informationen zusammengefasst.

Der Darm-Lunge-Typ

Es ist kein Zufall, dass Menschen mit Darm-Histaminosen vom Typ B oder Typ M langfristig auch histaminbedingte Probleme auf der Haut und in der Lunge bekommen. Zum einen entstehen Lunge und Darm in der Embryonalentwicklung aus dem gleichen Keimblatt – bis heute gibt es dadurch zelluläre und funktionelle Verbindungen. Zum anderen zeigen sich Darmprobleme an sich häufig auf der Haut und der Schleimhaut. Daher muss ein hohes Histamin im Darm immer weiter abgeklärt werden, sonst entwickeln sich Folgeerkrankungen!

Wir wiederholen es an dieser Stelle gerne noch einmal: Eine niedrige DAO ist in der Regel die Folge, *nicht die Ursache* für einen erhöhten Histaminspiegel im Darm. Für Therapeuten beginnt an dieser Stelle die detektivische Detailarbeit, die leider oft den Geldbeutel des Patienten belastet, aber viel wertvolle Lebenszeit einspart, da wir ohne diese Diagnostik sonst zu lange im Nebel stochern.

Werner, 48 Jahre, Marktleiter, Darmkrämpfe: »Ich leite einen kleinen Lebensmittelmarkt mit ein paar Angestellten. Die Arbeit und das Team sind gut. Was mir zu schaffen macht, ist mein Darm. Ich habe regelmäßig Bauch-Darm-Schmerzen mit starken Krämpfen, Durchfall und zeitweise auch Sodbrennen und verstehe nicht warum. Die Beschwerden kommen plötzlich aus heiterem Himmel, dann habe ich wieder wochenlang Ruhe. Ich habe schon eine Magen- und Darmspiegelung bekommen, leider ohne Befund. Ich bin beim Essen schon sehr gehemmt, weil ich immer Angst vor den Nachwirkungen habe.«

Spezielle Labordiagnostik für den Darm-Lunge-Typ

Wer nur nach der DAO im Blut schaut, hat im Anatomieunterricht nicht aufgepasst. Denn eine Unmenge an Mastzellen sitzen in der Darmschleimhaut. Eine Fläche so groß wie ein Fußfallfeld voller Mastzellen!

Miriam, 13 Jahre, Schülerin, starker Juckreiz, Durchfälle und Migräne: »Meine Haut am Hals und Nacken ist immer rot und juckt ganz fürchterlich, das ist mir unangenehm. Wenn ich mich kratzen muss, denke ich immer, dass meine Klassenkameraden mich doof angucken. Die Schule fällt mir deswegen sehr schwer, auch weil ich ständig Kopfschmerzen habe. Meine Mama hat mich deswegen mal zu einem Arzt geschleppt, der mit mir einen Allergie-Test gemacht hat. Da gab es aber keinen Befund, sodass ich immer noch nicht weiß, woher das Jucken kommt und was ich dagegen tun kann.«

Wenn Mastzellen einmal gereizt sind – von E-Stoffen, von Fast Food mit Transfetten, durch einen Candida-Befall oder SIBO (Small Intestinal Bacterial Overgrowth/ Dünndarmfehlbesiedlung) – reagieren sie auch mehr als deutlich: Sie schütten Histamin und andere Mediatoren aus, und ihr Besitzer bekommt entsprechend Krämpfe, Durchfälle, Blähungen. Im Grunde genommen wird bei jeder Entzündung, jeder Infektion im Darm und jeder Nahrungsmittelallergie, egal ob Sofort-Allergie (IgE) oder Spät-Allergie (IgG4/IgG), Histamin ausgeschüttet. Wenn wir nun bereits einen hohen Histaminspiegel im Darm festgestellt haben und wir Beschwerden haben, muss durch eine Stuhluntersuchung zunächst das Ausmaß der Entzündung begutachtet werden. Dafür benötigen wir folgende Werte:

- Dünndarm: Zonulin, Alpha-1-Antitrypsin, sekretorisches Immunglobulin A (sIgA)
- Dickdarm: Calprotectin

Anhand dieser Werte können wir die Entzündung schon einmal besser einschätzen. Zudem wissen wir bei einer Erhöhung von Zonulin und Alpha-1-Antitrysin, ob ein Leaky-Gut-Syndrom vorliegt und Histamin aufgrund dessen ungehindert in den Blutkreislauf gelangen kann.

INTERESSANT ZU WISSEN

Interessant zu wissen: DAO aus der Schweineniere

Mittlerweile gibt es viele Firmen, die die Diaminoxidase (DAO) als Arzneimittel oder Nahrungsergänzungsmittel anbieten. In der Regel handelt es sich dabei um die DAO aus Schweinenierenextrakt. Nach unserer Erfahrung beträgt die benötigte Mindestdosis drei Kapseln vor einer Mahlzeit. Die Pillen können nur wirken, wenn sie vor einer Mahlzeit eingenommen werden.

Macht die Einnahme von DAO Sinn? Wir halten die Pillen-DAO selbstverständlich nicht für einen Ersatz für eine gründliche Ursachenklärung. Zudem sind sie auf Dauer recht teuer und wirken nicht gegen Histaminliberatoren wie zum Beispiel E-Stoffe. Wir nutzen DAO-Präparaten vor allem zur Diagnostik, um zu sehen, ob Patienten eher ein Problem mit Mastzellen-Histamin haben oder mit Nahrungs-Histamin. Wir verordnen die DAO und schauen, ob sich die Beschwerden bessern. Bessern sich die Symptome dagegen deutlich unter der Einnahme des H1-Blockers, wie zum Beispiel Loratadin, dann ist klar, dass die DAO nicht das primäre Problem ist.

Wenn die Entzündungsparameter auffällig waren, macht es Sinn, auch auf mögliche Nahrungsmittelallergien zu untersuchen, im Speziellen:

- EPX (Screeningmarker für Nahrungsmittelallergien) im Stuhl
- Nahrungsmittelallergien vom Typ IgE (Soforttyp) im Blut
- Nahrungsmittelallergien vom Typ IgG/IgG4 (Spättyp) im Blut

Das konsequente Vermeiden der Nahrungsmittel, die eine Allergie auslösen und somit über IgE oder IgG zu einer Histaminausschüttung führen, entlastet unser »Fass«, so lange bis die Darmschleimhaut saniert ist. Oft sehen wir innerhalb von vier bis sechs Wochen positive »Fernwirkungen« auf der Haut und im Bereich von Lunge und Bronchien: Ein hartnäckiger Reizhusten verschwindet, oder ein Ekzem heilt ab. Hierfür ist aber wirklich eine konsequente Vermeidung von Nahrungsallergenen notwendig *und* gleichzeitig eine gründliche Darmsanierung.

Im nächsten Schritt sollte das Mikrobiom untersucht werden. Hier ist die Auswahl an Möglichkeiten in den letzten Jahren enorm gewachsen. Nicht alles macht Sinn, daher geben wir – auch mit dem Kosten-Nutzen-Aspekt im Blick – Empfehlungen für diese Untersuchungen:

- Candida albicans
- Klebsiellen
- histaminbildende Bakterien (zum Beispiel Hafniae, Morgenanellen, Serratiae)
- Dünndarmfehlbesiedlung (SIBO)
- Clostridien
- bei Kontakt zu Tieren auch die gängigen Parasiten und Würmer

Test	Ergebnis	Einheit	Normbereich	---	--	-	+	++	+++
Calprotectin	194,6	mg/l	< 15						
Alpha 1-Antitrypsin	>112	mg/dl	< 27,5						

Schleimhautimmunität

Test	Ergebnis	Einheit	Normbereich	---	--	-	+	++	+++
Sekretorisches Immunglobulin A (sIgA)	2285	µg/ml	510 - 2040						

Hohe Entzündungswerte im Dünn- und Dickdarm. Mit freundlicher Genehmigung: Labor Biovis Diagnostik MVZ GmbH

Bei der Mikrobiombestimmung wird auch immer der pH-Wert des Stuhls mitanalysiert. Er hat u. a. eine wichtige Aussagekraft für die Aktivität der DAO. Die allermeisten Darmstörungen gehen mit zu basischen Stühlen (pH 7,5 und höher) einher.

Histaminbedingtes Asthma

Bei schweren Verlaufsformen von Histaminosen, klassischen Allergien, (histaminbedingtem) Asthma und bei MCAS ist die Behandlung der Atemnot – zunächst – vorrangig. Da sind wir einfach froh und glücklich, dass wir Medikamente mit Wirkstoffen haben, die schnell Abhilfe schaffen und auch sehr oft Leben retten können:

- Cortison
- Salbutamol
- Terbutalin

Wer es durch das Buch bis hierhin geschafft hat, weiß jedoch, dass die Behandlung von Symptomen nicht gesund macht.

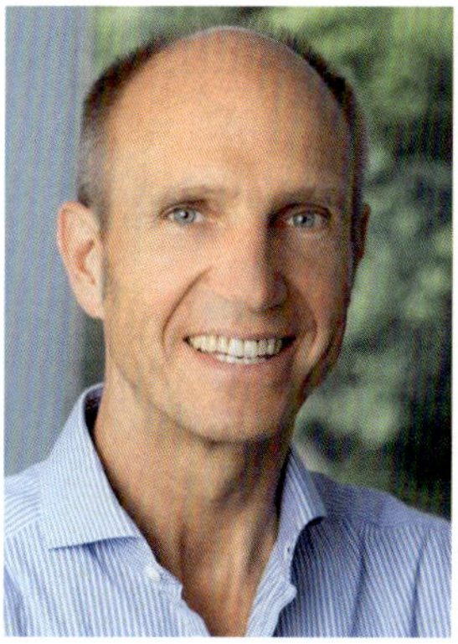

Interview mit dem Lungenarzt Dr. Hermann Teutemacher

Asthma-Therapie ganzheitlich

Herr Dr. Hermann Teutemacher ist Lungenfacharzt, Allergologe und Präventivmediziner. Er bezeichnet sich als »Ursachenmediziner« und ist für sein erfolgreiches Konzept zur Behandlung von Asthma bronchiale (möglichst) ohne Cortison bekannt. Wir haben uns mit ihm über einen anderen Ansatz der Asthma-Therapie unterhalten.

Unterscheidet sich ein allergisches Asthma von einem Asthma bei einer Histaminose?

Dr. Hermann Teutemacher: Wenn man nur die kleinen Bronchien betrachtet, in denen sich das Asthma ja abspielt, sind die Vorgänge in beiden Fällen ähnlich: Histamin führt dort zur Schwellung der Schleimhaut und Verkrampfung der Bronchialmuskulatur, die dann Husten, Luftnot, Brustenge und pfeifende Atemgeräusche zur Folge haben. Recht unterschiedlich sind dagegen die Wege, wie der Histaminüberschuss im Detail zustande kommt: Beim rein allergischen Asthma führt nur der Kontakt des Allergens mit dem entsprechenden Antikörper auf der Oberfläche der Mastzellen und der basophilen Granulozyten zur Freisetzung von Histamin aus deren Depots. Beim Histaminungleichgewicht dagegen sind die Wege zur gesteigerten Histaminkonzentration im Bereich der Bronchien sehr viel komplexer und von den auslösenden Faktoren her vielfältiger und daher oft für den Patienten und den Arzt schwieriger nachzuvollziehen und zu behandeln.

Wie ist die Standardtherapie bei Asthma bronchiale?

Dr. Hermann Teutemacher: Die Schulmedizin betrachtet Asthma als quasi überflüssige Entzündung der Bronchien, die zu einer Überempfindlichkeit und in der Folge durch eine Verengung der Bronchien zu den typischen Beschwerden (Luftnot, Husten und Brustenge) führt. Gemäß diesem Krankheitsverständnis werden auch die im Vordergrund der Behandlung stehenden Medikamente eingeteilt in solche, die die Entzündung unterdrücken (in erster Linie Cortison), und solche, die die Enge der Bronchien und damit die Luftnot beseitigen sollen. Ein »gut eingestellter« Asthmatiker sollte möglichst wenig Beschwerden haben und auch keine langfristigen Einschränkungen seiner Lungenfunktion. Die Medikamente und deren Dosierungen werden den Leitlinien zufolge schrittweise so lange gesteigert, bis dieses Ziel für den einzelnen Asthmatiker erreicht ist. Bei

Beschwerdefreiheit kann die Dosis eventuell reduziert werden. Da Asthma aus der Sicht der Schulmedizin unheilbar ist, bedarf es in der Regel einer lebenslangen medikamentösen Therapie. Im Einzelfall wird diese Therapie durch weitere Maßnahmen wie Raucherentwöhnung, Hyposensibilisierung bei Allergien, Empfehlung zu Sport, Normalgewicht etc. ergänzt. Eine ursächliche Behandlung ist in den Leitlinien nicht vorgesehen.

Ist es möglich, Asthma bronchiale auch naturheilkundlich zu behandeln?
Dr. Hermann Teutemacher: Im Gegensatz zur Schulmedizin, die sich definitionsgemäß in erster Linie damit beschäftigt, das Asthma dauerhaft mit *Medizin* einzustellen, sprich: zu unterdrücken, folgt die Naturheilkunde – wo immer möglich – dem Prinzip des Hippokrates: »Nicht der Arzt heilt, sondern der Körper bzw. die Natur!« Die Aufgabe von Arzt und Patient kann in der Naturheilkunde nur darin bestehen, die Bedingungen herzustellen, unter denen die Selbstheilung gelingen kann. Dieses hippokratische Vorgehen ist uns bei akuten Erkrankungen wie zum Beispiel einem Beinbruch bestens bekannt: Weder der Arzt, noch Gips oder Schraube heilen den gebrochenen Knochen, sondern nur der Körper selbst! Grundsätzlich kann dieses einfache und logische Prinzip der Naturheilkunde aber auch auf die Mehrzahl der Fälle von chronischen Erkrankungen und auch beim Asthma bronchiale angewendet werden. Da ich davon ausgehe, dass jede Entzündung – und zwar nicht nur die akute wie der Sonnenbrand, die bei der Erkältung laufende Nase, der entzündete Mückenstich etc., sondern auch die chronische Entzündung – Ursachen hat, steht heute im Zentrum meiner Behandlung die Klärung und Beseitigung der Ursachen, die den Körper des Asthmatikers zu dieser scheinbar falschen, aber in Wahrheit stets klugen Reaktion, die wir Asthma nennen, gezwungen hat. Welche Ursachen kommen dabei in Frage? Alles, was der Körper nicht kennt, was ihn auf irgendeine Weise (meist unbemerkt) schädigt und worauf er sich deswegen mit der einzigen Waffe wehrt, die er hat: mit seinem Immunsystem. Und das wiederum kämpft mit dem Mittel der Entzündung. Die häufigsten Störenfriede, die 365 Tage 24 Stunden lang auf uns einwirken, den Körper zur Entzündung zwingen, sind folgende: Störungen der Darmflora, Durchlässigkeit des Darmes, Nahrungsmittelunverträglichkeiten (besonders gegen das Milcheiweiß Casein und gegen Gluten), Mangel an Mikronährstoffen, Medikamente, insbesondere Antibiotika und Cortison, chronische Infektionen (nicht selten Parasiten), Schwermetalle, Pestizide, Insektizide, Gifte aus wurzeltoten Zähnen, Nahrungsmittelzusatzstoffe, E-Smog und viele andere mehr, aber vor allen Dingen: STRESS! Quasi unser »ganz normales«, aber leider völlig artfremdes Leben. Analog zu den Gewerken einer Altbausanierung, die in einer bestimmten Reihenfolge nacheinander arbeiten müssen, gehe ich mit meinem Pa-

tienten alle genannten Ursachengruppen durch und zeige und unterstütze so den Weg zur Selbstheilung.

Was ist die Folge, wenn bei (histaminbedingtem) Asthma nur symptomatisch behandelt wird?
Dr. Hermann Teutemacher: Jedes Asthma ist, wie oben bereits erläutert, Ausdruck einer (egal auf welche Weise verursachten) Entzündung des Bronchialsystems. Wenn es nicht gelingt, diese Entzündung zu beruhigen, kann sie – wie alle dauerhaften Entzündungen – zu Vernarbungen, also dauerhaften Schäden der Bronchien und auch der Lunge führen, die denen eines Rauchers ähneln. Womit es über die chronische Entzündung zur chronischen Verengung der Bronchien (COPD) und zum Verlust von Lungengewebe (Lungenemphysem) kommen kann. Um das zu verhindern und um nicht dauerhaft Cortison und andere Medikamente nehmen zu müssen, ist es für den Patienten wichtig, bei der Suche und der Beseitigung der Krankheitsursachen aktiv mitzuarbeiten.

Was raten Sie den Asthmatikern?
Dr. Hermann Teutemacher:

1. Meiden Sie Milchprodukte (außer Butter und Sahne), Gluten, Schweinefleisch und alles, was Ihre Oma von der Verpackung her nicht als Essen erkannt hätte!
2. Asthma ist zuallererst die Folge eines gestörten Immunsystems und damit – vereinfacht gesagt – eine Darmerkrankung. Bemühen Sie sich also nach Kräften um einen gesunden Darm!
3. Reduzieren Sie Stress! Dieser stört nicht nur massiv den Darm, sondern auch die Nebenniere, wo unter anderem Cortisol produziert wird, was wiederum das Immunsystem reguliert.
4. Suchen Sie jemanden auf, der sich (ernsthaft) mit Vitamin D auskennt, und bringen Sie Ihren Vitamin-D-Spiegel in einen Bereich zwischen mindestens 40 bis 60 ng/ml.
5. Wenn das allein nicht reichen sollte: Suchen Sie mit den Begriffen »Asthma« und »Darmsanierung« im Internet nach Therapeuten und lesen Sie deren Bewertungen bei Google und Jameda.

Herzrasen, Herzstolpern und Schwindelattacken

Diese Symptome sind mit die häufigsten, die von Menschen mit Histaminosen immer wieder genannt werden. In einigen Fällen sind die Beschwerden so stark, dass sich eine »Herzangst« entwickelt und immer wieder Notfallambulanzen und Kardiologen aufgesucht werden. Nur wenige Ärzte kennen den Zusammenhang zu Histamin und können hier auch ursächlich weiterhelfen.

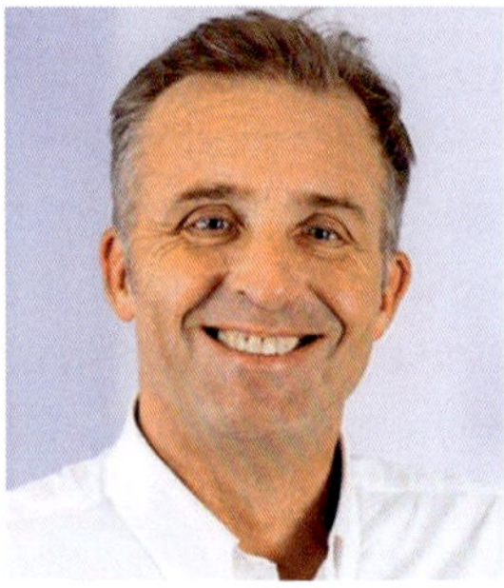

Interview mit dem Kardiologen Dr. Frank-Chris Schoebel

Histamin und das Herz

Herr Dr. Schoebel ist niedergelassener Kardiologe. Er ist einer der wenigen uns bekannten Ärzte, die bei Herz-Kreislauf-Erkrankungen auch – neben vielen anderen Ursachen – nach Histaminstörungen schauen.

Herr Dr. Schoebel, bei welchen Erkrankungen sehen Sie – auch – einen Histaminbezug?
Dr. Frank-Chris Schoebel: In unserer Praxis beschäftigt uns Histamin immer wieder, weil es einen erheblichen Einfluss auf den Kreislauf, aber auch das Herz selber haben kann. Histamin wirkt über verschiedene Rezeptoren und bewirkt so mannigfache Symptome. Dabei verursachen vor allen Dingen die Aktivierung von H1- und H2- Rezeptoren Veränderungen im Herz-Kreislauf-System. Histamin bewirkt über die H1-Rezeptoren eine Blutgefäßerweiterung und damit Blutdruckschwankungen. Aktivierte H2-Rezeptoren stimulieren das Herz, indem sie eine Tachykardie (Herzrasen) und Herzstolpern auslösen und auch die Muskulatur der Herzhauptkammern zu mehr Aktivität stimulieren. Auch eine Angina pectoris (Herzenge, Herzdruck) kann von einem zu hohen Histaminspiegel verursacht werden. Ich sehe einen starken Bezug zwischen Darmerkrankungen und kardiologischen Störungen. Patienten mit Colitis ulcerosa, Morbus Crohn oder anderen chronischen Darmerkrankungen, die ich immer wieder betreue, haben häufig die oben genannten histaminbedingten Beschwerden. Hier sind oft besonders starke Blutdruckschwankungen, Anfälle von Benommenheit beim Aufstehen und Herzrasen das Problem. Das ist kein Zufall, da eine entzündliche Darmerkrankung auch immer eine Schrankenstörung mit einem erhöhten Übertritt von Histamin in den Körper bedeutet.

Welche Diagnostik führen Sie bei Verdacht auf Histaminose durch?
Dr. Frank-Chris Schoebel: Unsere Praxis bietet das gesamte Spektrum an kardiologischer Diagnostik an. Die führe ich selbstverständlich durch. Daneben werden auch histamin-

bezogene Laborparameter im Labor bestimmt. Manchmal ist es für mich dann immer noch schwierig zu beurteilen, ob beispielsweise ein anfallartiges Herzrasen über die H1-Rezeptoren vermittelt wird, oder ob die H2-Rezeptoren am Herzen eine Rolle spielen. In diesen Fällen verschreibe ich versuchsweise als Test den H1-Blocker Loratadin und/oder bei H2-Verdacht den H2-Blocker Famotidin. Tritt eine Besserung auf, ist dies der Beleg dafür, dass Histamin der auslösende Faktor für die Beschwerden ist.

Welche Medikamente sind für Patienten mit Histaminosen eher ungeeignet?
Dr. Frank-Chris Schoebel: Histaminliberatoren oder DAO-Blocker sollten möglichst bei diesen Patienten natürlich vermieden werden. Dazu gehören insbesondere die Blutdruckmittel:

- Verapamil
- Alprenolol
- Dihydralazin

Es handelt sich dabei um ältere Substanzen, die in der ambulanten Betreuung nur noch selten eingesetzt werden. Allerdings sollte ich als Arzt auch die anderen Medikamente, die ein Patient möglicherweise einnimmt, auf ihre Relevanz für den Histaminstoffwechsel überprüfen. Durch eine Medikamentenumstellung oder -reduktion kann das Histaminproblem oft schon erheblich verbessert werden.

Das Problem ist, dass eine klassische Allergie von Betroffenen und Ärzten gut erkannt wird, aber andere Histamin-Erkrankungen, vor allem auch das Mastzellaktivierungssyndrom oft nicht richtig diagnostiziert und therapiert werden. Der Zusammenhang zu kardiologischen Störungen wird oft nicht gesehen. Bei Herzrhythmusstörungen im jüngeren und mittleren Lebensalter, d. h. bei fehlenden weiteren Risikofaktoren für das Herz, sollte in jedem Fall an eine Histamin-Erkrankung gedacht werden.

Das A und O insbesondere für den Darm-Lunge-Typ ist und bleibt eine antientzündliche Ernährung: Der wirklich konsequente Verzicht auf Zucker, Alkohol, Transfette, Fast Food und E-Stoffe. Darüber empfehlen wir, dem Verdauungstrakt regelmäßige Pausen in Form von Intervallfasten (16/8-Rhythmus) und Fastentagen zu gönnen. Die in der Tabelle folgenden Nahrungsergänzungsmittel können eine darmgesunde Ernährung in keinem Fall ersetzen, nur unterstützen.

Hilfreiche Präparate für den Darm-Lunge-Typ

Präparat	Dosierung und Tageszeit	Anmerkung
Kupfergluconat	2 mg morgens	Nicht nüchtern einnehmen
Zinkpiccolinat oder Zinkbisglycinat	25 mg abends	
Vitamin B6	als Pyridoxin: 100 mg oder als Pyridoxal-5-Phosphat: 50 mg	Zuerst sollten Kupfer und Zink aufgefüllt sein, um nicht die Histaminsynthese übermäßig anzukurbeln
Vitamin D3	3000 I.E. – 7000 I.E.	Regelmäßige Laborkontrolle notwendig
Vitamin-C-Ascorbat	3 x 1000 mg	Auch als Infusion verfügbar

Bei Entzündungen und/oder Leaky-Gut-Syndrom zusätzlich:

Präparat	Dosierung und Tageszeit	Anmerkung
Glutamin	3 x 500 mg	

Präparat	Dosierung und Tageszeit	Anmerkung
Quercetin	3 x 500 mg	
Resveratrol-Extrakt	3 x 200 mg	Auch als Infusion verfügbar
Methionin	1 x 1000 mg	
Vitamin B12 (Methylcobalamin oder Hydroxocobalamin)	1 mg	Optimal als Depotspritze, 1 x wöchentlich

Bei Bronchialasthma zusätzlich:

Präparat	Dosierung und Tageszeit	Anmerkung
Curcuma-Extrakt	3 x 500 mg	Mit Piperin, um die Aufnahme zu erhöhen; auch als Infusion verfügbar
Vitamin B12 (Methylcobalamin oder Hydroxocobalamin)	1 mg	Optimal als Depotspritze, 2 x wöchentlich

Probiotika

Wir verordnen Darmbakterien erst dann, wenn die Darmschleimhäute keine Entzündungsreaktion mehr zeigen und kein Leaky-Gut-Syndrom vorliegt. Das macht deswegen Sinn, weil wir ansonsten mit Probiotika Kleinstlebewesen in ein krankes Darmmilieu geben würden. Das führt gerade bei Darmhistaminosen oft zu starken Blähungen und Krämpfen, zudem vermehren die Bakterien sich in diesem für sie unfreundlichem Milieu nicht. Genauso würde man keine gesunden Goldfische in einen Teich aussetzen, der mit Dreck und Unrat zugemüllt ist. Bakterien sind Lebewesen, genauso wie Fische. Nicht zuletzt wären Patienten auch in jedem Fall enttäuscht, wenn sie ein halbes Jahr Pülverchen genommen haben und keine Besserung in der Darmbesiedlung feststellen. Probiotika enthalten oft Bakterienstämme, vor allem aus der Spezies der Laktobazillen, die selbst Histamin freisetzen. Solange sich die DAO noch nicht erholt hat, sollte hier auf eine entsprechende Auswahl geachtet werden. Diese Bakterienstämme sind geeignet:

- Bifidobacterium infantis
- Bifidobacterium longum
- Bifidobacterium breve
- Bifidobacterium lactis
- Lactobacillus rhamnosus
- Lacotbacillus gasseri

Ein Hinweis: Eine Darmsanierung dauert lange, erfordert Geduld und Disziplin und geht nur mit einer konsequenten Ernährungstherapie, die wir schon beschrieben haben. Ein entzündeter Darm benötigt mindestens drei bis sechs Monate, um zu heilen. Die Wiederansiedlung von Darmbakterien und die Regulation des Säure-Basen-Haushaltes dauert in der Regel zwei Jahre.

Der Hormon-Typ

Alle Körpersysteme, ja sogar alle Zellen, stehen miteinander in enger Kommunikation und beeinflussen sich gegenseitig. Das gilt vor allem für funktionsverwandte Bereiche, wie die hormonproduzierenden Organe Schilddrüse, Eierstöcke bzw. Hoden und Nebennieren. Daher gibt es niemals *nur* eine Östrogendominanz oder *nur* eine Schilddrüsenunterfunktion: Ein dauerhaft geschwächtes Organsystem muss von einem anderen ausgeglichen werden. Beim Hormon-Typ treten in Zusammenhang mit einer bestehenden Histaminose, insbesondere einem MCAS, in der Regel mehrere funktionelle Störungen in einem der folgenden Bereiche auf:

- Schilddrüse
- Geschlechtsorgane
- Nebennieren

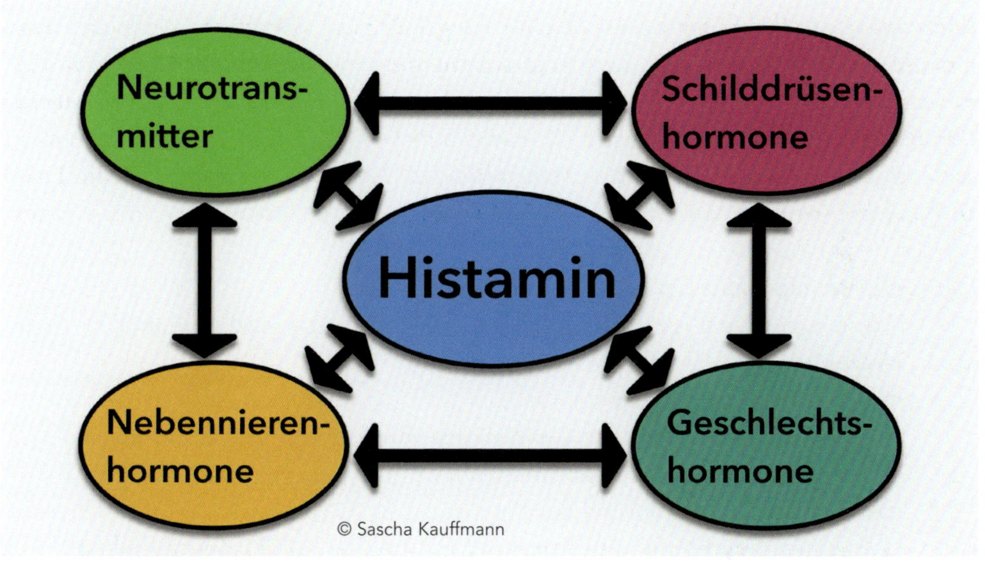

Das Hormon-Orchester

Wir müssen uns also zu Beginn das gesamte Hormonsystem und die wichtigsten Neurotransmitter in seiner Gesamtheit anschauen, um festzustellen, wo es nicht gut läuft, und am schwächsten Glied der Kette ansetzen.

Spezielle Labordiagnostik für den Hormon-Typ

Beschwerden treten typischerweise vor allem mit Beginn der Prämenopause auf, also in etwa ab dem 38. bis 40. Lebensjahr; sie steigern sich dann aber ab 40 deutlich. Beim weiblichen Hormon-Typ stehen vor allem eine Verstärkung aller Beschwerden in der zweiten Zyklushälfte im Vordergrund, wenn Histamin aus den Mastzellen durch hohe bzw. stark schwankende Östrogenspiegel und einem relativen Mangel an Progesteron in den Eierstöcken freigesetzt wird und seine Wirkungen voll entfalten kann. Mit dem Einsetzen der Periode treten dann auch noch vielfach starke Schmerzen auf. Eigentlich fühlen sich die Frauen nur ab Tag 3 bis Tag 12 des Monatszyklus einigermaßen wohl.

Julia, 44 Jahre, selbstständig, Schlafstörungen mit Herzrasen: »Ich bin ständig nervös und gereizt. Ich fühle mich, als hätte ich zu viel Kaffee getrunken, dabei trinke ich bereits nur noch Kräutertee. Seit einigen Monaten kommt noch eine schlechte Schlafqualität hinzu, insbesondere ca. 10 Tage vor meiner Periode. Ich schlafe zwar schnell ein, werde aber schon nach ca. vier Stunden wach. Danach liege dann oft die ganze restliche Nacht wach im Bett. Für mich ist das auf Dauer eine große Qual, weil mir der Schlaf einfach fehlt. Ich habe das Gefühl, dass er einen großen Einfluss auf meine Stimmung hat, denn ich bin immer gleich auf 180. Meine Familie beschwert sich auch schon darüber, und es herrscht ein angespanntes Zusammensein. Das belastet mich schon sehr.«

Der weibliche Hormon-Typ leidet in der Regel unter:

- einem unregelmäßigen oder verkürzten Zyklus (Östrogendominanz)
- Unfruchtbarkeit
- wiederholten Fehlgeburten
- ausgeprägten prämenstruellen Beschwerden wie Herzrasen, Schlafstörungen, Depressionen, Ängsten, Benommenheit
- starken Schmerzen während der Periode
- Nebennierenerschöpfung mit starker Erschöpfung und Dauermüdigkeit
- Schwangerschaftskomplikationen wie Präeklampsie, Frühgeburt
- Schwangerschaftserbrechen (Hyperemesis gravidarum)

Häufig leidet der weibliche Hormon-Typ auch an:

- einer Schilddrüsenunterfunktion, oft mit Low-T3-Syndrome
- einer Hashimoto Thyreoiditis
- einem Morbus Basedow

Der männliche Hormon-Typ kommt nur selten vor (oder er verirrt sich selten in die Praxen) – wenn dann leidet er unter den folgenden Erkrankungen:

- Hashimoto Thyreoiditis mit Gewichtszunahme
- Testosteronmangel mit Antriebslosigkeit und Libidoverlust
- Nebennierenerschöpfung mit starker Erschöpfung und Dauermüdigkeit
- Unfruchtbarkeit oder eingeschränkter Fruchtbarkeit

Nico, 48 Jahre, leitender Angestellter, Erschöpfung, Ausschläge, Libidoverlust, Hashimoto Thyreoiditis: »Ich fühle mich so schlapp und energielos. Ich schaffe gerade noch meinen Job. Alles andere ist mir zu viel. Ich wache nachts auf und bin schweißgebadet. Mein Arzt hat mich schon durchgecheckt und nichts gefunden. Ich solle mehr Sport machen und ein Schilddrüsenhormon nehmen. Meine Libido ist nicht mehr vorhanden. Ich fühle mich in meinem Körper nicht mehr wohl, da ich auch ständig zunehme. Ist das jetzt die Midlife-Crisis?

Beim Hormon-Typ ist es wichtig, zu Beginn das gesamte Hormonsystem anzuschauen, um festzustellen, in welchem Regelkreis es nicht gut läuft, um dann am schwächsten Glied der hormonellen Kette anzusetzen. Um die hormonproduzierenden Organe ins Gleichgewicht zu bringen und ihre Funktionen zu stärken, ist es zunächst wichtig, den Ist-Zustand festzustellen. Eine Schilddrüsenproduktion auf niedrigstem Niveau, wie es die Schulmedizin noch als normal wertet, ist für die Regulation des Histaminspiegels nicht ausreichend. Um uns ein *Bild von der Schilddrüse* zu machen, wären folgende Parameter notwendig:

Leistungswerte:

- TSH im Serum
- FT3 im Serum
- FT4 im Serum
- Reverse T3 im Serum
- Basaltemperatur in der ersten Zyklushälfte

Autoimmunparameter (Hinweis auf Hashimoto Thyreoiditis oder Morbus Basedow):

- TPO-AK (mikrosomale Antikörper) im Serum
- TAK im Serum
- TRAK im Serum

Bei der Schilddrüse ist es wichtig, auch die Cofaktoren für die Hormonsynthese mitzubestimmen, denn an nicht erkannten Mängeln der Bau- und Hilfsstoffe liegt es sehr häufig, wenn das Organ nur noch schwach arbeitet:

- Ferritin im Serum
- Vitamin A im Serum (lichtgeschützt)
- Selen im Serum oder Heparinblut
- Jod im Urin
- Tyrosin im Serum

Für die Funktionsüberprüfung von Eierstock bzw. Hoden benötigen wir sowohl vom Mann als auch von einer Frau diese Werte:

- Progesteron im Serum (bei Frauen mit 28-Tage-Zyklus am 22. Zyklustag)
- Testosteron im Serum
- Östradiol im Serum

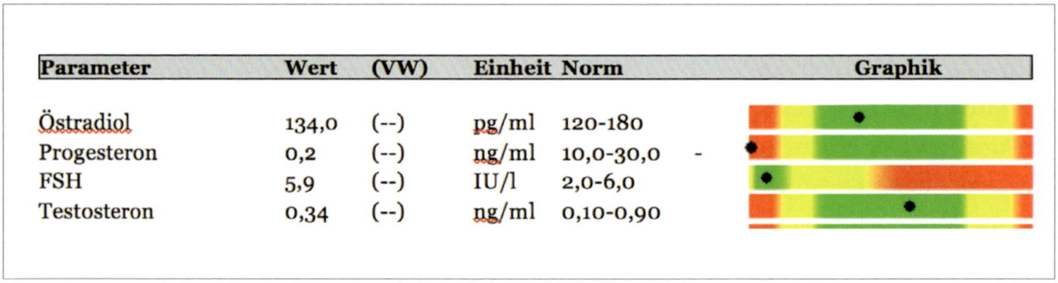

Parameter	Wert	(VW)	Einheit	Norm		Graphik
Östradiol	134,0	(--)	pg/ml	120-180		
Progesteron	0,2	(--)	ng/ml	10,0-30,0	-	
FSH	5,9	(--)	IU/l	2,0-6,0		
Testosteron	0,34	(--)	ng/ml	0,10-0,90		

Eine Östrogendominanz bzw. ein Progesteronmangel kann sich negativ auf die Mastzellenstabilität auswirken.
Mit freundlicher Genehmigung des Labors Dr. Rosler, Wildflecken

Und zuletzt sollten auch noch diese Nebennierenwerte abgeklärt werden:

- DHEAs im Serum
- Cortisol im Serum (morgens) und im Tagesprofil (Speichel)

Alle drei Organsysteme – Schilddrüse, Nebennieren, Hoden/Eierstöcke – müssen funktionell gleich stark sein, damit wir hormonell ausgeglichen sind.

Die Schilddrüse stärken

Eine gesunde Schilddrüse ist ein entscheidender Faktor bei der Mastzellenstabilisierung. Wer zu einem hohen Histaminspiegel neigt, hat mit der Stabilisierung der Schilddrüse einen wirksamen Schlüssel in der Hand. Aber wieso schaffen es so viele Schilddrüsen hierzulande nicht, ihre Arbeit zu machen und müssen dauerhaft mit Hormonen unterstützt werden? Dies hat verschiedene Ursachen, eine wichtige ist Jodmangel. Denn die Schilddrüse benötigt in erster Linie zwei Baustoffe, um das Hormon T4 (Thyroxin) herzustellen:

- Jod
- Tyrosin

Außerdem benötigt sie die Cofaktoren Eisen, Vitamin D, Vitamin A, Selen und Zink. Wir behaupten, viele Schilddrüsen können eigentlich ganz gut alleine arbeiten, wenn wir ihnen die Baumaterialien für die Hormonproduktion täglich liefern, in erster Linie Jod und die Aminosäure Tyrosin. Konkret: Vier Jodatome plus zwei Tyrosinmoleküle ergeben das Schilddrüsenhormon T4, L-Thyroxin. Also das, was Tausende von Menschen morgens Tag für Tag einnehmen.

Es ist enorm wichtig, dass die Schilddrüse wieder ihre Arbeit aufnimmt und der Körper nicht dauerhaft von Schilddrüsenhormonen aus der Pille angewiesen ist. Denn: *Je besser die Eigenleistung der Schilddrüse ist, desto stabiler ist die Hormonausschüttung* und desto weniger hat Mastzellen-Histamin Einfluß auf die Schilddrüse. Der häufigste Grund für eine Schilddrüsenunterfunktion ist eine Unterversorgung mit Jod.

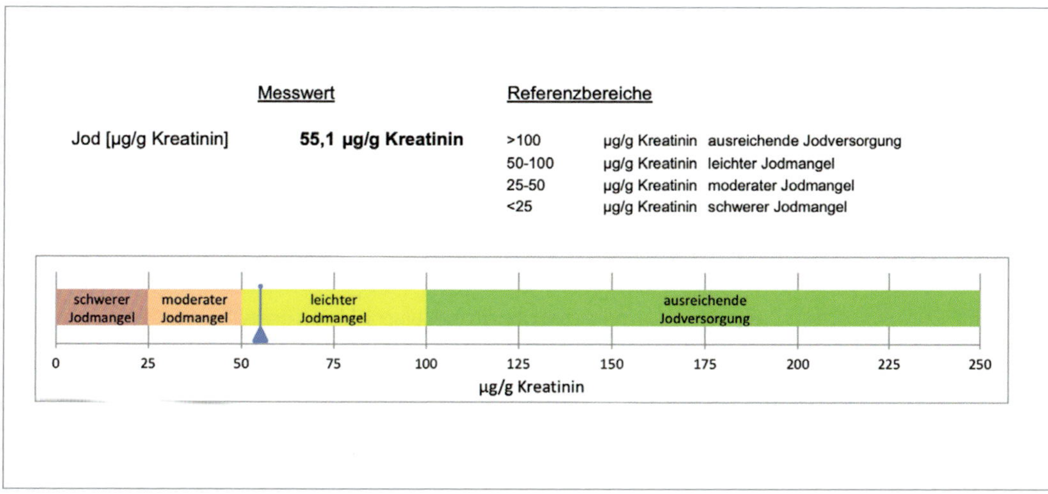

	Messwert	Referenzbereiche		
Jod [µg/g Kreatinin]	**55,1 µg/g Kreatinin**	>100	µg/g Kreatinin	ausreichende Jodversorgung
		50-100	µg/g Kreatinin	leichter Jodmangel
		25-50	µg/g Kreatinin	moderater Jodmangel
		<25	µg/g Kreatinin	schwerer Jodmangel

Jodmangel ist weit verbreitet und führt zu Schilddrüsenerkrankungen. Mit freundlicher Genehmigung der Sension GmbH Augsburg

Jod ist ein essenzielles Spurenelement – auch für Menschen mit Histaminosen. D. h. ohne Jod kann der Körper nicht existieren. Daher sind kleine Mengen an Jod für jeden notwendig und auch verträglich. Unverträglich für Menschen mit Histaminosen sind häufig dagegen hochdosierte Jodlieferanten wie Kelp- oder andere Algenpräparate.

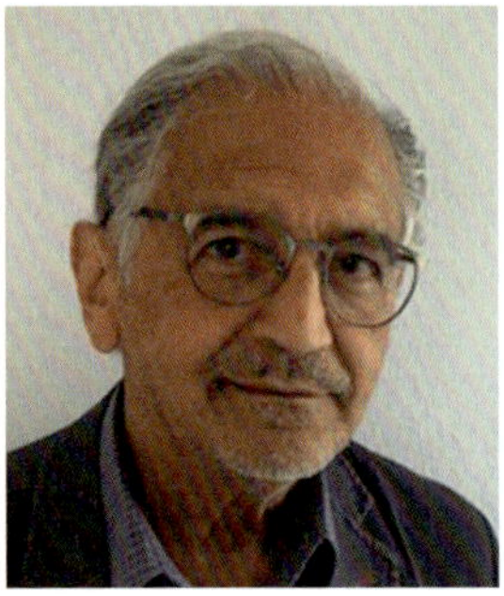

Interview mit dem Internisten Dr. Firoz Sojitrawalla

Jod: Ja oder Nein?

Herr Dr. Firoz Sojitrawalla ist Internist und Nuklearmediziner. Er beschäftigt sich seit vielen Jahren mit dem Thema Jod, Schilddrüsenerkrankungen und Jodunverträglichkeiten.

Gibt es eine Jodallergie, wie man so oft in Internetforen lesen kann?
Dr. Firoz Sojitrawalla: Bei einer Jodallergie sind mehrere – chemische, biochemische und immunologische – Komponenten im Spiel, die übereingreifend reagieren können. Allergische Reaktionen beruhen auf einer Antigen-Antikörper-Reaktion, die unabhängig von der Struktur des Allergens eine weitgehend einheitliche Reaktionskette auslöst. Nach Arzneimittelapplikation können Symptome auftreten, denen ein allergisches oder aber ein pseudoallergisches Geschehen zugrunde liegt.

Bei Letzterem wird eine Mediatorfreisetzung direkt durch den Arzneistoff ausgelöst. Hierzu gehört auch die Reaktion auf Röntgenkontrastmittel, die zu anaphylaktischen Reaktionen durch sehr starke Histaminausschüttung führen können. Grundsätzlich scheint es so zu sein, dass jodhaltige Arzneimittel und auch Desinfektionsmittel Mastzellen triggern können, Histamin freizusetzen. Wir sprechen hier also nicht von einer Allergie, sondern von einer Pseudoallergie. Daher ist bei allen allergischen und pseudoallergischen Grunderkrankungen ein vorsichtiger Umgang mit Jod geboten. Allerdings ist Jod ein essenzielles Spurenelement, das der Körper dringend benötigt.

Die Gabe von Jod stabilisiert die eigene Schilddrüse, da sie in ihrer Tätigkeit unterstützt wird. Können Patienten mit Hashimoto Thyreoiditis auch Jod einnehmen?
Dr. Firoz Sojitrawalla: Jod ist in Konzentrationen von 100 bis 300 µg/Tag bei Patienten mit normalen Schilddrüsenwerten unproblematisch. Bei Jodmangel, nach Struma-OP und nach Radiojodtherapie einer Struma ist die Jodgabe sinnvoll. Bei einer Schilddrüsenüberfunktion ist sie jedoch kontraindiziert.

Was mache ich, wenn trotz Selengabe der T3-Wert nicht ansteigt?
Dr. Firoz Sojitrawalla: Bei Konversionsstörungen, die sich unter einer Selen-Therapie nicht bessern, ist manchmal die Kombination von L-Thyroxin mit einem T3-Präparat sinnvoll. Gängige Handelsnamen sind Novothyral® (Kombination T4/T3) oder Thybon® (T3).

Wir empfehlen daher grundsätzlich, aber speziell dem Hormon-Typ, eine vorsichtige, einschleichende Jodsupplementation, um die Schilddrüse zu stärken. Zuvor sollte allerdings der Zinkspiegel im Vollblut im oberen Normbereich liegen. Ergänzend zu Jod sollte auch Selen zugeführt werden, um die Umwandlung in aktives Schilddrüsenhormon T3 zu fördern. Darüber hinaus muss sichergestellt sein, dass Eisen und Vitamin A sowie Tyrosin ebenfalls vorhanden sind. Mängel müssen hier vor allem Vegetarier und Veganer befürchten. Menschen mit Hashimoto-Thyreoiditis und Morbus Basedow sollten eine Jod-Therapie nicht allein durchführen, sie sollten sich idealerweise von einem fachkundigen Therapeuten begleiten lassen.

Mehr zur richtigen Jodtherapie erfährst du in unserem Ratgeber »Jod – Das Standardwerk«, Systemed-Verlag 2019

Die Nebennieren entlasten

»Die beste Therapie für die Nebennieren ist, sie nicht zu benutzen.« Dies hat uns einmal ein bekannter Arzt während unserer Ausbildung gesagt.

Das leuchtet ein, denn dieses Organ ist für Dauerstress nicht gemacht. Aber bei vielen wird die Inanspruchnahme der Cortisolausschüttung zur Regel statt zur Ausnahme. Am Ende führt uns das in eine Nebennierenschwäche, die sich zunächst in einem DHEA-Mangel zeigt, der sich auf die Produktion unserer Geschlechtshormone auswirkt. Bei anhaltender Belastung sinkt auch das Cortisol. In der chronischen Dauerstressphase peitscht ein hoher Histaminspiegel zusätzlich auf die Nebennieren ein.

Besonders für den Hormon-Typ ist es enorm wichtig, dass er wieder in den Takt zurückfindet – sich also wieder in die normalen Rhythmen einfindet. Es gilt, Druck aus dem Alltag herauszunehmen. Die ersten Organe, die sich darüber enorm freuen, sind die Nebennieren, die Taktgeber des Tages. Denn die Rhythmisierung des eigenen

Lebens ist die beste Therapie für die Nebennieren. Das fängt mit einem geregeltem Schlafritual an – unter Einbeziehung der Melatonintherapie, daneben helfen viel Ruhe und Rückzug, ausgedehnte Waldspaziergänge (»Waldbaden«) sowie moderate tägliche Bewegung. Das ist eigentlich nichts Aufregendes, nichts was man speziell einnehmen kann, aber es ist sehr effektiv.

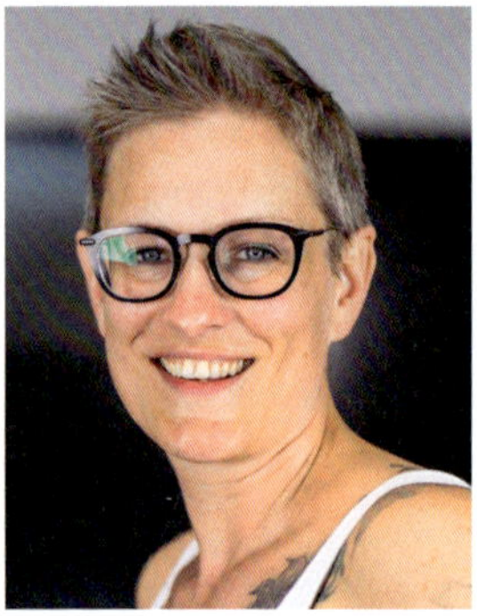

Interview mit Jasmina Berger, Yoga-Expertin

Yoga beruhigt die Mastzellen

Yoga mit seinen verschiedenen Richtungen wie Yin-Yoga oder Aerial-Yoga hilft, die Nebennieren zu schonen und wiederaufzubauen. Es hat einen ausgleichenden Effekt auf das gesamte vegetative Nervensystem und den Hormonhaushalt und kann somit ein guter Pfeiler im Therapiekonzept für die Hormon-Typen sein.

Jasmina Berger ist eine Yogalehrerin, die ihr fundiertes Wissen über die Anatomie und Physiologie des Körpers in ihre Arbeit einfließen lässt. Sie selbst ist erst im dritten Lebensjahrzehnt zum Yoga gekommen. Eine Autoimmunerkrankung und eine Histaminose zwangen sie dazu, ihr Leben radikal zu ändern. Heute, 15 Jahre später, hat sie erfolgreiche Yoga-Studios aufgebaut und hilft anderen Yogalehrern beim Start in die Selbstständigkeit. Wir haben uns mit Jasmina Berger unterhalten.

Jasmina, wie bist du zum Yoga gekommen?
Jasmina Berger: Nach drei schweren Geburten und einer damals noch nicht diagnostizierten Hashimoto Thyreoiditis musste ich wegen starken Übergewichts und massiven Bewegungseinschränkungen mit Sport beginnen. Vor der ersten Schwangerschaft war ich durchaus sportlich, danach ging aber alles den Bach runter. Ich startete mit einem Kurs, der »Happy Body« hieß. Es war eine Mischung aus Yoga und Pilates. Durch diesen Start konnte ich sehr schnell Erfolge erzielen. Da begann dann auch meine Karriere im Fitnessbereich. Zum klassischen Yoga kam ich etwas später durch einen lieben Kollegen, der Yoga sehr undogmatisch unterrichtete. Ich bin nicht der Typ für esoterisches Gesäusel. Mir fehlte im Yoga bis dahin immer das »Warum«, also »Warum atmet man so?«, »Warum muss man den Blick da oder dorthin fixieren?« Erklärungen wie: »damit die Energie

von Mutter Erde durch deine Nadis fließt« oder »Du musst dein Drishti setzen, um Samadhi ein Stück näherzukommen«, waren mir einfach zu abstrus. Das versteht niemand, der im Westen aufgewachsen ist. Ich wollte verstehen, warum Yoga funktioniert. Und das ist wahnsinnig spannend. Denn was die alten Inder schon wussten und mystisch vermittelten, kann man heute ganz bodenständig, wissenschaftlich erklären. Wenn man will. Ich respektiere den Wunsch vieler Kollegen, eher mystisch und spirituell bleiben zu wollen. Das ist eben nur nicht mein Weg.

Kommen wir direkt zum Thema. Menschen mit der Diagnose Histaminose sind oft sehr gestresst, von der Reaktion der Umwelt, von der Krankheit mit den vielfältigen Symptomen, von der Unberechenbarkeit des Verlaufs und auch durch den Verlust des Vertrauens in den eigenen Körper. Warum ist Yoga gerade für diese Menschen so hilfreich?
Jasmina Berger: Für mich ist vor allem die moderne, fließende Praxis des Vinyasa-Yoga hilfreich. Ich bin etwas überaktiv und neige zu Aktionismus. Daher brauche ich zum »Runterfahren« vor allem erst einmal richtig schweißtreibende Anstrengung. Am besten in fließenden Bewegungsabläufen mit (gerne sehr lauter) Musik, hochkonzentriert und fordernd. Erst dann kann ich in Savasana (die Endhaltung) meinen Kopf vollständig ausschalten und das auch genießen. Normalerweise bin ich mit mir selbst hart und immer sehr kontrolliert. Umso mehr nerven mich schlechte Phasen, wenn sich meine Histaminose wieder meldet. Durch Yoga bin ich weicher und nachgiebiger mit mir selbst geworden. Ich kann mittlerweile frei und entspannt Mantras chanten (meditativ singen) und Reaktionen darauf zulassen. Das ist pure Entspannung. Denn die Frequenzen der Mantras haben eine unglaubliche Wirkung auf unser Nervensystem. Mantras dienen auch der Übung mit dem Atem, was wiederum auf den Vagusnerv Einfluss nimmt.

Yoga hat so viele verschiedene Formen. Welche Form ist für welchen Typ geeignet?
Jasmina Berger: Das ist schwer zu beantworten. Ich glaube, die Wirkung von Yoga ist gar nicht so sehr abhängig vom Stil, sondern mehr vom Lehrer der/die unterrichtet. Deshalb finde ich auch nichts dabei, online Yoga zu üben. Es wirkt so oder so. Das einzig Schwierige ist die Kontrolle und Korrektur der Asanas (der körperlichen Haltungen), die unter Umständen erstmal unter Beobachtung gelernt werden sollten. Andererseits muss man sich auch wirklich nicht in die akrobatischsten Positionen knoten, um Yoga zu üben. Wer das glaubt, hat Yoga nicht verstanden. Yoga beginnt, sobald du still sitzen kannst und einfach atmest. Asanas sind eigentlich nur eine Vorbereitung darauf, dass man einfach mal dasitzt und nichts tut – außer

zu atmen. Der Weg dahin kann vielfältig sein. Ein guter Lehrer respektiert die Körperintelligenz des Schülers und zwingt niemanden in irgendwelche Positionen. Ein guter Lehrer sollte auf die Frage »Warum?« immer eine gute und vor allem nachvollziehbare Antwort haben.

Worauf sollten Menschen mit Histaminosen unbedingt achten?
Jasmina Berger: Ganz wichtig ist, dass Menschen mit instabiler Halswirbelsäule und dadurch bedingter Histaminfreisetzung in den Mast- und Gehirnzellen keine Übungen machen, die die Halswirbelsäule stark drehen oder überstrecken. No-Gos sind also Schulterstand, Pflug, Drehungen; bei der Kobra zum Beispiel muss man nicht den Kopf in den Nacken legen; tatsächlich soll nur der Blick nach oben gerichtet sein, aber der Hals lang, in seiner natürlichen Krümmung gehalten werden. Die Blickrichtung hat Einfluss auf die Nackenmuskulatur und damit auf die Entspannung. Gestauchte Halswirbel haben eine weniger gute Wirkung.

Kennst du eine Atemübung, die schnell den Vagusnerv aktiviert?
Jasmina Berger: Meine liebste Übung dazu ist auch die Einfachste: Sehr tief durch die Nase einatmen, bis der Bauch ganz rund ist. Dann sehr langsam durch die Nase ausatmen. Am besten doppelt so lang aus- wie einatmen. Das geht am besten über die Ujjayi-Atmung. Dabei schließt man in der Ausatmung die Stimmritze, sodass ein lang gezogener Rauschlaut entsteht – wie Gähnen mit geschlossenem Mund. Oder Hauchen mit geschlossenen Lippen. Ujjayi wird auch »der siegreiche« Atem genannt, weil man so am besten lernt, den Atem zu kontrollieren. Die Ausatmung wird vollständig zu Ende geführt – fast bis zum gefühlten Vakuum –, dann wird der Atem gehalten, nur einen Moment, bis der Einatemreflex einsetzt. Ich muss dabei immer an Marge Simpson denken. Sie atmet Ujjayi, wenn sie sich über Bart oder Homer aufregt, oder Darth Vader, der auf jeden Fall ein Problem mit seinem Stresslevel hat.

Mehr von Jasmina Berger auf www.smart-kinetics.com

Wer zusätzlich seine Nebennieren unterstützen möchte, gerade in Phasen, in denen eine Umstellung des Lebensstils sehr schwierig ist, dem empfehlen wir Ashwagandha (Schlafbeere) und den Vitalpilz Cordyceps sowie die konsequente Einnahme von Vitamin C. Ohne dieses Vitamin können die Nebennieren nicht arbeiten. In sehr stressigen Phasen sind Vitamin-C-Infusionen (7,5 g bis15 g) eine optimale Möglichkeit, die Nebennieren vor einem »Ausbrennen« zu bewahren. Natürlich sollte dies keine Dauerlösung sein.

Hilfe durch bioidentische Hormon-Therapie

Vor dem 40. Lebensjahr kann eine Östrogendominanz in vielen Fällen noch unproblematisch durch Phytotherapeutika und sehr niedriger Progesterongabe reguliert werden. Hier sehen wir gute Erfolge mit Agnus-castus-Extrakt (Mönchspfeffer) sowie mit der Gabe von D4-Progesteroncreme über die Haut in Kombination mit konsequentem Stressabbau. Der Progesteronmangel ist hier fast immer die Folge von einer ständig geforderten Nebennierenrinde, die die Vorläufersubstanz Pregnenolon vermehrt in Cortisol weiterverarbeitet und fast nichts mehr für den Progesteronaufbau übrig lässt (Pregnenolon-Steal-Syndrome).

In vielen Fällen reichen eine naturheilkundliche Therapie und Änderungen im Lebensstil zur Behebung von hormonellen Schwankungen nicht mehr aus. Da aber ein ausgeglichener Zyklus ohne extreme Hormonschwankungen für die Histamin-Balance unverzichtbar ist, ist eine Hormonersatztherapie oft die einzige Lösung aus diesem Dilemma. Dies gilt vor allem für Frauen in der Perimenopause, also grob gesagt für alle Frauen zwischen 40 und 50 Jahren. Aber auch mehr und mehr Männer nutzen bioidentische Hormone, vor allem bei Testosteronmangel und Nebennierenschwäche.

In den 1980er Jahren galten synthetische Hormone noch als der Königsweg bei der Behandlung von hormonellen Störungen und Wechseljahresbeschwerden wie Hitzewallungen, Schleimhauttrockenheit, Falten und Stimmungsschwankungen. Zu Beginn der 1990er Jahre wich die Begeisterung, und eine Studie (»Womens Health Initiative«) zeigte, dass Frauen unter dieser Therapie ein erhöhtes Risiko für Brust- und Eierstockkrebs und Herz-Kreislauf-Erkrankungen zeigten. Die Studie wurde daher vorzeitig abgebrochen. Die Hormontherapie hat seitdem einen zweifelhaften Ruf bei vielen Frauen. Zu Recht, wie wir finden. Die schulmedizinische Gynäkologie verordnet diese Arzneimittel unter Abwägung der individuellen Risiken immer noch, obwohl sicherere und besser wirksame Präparate seit vielen Jahrzehnten zur Verfügung stehen, wie zum Beispiel die Rimkus®-Methode.

Der Kieler Frauenarzt Dr. Volker Rimkus stellte vor mehr als 40 Jahren fest, dass viele seiner Patientinnen durch die klassische Hormonersatztherapie nicht – wie im Prospekt oder im Lehrbuch beschrieben – deutlich beschwerdefreier wurden. Er begann routinemäßig, die Hormonspiegel seiner Patientinnen zu messen und stellte fest, dass trotz Einnahme kein deutlicher Anstieg im Blut nachweisbar war. Dr. Rimkus betrachtete die Industriepräparate näher und stellte fest, dass die chemische Struktur nicht der der körpereigenen Geschlechtshormone entsprach, sondern dass chemische Abkömmlinge (sogenannte Derivate) verabreicht werden. Er entwickelte Präparate auf der Basis der Yamswurzel, die mit den körpereigenen Hormonen Progesteron und Östradiol identisch sind. Sie werden individuell dosiert und in einer Olivenöl-Suspension verabreicht. Seit mittlerweile über 30 Jahren wird die Rimkus®-Methode erfolgreich bei Frauen – und zunehmend auch bei Männern – eingesetzt.

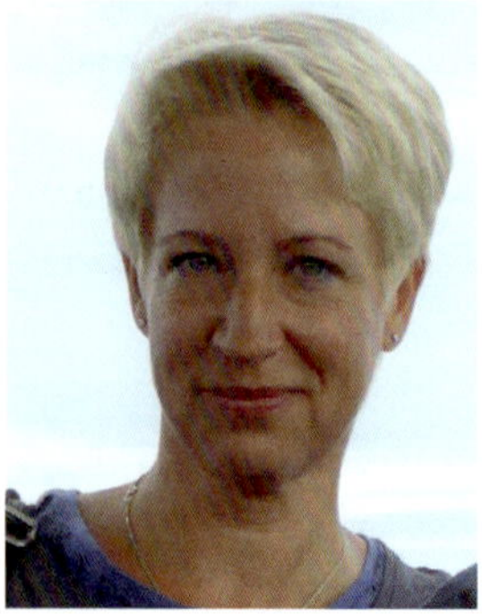

Interview mit der Biologin Dr. Heike Kuran

Hilfe durch bioidentische Hormontherapie

Diese Rimkus®-Therapie ist gerade für Menschen mit Histaminosen über 40 interessant, da oftmals Progesteron nicht mehr ausreichend vorhanden ist und Histaminstörungen dadurch verstärkt werden können. Wir haben uns mit Frau Dr. Heike Kuran unterhalten. Sie ist Humanbiologin und hat sich auf die Rimkus®-Methode spezialisiert.

Bei Progesteronmangel und den entsprechenden Beschwerden, wie starke Regelblutungen, verschreiben Gynäkologen in der Regel synthetisches Progesteron. Ist dies eine gute Lösung?
Dr. Heike Kuran: Synthetisches Progesteron, das aufgrund chemischer Veränderungen wohlgemerkt nicht dem menschlichen Progesteron entspricht, kann bei Beschwerden, die durch einen Progesteronmangel verursacht werden, zu einer Besserung dieser Beschwerden führen. Man muss sich allerdings darüber im Klaren sein, dass diese Substanzen durch die chemischen Veränderungen oftmals auch weitere Wirkungen aufweisen

und dass nachgewiesenermaßen das Risiko für bestimmte, teilweise ernsthafte Erkrankungen steigt (zum Beispiel ein erhöhtes Thromboserisiko).

Sind bioidentische Progesteronpräparate die bessere Lösung? Welche Form der Substitution (Creme, Ovula, Kapseln) ist sinnvoll?
Dr. Heike Kuran: Bioidentische oder humanidentische Progesteronpräparate sind grundsätzlich eine sehr gute Lösung. Bei der Rimkus®-Therapie werden die humanidentischen Hormone in Kapselform gegeben, was regelmäßig zu sehr guten Blutspiegeln und guten Erfolgen bei der Reduktion der Symptome des Progesteronmangels führt. Bei der Verabreichung als Kapsel – statt als Creme – haben wir generell eine bessere Resorption der individuellen Hormonmenge.

Können Frauen, die unter bioidentischer Hormontherapie (zum Beispiel nach Dr. Rimkus) schwanger werden, in der Schwangerschaft diese Präparate weiter einnehmen?
Dr. Heike Kuran: Besonders zu Beginn einer Schwangerschaft ist das nicht nur möglich, sondern sinnvoll. Auch in der »schulmedizinischen« Kinderwunschbehandlung werden in den ersten Wochen oder Monaten nach Eintritt der Schwangerschaft häufig entweder humanidentische oder synthetische Progesteronpräparate verschrieben, um die Schwangerschaft zu stabilisieren, falls die körpereigene Produktion nicht ausreichend sein sollte. Beim Fortschreiten der Schwangerschaft bildet die Plazenta in der Regel spätestens ab der 16. Woche so viel Progesteron, dass die Gabe einer Rimkus®-Kapsel keinen Effekt mehr hat, aber auch nicht schadet, da es dasselbe Hormon ist, wie es in der Plazenta gebildet wird. Man geht also kein Risiko ein.

Kommen wir noch kurz auf die Männer zu sprechen. Histamin hat einen Einfluss auf die männlichen Geschlechtshormone. Testosteronmangel bei Männern beeinträchtigt die Funktion von Hoden, Nebenhoden und die Spermienproduktion. Kann die Rimkus®-Methode auch hier helfen?
Dr. Heike Kuran: Wir sehen bei Männern häufig einen Abfall des Testosterons im Rahmen von Laboruntersuchungen. Dies ist aber nicht unbedingt auf eine bestimmte Lebenszeit beschränkt. Es gibt Männer, die noch bis ins hohe Alter hohe Testosteronspiegel aufweisen und solche, die bereits mit Mitte 30 einen messbaren Mangel haben. Gerade bei jüngeren Männern sollte zunächst ursachenbezogen weitergeforscht werden: Gab es Stress, liegt Übergewicht vor, wie ist die Schilddrüse und die Mikronährstoffversorgung?

Häufig finden wir bei jüngeren Männern einen kombinierten Mangel an Progesteron und DHEAs. Hier können wir sehr gut im Rahmen der Rimkus®-Methode unterstützend eingreifen. Gerade beim Histamin-Typ hat sich die sehr individuelle Rimkus®-Methode als sehr effektiv und verträglich erwiesen, da immer auch auf den Zink- und Kupferspiegel Rücksicht genommen wird.

Weiterführende Informationen und Auskunft zu Ärzten, die mit der Rimkus®-Methode arbeiten, findest du unter www.hormon-netzwerk.de.

Guter Hoffnung sein und bleiben: Histamin und Schwangerschaft

Bei keinem Thema wird die unermessliche Bedeutung von Histamin für unser Leben so deutlich wie bei der Schwangerschaft. Als sicher gilt, dass Histamin für die regelrechte Spermienreifung notwendig ist, denn Studien konnten zeigen, dass der regelmäßige Gebrauch von Antihistaminika die männliche Fruchtbarkeit herabsetzen. Schon etwa ab dem siebten Schwangerschaftstag spielt Histamin eine weitere entscheidende Rolle in unserem Leben, denn es hilft der befruchteten Eizelle bei der Einnistung in die Gebärmutterschleimhaut. Welche Rolle das Hormon Histamin in der Embryonalentwicklung genau hat, ist noch Gegenstand der Forschung. Es wird vermutet, dass ein Histamin-Gleichgewicht für die regelrechte Zellteilung und Weiterentwicklung des Embryos unverzichtbar ist.

INTERESSANT ZU WISSEN

Sehr übel: Hyperemesis gravidarum

Wer es schon mal erlebt hat, der weiß, wie übel es einem damit gehen kann. Starkes Schwangerschaftserbrechen und extreme Übelkeit sind für viele Frauen in den ersten Wochen ständige Begleiter, die einem die Freude an den »anderen Umständen« wirklich nehmen können. Nicht selten muss eine derart gequälte Frau auch im Krankenhaus betreut werden. Der H1-Rezeptor-Blocker Doxylamin (zum Beispiel Hoggar Night®) wirkt in solchen Fällen zusammen mit Vitamin B6 (Pyridoxin) sehr zuverlässig gegen dieses Übel.

Die Natur hat es so eingerichtet, dass in den Eierstöcken und in der Gebärmutterschleimhaut Histamin in Mastzellen gespeichert und bei Bedarf ausgeschüttet werden kann. Der Histaminspiegel hängt dabei vor allem vom Östrogen ab – hohe Östrogenspiegel fördern die Histaminfreisetzung. Progesteron wirkt dem entgegen, indem es die Mastzellen stabilisiert und die Histaminausschüttung hemmt. Ein ausreichend hoher Progesteronspiegel ist daher wichtig, um eine übermäßige Histaminwirkung zu verhindern.

Wenn ein hormonelles Ungleichgewicht besonders in der frühen Schwangerschaft existiert, hat es das neue Leben schwer, sich zu entwickeln. Die ersten 12 Wochen sind die Zeit, in denen Fehlgeburten sehr häufig vorkommen, und nicht selten ist der Grund ein zu hoher Histaminspiegel. Dies bedeutet, dass Frauen, die ohnehin schon ein geschwächtes Regulationssystem haben und dann durch Ernährung, Stress etc. ihren Histaminspiegel noch mehr in die Höhe treiben, Gefahr laufen, eine Fehlgeburt zu erleiden. Erst im zweiten Trimenon, also etwa ab der 13. Schwangerschaftswoche, beginnt die Plazenta, Diaminoxidase (DAO) in großer Menge zu bilden. Bis zu 300-mal mehr. In dieser Zeit geht in der Regel auch die Schwangerschaftsübelkeit zurück; und gerade Frauen, die vorher unter Nahrungsmittelunverträglichkeiten gelitten haben, geht es jetzt plötzlich hervorragend.

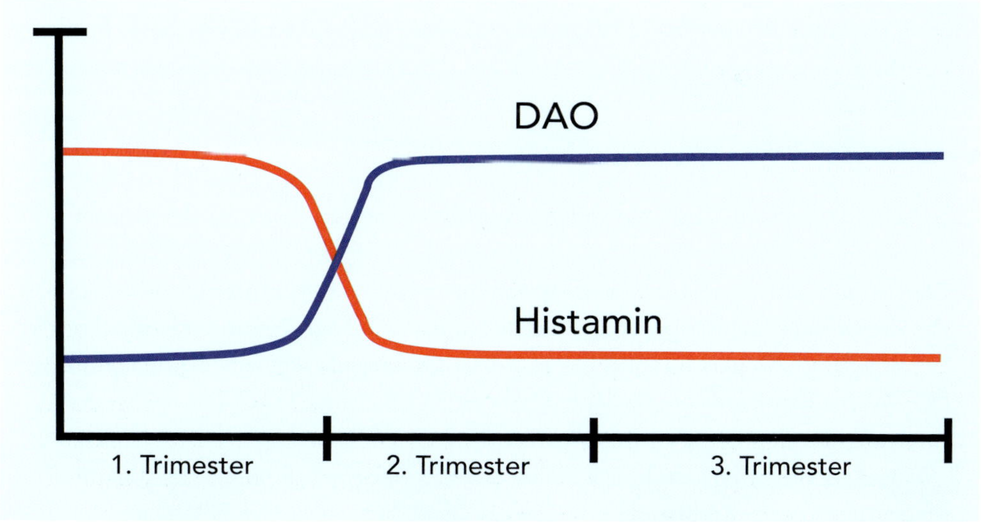

Entwicklung von DAO und Histamin in der Schwangerschaft

Histaminbedingte Fehlgeburten sind mittlerweile gut erforscht. Schon im Jahr 2008 wurde von deutschen Wissenschaftlern eine Meta-Studie veröffentlicht, die den Zusammenhang von Schwangerschaftskomplikationen und niedrigen DAO-Werten aufzeigen konnte. Umso verwunderlicher ist, warum Gynäkologen und vor allem auch die Kinderwunschzentren diesen Risikofaktor nicht mit untersuchen, vor allem bei Frauen mit mehreren Fehlgeburten.

Ein niedriger DAO-Wert in der Frühschwangerschaft ist ein eigenständiger Risikofaktor!!! Wir können diesen Merksatz eigentlich nicht häufig genug wiederholen, da wir es so oft erlebt haben, dass sich Patienten gegen unseren Rat für eine künstliche Befruchtung entschieden haben – bei niedriger DAO und hohem Histamin. In ausnahmslos allen(!) diesen Fällen kam es zu einer Fehlgeburt. Das ist unglaublich traurig und wäre womöglich zu verhindern gewesen. Dabei sollte man an die Cofaktoren Mangan, Vitamin B6 und Kupfer denken! – Damit die DAO auch gebildet werden kann, ist der Bedarf an diesen Nährstoffen in der Schwangerschaft erhöht. Der Kupferspiegel steigt in der Schwangerschaft ohnehin an und sorgt für ein gutes Niveau. Aber es braucht jetzt vor allem vermehrt Vitamin B6 und Mangan.

Was bedeuten diese Erkenntnisse für alle die, die gerade eine Schwangerschaft planen oder bereits schwanger sind?

- Wir empfehlen in diesen Fällen einen umfassenden Gesundheitscheck, bei dem nicht nur wichtige Nährstoffe auf den Prüfstand kommen, wie Jod, Vitamin D, Folat und Selen, sondern neben dem Standard-Hormoncheck von Östradiol, Progesteron und Co. auch unbedingt Histamin und zumindest die DAO sowie ihre Cofaktoren Mangan, Vitamin B6 und Kupfer! Damit die DAO auch ausreichend gebildet werden kann, ist der Bedarf an diesen Cofaktoren in der Schwangerschaft erhöht. Eine entsprechend erhöhte Zufuhr ist für Frauen vom Hormon-Typ fast immer notwendig.
- Wer vor einer Schwangerschaft eine Störung der DAO aufweist und/oder gleichzeitig einen hohen Histaminspiegel, sollte unbedingt diesen vorher behandeln.
- Wer zu Beginn der Schwangerschaft eine erniedrigte DAO hat, sollte alles dafür tun, diese zu unterstützen und den Histaminspiegel möglichst niedrig zu halten. In diesen Fällen sollte in jedem Fall eine streng histaminreduzierte Ernährung eingehalten werden nach der SIGHI-Liste auf www.histaminintoleranz.ch (SIGHI = Schweizerische Interessengemeinschaft Histamin-Intoleranz).

Für uns ist es unverständlich, warum dieses Wissen, das im Internet problemlos nachzulesen ist, nicht in den gynäkologischen Praxen an werdende Mütter und Kinderwunschpatientinnen weitergeben wird. Wie viel Leid könnte man den Frauen ersparen.

Hilfreiche Präparate für den weiblichen und männlichen Hormon-Typ

Neben der Schilddrüsenunterstützung, der Nebennierenentlastung und der hormonellen Regulation haben sich folgende Präparate für den weiblichen bzw. männlichen Hormon-Typ bewährt, um den Ausgleich der verschiedenen hormonellen Systeme zu unterstützen und gleichzeitig den Histaminhaushalt zu stabilisieren.

Bei Zyklusstörungen und Schmerzen während der Periode

Präparat	Dosierung und Tageszeit	Anmerkung
Kupfergluconat	2 mg morgens	Nicht nüchtern
Zinkpiccolinat	25 mg abends	
Vitamin B6	als Pyridoxin: 100 mg oder als Pyridoxal-5-Phosphat: 50 mg	Zuerst sollten Kupfer und Zink aufgefüllt sein, um nicht die Histaminsynthese übermäßig anzukurbeln
SAMe	400 mg	Für Vegetarier und Veganer 600 mg nicht nüchtern, nicht bei Einnahme von SSRI, SSNRI, Triptanen

Präparat	Dosierung und Tageszeit	Anmerkung
Alternative zu SAMe:		Für Vegetarier und Veganer
Methionin	1000 mg	1500 mg
Methylcobalamin	1 mg	1,5 mg, als Depotspritze, 1 x wöchentlich
Mangan	4 mg	4 mg
Vitamin D3	3000 I.E. – 7000 I.E.	Regelmäßige Laborkontrolle notwendig

Zur Unterstützung der Schilddrüse (auch bei Hormontherapie):

Präparat	Dosierung und Tageszeit	Anmerkung
Jod	150 mcg, langsam steigern auf 300 mcg	Reines Kaliumjodid, nicht in Algen gebunden
Tyrosin	500 – 1000 mg morgens	
Selen	200 mcg	Als Natriumselenit

Bei Schmerzen während der Periode:

Präparat	Dosierung und Tageszeit	Anmerkung
CBD-Öl	3 x 5 Tropfen unter die Zunge geben	Mit 5 % beginnen, bei Bedarf bis 20 %
Vitamin-C-Ascorbat	3 x 1000 mg	Auch als Infusion verfügbar
PEA	3 x 400 mg	

Bei Östrogendominanz (auch bei humanidentischer Hormontherapie):

Präparat	Dosierung und Tageszeit	Anmerkung
Progesteron-D4-Creme	1 – 3 Hub, abends vor dem Schlafengehen	Auf die Innenseite des Unterarms oder des Oberschenkels einreiben, Tag 12 – 26 des Zyklus
Agnus-Castus Pflanzenextrakt	3 x 5 Tropfen	

Bei Testosteronmangel (auch bei humanidentischer Hormontherapie):

Präparat	Dosierung und Tageszeit	Anmerkung
Testosteron-D4-Creme	1 – 3 Hub, abends vor dem Schlafengehen	Auf die Innenseite des Unterarms oder des Oberschenkels einreiben
Schwarzes Maca (Männer) Rotes Maca (Frauen)	3 g 3 g	

Bei Schlafstörungen, vor allem bei mangelndem Tiefschlaf:

Präparat	Dosierung und Tageszeit	Anmerkung
Melatonin	1 – 5 mg, ca. 30 Minuten vor dem Schlafengehen	In Einzelfällen können auch höhere Dosen notwendig sein
Passionsblumenextrakt	2 x 425 mg, direkt vor vor dem Schlafengehen	

Bei Nebennierenstörungen:

Präparat	Dosierung und Tageszeit	Anmerkung
Ashwagandha	3 x 500 mg	
Cordyceps-Extrakt	3 x 600 mg	

Der Histadelie-Typ

Der Histadelie-Typ neigt zu:

- Angst- und Panik
- Schlafstörungen
- Unruhe
- Depressionen und Psychosen
- Konzentrationsstörungen
- ADS/ADHS
- Essstörungen

Der Einfluss hoher Histaminspiegel auf die Entwicklung psychischer und neurologischer Erkrankungen spielt in der Medizin heute quasi keine Rolle. Dabei ist die Existenz von Histamin im zentralen Nervensystem bereits seit den 1960er Jahren bekannt und Wissenschaftler beschäftigen sich intensiv mit der Erforschung der drei Histamin-Rezeptoren im Gehirn. Histamin ist in ständiger Interaktion mit anderen Neurotransmittern, wie zum Beispiel mit:

- Acetylcholin
- Serotonin
- Dopamin
- Noradrenalin

- Adrenalin
- Gamma-Amino-Buttersäure (GABA)
- Glutamat

Gemeinsam regeln sie sekundenschnell unsere Gefühle, unseren Antrieb, unsere Konzentration, unser Gedächtnis, unseren Schlaf, unser Suchtverhalten und vieles mehr. Wenn nur ein Neurotransmitter aus der Bahn tanzt, kann es bereits zu Störungen in unserem Gefühlsleben und auch in unserem Verhalten kommen. Ein dauerhaft hoher Histaminspiegel kann die Wirkungen anderer Neurotransmitter daher stark beeinträchtigen.

Inga, 36 Jahre, Krankenschwester, Angstzustände und Panik: »Bis vor ein paar Jahren war eigentlich alles gut. Dann hat es sich aber so eingeschlichen und wurde immer mehr. Ich bekomme sowas wie Angstanfälle und weiß gar nicht warum. Wenn es ganz schlimm ist, habe ich richtige Panikattacken und lasse mich nur schlecht beruhigen. Für mich und meinen Freund ist das sehr belastend. Er hat gesagt, ich sollte mal zum Psychiater. Arbeiten kann ich auch noch kaum gehen, weil ich überhaupt nicht mehr belastbar bin, dabei mag ich meine Arbeit sehr gerne.«

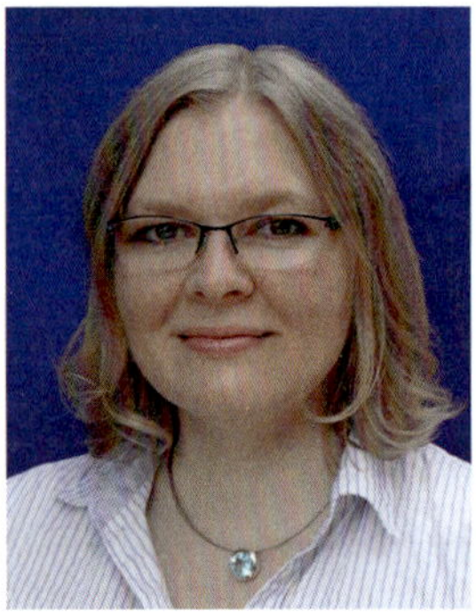

Interview mit der Psychologin Dr. Nina Kreddig

Histamin und die Psyche

Frau Dr. Nina Kreddig ist medizinische Psychologin an der Ruhr-Universität Bochum. Sie forscht zu den Auswirkungen von Mastzellen und ihren Erkrankungen auf die Psyche. Ihr beeindruckendes Wissen stellt sie in ihrem Informationsportal www.mastzellenhilfe.de zur Verfügung.

Frau Dr. Kreddig, nach unseren Praxiserfahrungen treten besonders Angst- und Panikstörungen sowie Depressionen gehäuft bei Patienten mit erhöhten Histaminspiegeln, insbesondere bei MCAS, auf. Ist das ein Zufall oder deckt sich dies mit dem Stand der Forschung?

Dr. Nina Kreddig: Die wissenschaftliche Literatur beschreibt sowohl für Depression als auch für Angst und Panik einen direkten Zusammenhang mit der Mastzellaktivierung.

Daher halte ich diese Beobachtung nicht für Zufall. Psychische Beschwerden treten bei Menschen mit Mastzellerkrankungen deutlich häufiger auf als in der Allgemeinbevölkerung. Der Leidensdruck der Betroffenen ist dabei sehr ausgeprägt. Es wird angenommen, dass die Aktivierung der Mastzellen und die dabei freigesetzten Mastzellmediatoren die wesentliche Ursache für die Entstehung der psychischen Symptome darstellen. Diese Aktivierung haben Mastozytose und MCAS gemeinsam. Daher kann vorsichtig vermutet werden, dass die Erkenntnisse zu psychischen Symptomen sowohl für MCAS als auch für Mastozytose gelten können, obwohl sie aktuell überwiegend aus Studien über Mastozytose stammen. Bei der Mastzellaktivierung kann es unter anderem zur Ausschüttung von Histamin kommen. Zusammenhänge zwischen Histamin und Angst wurden dabei schon mehrfach gezeigt. Diese Zusammenhänge sind allerdings komplex und noch nicht vollständig geklärt. Wie an Mäusen gezeigt werden konnte, besitzen verschiedene Histamin-Rezeptoren unterschiedliche Wirkungen auf die Angst. Weitere Merkmale von Mastzellerkrankungen, wie Proliferation und Infiltration, scheinen in Bezug auf psychische Symptome eine untergeordnete Rolle zu spielen.

Welcher Zusammenhang besteht zwischen Mastzellen und der Freisetzung von Histamin und anderen Mediatoren und (primären) psychiatrischen Störungen?
Dr. Nina Kreddig: Als vermittelnder Mechanismus wird beispielsweise in der Depression die Entzündung gesehen. Die aktuelle wissenschaftliche Vorstellung dieses Prozesses beinhaltet, dass die aktivierten Mastzellen in der Peripherie, also im Darm oder in den Atemwegen, aktiviert sind und dabei proentzündliche Mediatoren freisetzen. Diese gelangen in die Blutbahn und darüber in das Gehirn, wo sie unter anderem mit den dort ansässigen Mastzellen die psychischen und neurologischen Symptome auslösen können.

Wie kann festgestellt werden, ob eine Angststörung beispielsweise durch eine MCAD ausgelöst wurde und nicht zum Beispiel durch andere Ursachen (Traumata, etc.)?
Dr. Nina Kreddig: Existieren neben den psychischen Symptomen auch die typischen allergisch-entzündlichen Symptome einer Mastzellproblematik, dann sollte eine mögliche Mastzellerkrankung diagnostisch geprüft werden. Dabei ist allerdings zu beachten, dass mehrere Ursachen gleichzeitig vorliegen können. Zum einen schützt eine Mastzellerkrankung natürlich nicht vor Traumata oder dysfunktionalen Gedanken, und zum anderen kann auch die Mastzellerkrankung selbst eine erhebliche Belastung darstellen. Beides kann ebenfalls psychische Symptome auslösen und/oder aufrechterhalten.

Ist es denkbar, dass es eine primäre Mastzellstörung im Gehirn gibt, die sich nur mit psychiatrischen Symptomen zeigt und sonst an keinem weiteren Organsystem?
Dr. Nina Kreddig: Ja, dieser Gedanke existiert bereits in der wissenschaftlichen Literatur. Wir sind gerade erst am Anfang, diese Dinge zu erforschen und zu erkennen. Es wäre denkbar, dass eine Mastzellaktivierung ausschließlich im zentralen Nervensystem stattfinden könnte. Dort gibt es Mastzellen, und die enge Zusammenarbeit zwischen Mastzellen und Nervenzellen ist etabliert. Mastzellen und Nervenzellen können sich gegenseitig erregen und beruhigen – und auch Nervenzellen können Histamin ausschütten. Mir sind einige Betroffene mit MCAS bekannt, die ihre Hauptbeschwerden im zentralen Nervensystem verorten. Eine ausschließliche ZNS-Mastzellaktivierung wurde aber noch nicht systematisch überprüft.

Können psychotherapeutische Verfahren bei MCAD helfen, auch wenn die Ursache für die Symptome primär körperlich begründet ist?
Dr. Nina Kreddig: Ja, davon bin ich überzeugt. Es ist in dem Fall natürlich zielführend, beide Behandlungsansätze, körperlich und psychisch, ineinandergreifend zu gestalten. Die durch die Mastzellen hervorgerufenen psychischen und neurologischen Symptome – und ich möchte hier noch einmal betonen, dass diese ein direktes Symptom der Mastzellerkrankungen sein können – bessern sich in der Regel mit der erfolgreichen Behandlung der Mastzellen. Eine begleitende psychotherapeutische Behandlung kann allerdings mit vielen weiteren Aspekten helfen. Stress ist beispielsweise ein wichtiger Mastzelltrigger, hier kann Stressmanagement hilfreich sein. Dieser Stress kann auch durch existierende Traumata verursacht werden oder durch ungünstige Reaktionsmuster in Gedanken, Gefühlen und Verhalten. Diese zu bearbeiten, kann im Sinne der Mastzellberuhigung hilfreich sein. Darüber hinaus kann die Psychotherapie bei der Bewältigung der Mastzellerkrankung helfen. Einige Betroffene sind durch ihre Erkrankung sehr eingeschränkt, was sich negativ auf die Lebensqualität auswirkt und das psychische Wohlbefinden gefährdet. Hier kann die Psychotherapie helfen, geeignete Bewältigungsstrategien zu entwickeln, sowohl im Umgang mit der Erkrankung selbst als auch mit dem sozialen Umfeld. Nicht zuletzt ist ein wesentlicher Vorteil der Psychotherapie, dass sie ebenso wie Medikamente physiologische Veränderungen bewirken kann – allerdings nicht nur solange, wie man sie nimmt, sondern im Idealfall ein Leben lang.

Mit moderner Labordiagnostik können wir uns heute ein ziemlich genaues Bild über Mängel und Überschüsse der Neurotransmitter machen. Die Kombination von Medikamenten und psychologischer Unterstützung kann ein wirkungsvolles Heilmittel für Histaminosen sein.

Spezielle Labordiagnostik für den Histadelie-Typ

Bei Menschen mit Histadelie-Symptomen wie Angst- und Panikattacken, Depressionen, Zwängen, Migräne, Tinnitus, Reisekrankheit und Essstörungen führen wir eine gründliche Diagnostik der Neurotransmitter durch. Wir testen folgende Parameter (im Urin):

- Adrenalin
- Dopamin
- Noradrenalin
- Serotonin
- GABA
- Glutamat

Genau genommen werden die *Abbauprodukte* dieser Neurotransmitter im Urin gemessen, nachdem die Enzyme COMT und MAO diese zerlegt haben. Der Einfachheit halber sprechen wir aber hier von den Neurotransmittern an sich. Der folgende Befund zeigt Neurotransmitter-Werte eines 48-jährigen Patienten mit hohem Methyl-Histamin im Urin. Der Patient fühlte sich »tired but wired«, also erschöpft und gleichzeitig überdreht und aufgekratzt. Das Verhältnis von Noradrenalin/Adrenalin heißt auch *Methylierungs-Quotient.* Werte über 6 zeigen einen Mangel an SAMe, also eine Untermethylierung an.

Methylhistamin	183,00	µg/g Krea	34 - 177
Katecholamine			
Adrenalin	1,52	µg/g Crea	2,0 - 5,5
Noradrenalin	22,04	µg/g Crea	15 - 36
Dopamin	308,31	µg/g Crea	130 - 240
Noradrenalin/Adrenalin Quotient	14,52	Quotient	3 - 6
Kreatinin enzym. (Urin)	1144	mg/l	290 - 2260

Hohes Gehirn-Histamin belastet die SAMe-Reserven und es kommt langfristig zu Adrenalinmangel.
Mit freundlicher Genehmigung: Labor Biovis Diagnostik MVZ GmbH, Limburg

Die Histamin-GABA-Verbindung

Die Gamma-Amino-Buttersäure (GABA) ist die chemische Schwester von Histamin. Sie wird in denselben Gehirnzellen gebildet. Während Histamin für Wachheit zuständig ist, bringt GABA uns wohlige Entspannung und Beruhigung. Es unterstützt Melatonin, also auch beim Durchschlafen. Kein Neurotransmitter kommt häufiger vor als GABA – sie ist in etwa 1000-fach häufiger als Dopamin. Was sagt uns das? Die Evolution möchte durchaus, dass wir möglichst entspannt sind. Gelassenheit und Ruhe sind unser Grundzustand.

GABA ist unser natürliches Valium.

Sobald die GABA-Synthese unterstützt wird, geht es den Patienten deutlich besser. Gute Präparate sind Passionsblumenextrakt, Glycin und L-Theanin. GABA als Nahrungsergänzungsmittel erreicht das Gehirn allerdings nicht, denn es kann nicht über die Blut-Hirn-Schranke gelangen. Die Patientin, zu der der oben gezeigte Laborbefund gehört, litt an starken Durchschlafstörungen und großer innerer Unruhe sowie am Restless-Legs-Syndrom.

ADHS/ADS: eine Histaminstörung?

Immer häufiger kommen besorgte Eltern in unsere Praxis und berichten von dem »Aufmerksamkeitsdefizit-und-Hyperaktivitäts-Syndrom (ADHS)« ihres Kindes. Manchmal liegt auch nur ein »Aufmerksamkeitsdefizit-Syndrom (ADS)« vor. Meist wird die Diagnose recht früh – manchmal bereits im Kindergartenalter – gestellt, und in vielen Fällen wird direkt zum Schulstart auch die passende pharmakologische Behandlung mit dem Wirkstoff Methylphenidat (Ritalin®) eingeleitet.

ADHS/ADS ist ein multifaktorielles Geschehen. Abgesehen davon, dass die Diagnose ohne Labordiagnostik und leider oft auf Initiative bzw. auf Druck von überforderten Lehrern und Eltern gestellt wird, ist eine ursächliche Therapie derzeit nicht gegeben. Wissenschaftlich unstrittig ist, dass ein Dopamin- und/oder Noradrenalinmangel zu dem, was viele als ADHS-Symptomatik bezeichnen, führen kann: »Hibbeligkeit«, Konzentrationsstörungen, Gedächtnisstörungen und die Unfähigkeit, sich zu organisieren und zu fokussieren.

Neueste Forschungen konnten zeigen, dass auch der Neurotransmitter *Histamin* für dieselbe Symptomatik verantwortlich sein kann. Kindern mit einem Gendefekt der HNMT, die Gehirn-Histamin langsamer abbauen, reagieren bei dem Verzehr bestimmter E-Stoffe (Mastzellenliberatoren!) mit einer typischen ADHS-Symptomatik. E-Stoffe haben in der Ernährung seit 20 Jahren deutlich zugenommen und auch die Diagnose ADHS. Reiner Zufall?

INTERESSANT ZU WISSEN

Die Diagnose von ADHS/ADS

Die Diagnose erfolgt in der Regel anhand von Fragebögen. Doch was sind die Voraussetzungen, damit die Diagnose »ADHS« bei Kindern gestellt werden darf? Gemäß dem International Code of Diseases (ICD-10) ist die Diagnose ADHS dann gegeben, wenn mindestens sechs Monate mit Beginn im Vorschulalter folgende Symptome bereits vorhanden sind: fehlende Aufmerksamkeit, Überaktivität und Impulsivität, in einem unangemessenen Ausmaß und mit dem Entwicklungsstand des Kindes nicht zu vereinbaren. Andere körperliche oder psychiatrische Erkrankungen müssen für die Diagnose ADHS im Vorfeld ausgeschlossen worden sein.

Die Leitlinien zur Behandlung sehen vor, dass die Therapie neben medikamentösen Maßnahmen, auch immer psychologische und pädagogische Therapien beinhalten müssen. Die Realität sieht leider oft viel nüchterner aus und erschöpft sich oftmals lediglich in der Verabreichung von dem Arzneistoff Methylphenidat – nicht zuletzt mangels Therapieplätzen bei psychologischen Beratern.

Tatsächlich erhöht Methylphenidat den Dopamin- und auch den Noradrenalinspiegel im zentralen Nervensystem – bei beiden handelt es sich um Neurotransmitter, die auf Konzentration, Gedächtnis und Fokus einen erheblichen Einfluss haben. Die Wirkungen werden aber mit möglicherweise massiven Nebenwirkungen erkauft. 30 Prozent der Patienten sind sogenannte Therapieversager. Für diese Gruppe wird derzeit an einem Präparat geforscht, das den H3-Rezeptor im Gehirn blockieren und so hohe Histaminwirkungen abmildern soll.

Serotonin, Kynurenin und 5-HTP

Serotonin ist nicht nur Neurotransmitter, unser bekanntestes Glückshormon, sondern auch Mastzellenmediator. Im akuten Schub einer MCAS messen wir teilweise fünffach erhöhte Serotonin-Werte im Blut oder im Urin. Dennoch kann in diesen Fällen ein funktioneller Serotoninmangel vorliegen, denn nicht die absolute Menge von Serotonin ist relevant, sondern seine Wiederaufnahme an den Synapsen. Ein hoher Histaminspiegel kann daher auch den Serotoninspiegel beeinflussen und so zu Angst- und Panikstörungen beitragen.

Bei Serotoninmangel wird gerne schnell mit L-Tryptophan oder seiner direkten Vorstufe 5-HTP behandelt. Doch bitte Vorsicht bei Histaminosen und auch anderen Entzündungen! Oftmals vertragen Patienten mit Serotoninmangel und Histadelie kein hochdosiertes Tryptophan, da es aufgrund des hohen Histaminspiegels zu einer Umwandlung von Tryptophan in Kynurenin oder in die neurotoxische Quinolinsäure kommt. Hier sollte erst Histamin reguliert werden, bevor versucht wird, den Serotoninspiegel aufzubauen. Ein Behandlungsversuch mit niedrig dosiertem 5-HTP (zum Beispiel 200 mg), dem aktivierten Tryptophan, ist möglich. Dieses kann nicht in Kynurenin oder Quinolinsäure umgewandelt werden, kann aber einen Tryptophanmangel nur bedingt ausgleichen.

Die instabile Halswirbelsäule

Wir haben ja bereits erläutert, dass eine instabile Halswirbelsäule direkte Auswirkungen auf die histaminbildenden Neuronen und Mastzellen im Gehirn haben kann. Dies zeigt sich sehr häufig in einer solchen Befundkonstellation:

Adrenalin	1,46	µg/g Crea	2,0 - 5,5
Noradrenalin	15,52	µg/g Crea	15 - 36
Dopamin	117,55	µg/g Crea	130 - 240
Noradrenalin/Adrenalin Quotient	10,64	Quotient	3 - 6

Histadelie und Neurotransmittermangel infolge instabiler HWS. Mit freundlicher Genehmigung: Labor Biovis Diagnostik MVZ GmbH Limburg

In dem Fall eines 42-jährigen Patienten war ein MCAS mit starken Kopfschmerzen, Schwindel, Kribbeln, Muskelschwäche und Wortfindungsstörungen nach einem schweren Autounfall mit Schleudertrauma aufgetreten. Hier half eine ursächliche craniosakrale Osteopathie in Kombination mit Histamin-Infusionen mit den Wirkstoffen Methylcobalamin, Vitamin C, Methionin, Mangan und Magnesium, um die HNMT-Enzyme zu unterstützen. Beim Histadelie-Typ sollte vorsorglich immer auch eine entsprechende Abklärung der Halswirbelsäule durch einen erfahrenen Osteopathen erfolgen.

Hilfreiche Präparate für den Histadelie-Typ

Präparat	Dosierung und Tageszeit	Anmerkung
Kupfergluconat	2 mg morgens	Nicht nüchtern einnehmen
Zinkpiccolinat	25 mg abends	
Vitamin B6	als Pyridoxin: 100 mg oder als Pyridoxal-5-Phosphat: 50 mg	Zuerst sollten Kupfer und Zink aufgefüllt sein, um nicht die Histaminsynthese übermäßig anzukurbeln
SAMe	400 mg	Für Vegetarier und Veganer 600 mg nicht nüchtern, nicht bei Einnahme von SSRI, SSNRI, Triptanen

Präparat	Dosierung und Tageszeit	Anmerkung
Alternative zu SAMe:		Für Vegetarier und Veganer
Methionin	1000 mg	1500 mg
Methylcobalamin	1 mg	1,5 mg, als Depotspritze, 1 x wöchentlich
Mangan	4 mg	4 mg
Vitamin D3	3000 I.E. – 7000 I.E.	Regelmäßige Laborkontrolle notwendig

Bei Antriebsschwäche, Konzentrations- und Gedächtnisstörungen:

Präparat	Dosierung und Tageszeit	Anmerkung
Tyrosin	500 – 1000 mg morgens	
Mucuna pruriens (Juckbohne)	250 mg	
Vitamin-C-Ascorbat	3 x 1000 mg	Auch als Infusion
CBD-Öl	3 x 5 Tropfen unter die Zunge geben	5 % bis 20 %

Bei Ängsten, Panik und Zwängen:

Präparat	Dosierung und Tageszeit	Anmerkung
Vitamin-C-Ascorbat	3 x 1000 mg	Auch als Infusion
CBD Öl	3 x 5 Tropfen unter die Zunge geben	5 % bis 20 %
Safran	2 x 15 mg	Nicht bei Einnahme von SSRI, SSNRI und Triptanen

Bei Migräne (auch vorbeugend):

Präparat	Dosierung und Tageszeit	Anmerkung
PEA	3 – 5 x 350 mg	
CBD Öl	3 x 5 Tropfen unter die Zunge geben	5 % bis 20 %
Quercetin	3 x 800 mg	
Vitamin B12 (Methylcobalamin oder Hydroxocobalamin)	1 mg	Optimal als Depotspritze, 1 x wöchentlich

Bei Schlafstörungen, vor allem bei mangelndem Tiefschlaf:

Präparat	Dosierung und Tageszeit	Anmerkung
Melatonin	1 – 5 mg, ca. 30 Minuten vor dem Schlafengehen	In Einzelfällen können auch höhere Dosen notwendig sein
Passionsblumenextrakt	2 x 425 mg, direkt vor vor dem Schlafengehen	

Der MCAD-Typ

Bei Verdacht auf eine MCAD ist eine sehr gründliche schulmedizinische Diagnostik notwendig. Wir empfehlen, hier direkt den Kontakt zu einem Mastzellspezialisten aufzunehmen, der sich sowohl mit den WHO-Kriterien zu den Mastozytosen als auch mit den Molderings-Kriterien für die MCAS auskennt. Die Selbsthilfegruppen stehen für Adressauskünfte in der Regel gern zur Verfügung. Wenn möglich sollte eine Abklärung stationär erfolgen, damit man keine Zeit mit Warten auf den nächsten Facharzttermin verschwendet. Leider sind die stationären Plätze sehr rar und die Wartezeiten oft lang.

Wenn die Diagnose feststeht, ist eine begleitende funktionelle Therapie zunächst nur selten sofort umzusetzen, denn im Vergleich zu den anderen drei Typen kommt beim MCAD-Typ erschwerend hinzu, dass in sehr vielen Fällen eine kurzfristige oder auch langfristige schulmedizinische Therapie benötigt wird. Dies ist bei den Mastozytosen fast immer gegeben, und auch in vielen Fällen der MCAS. In den Schubphasen steht das Konzept der funktionellen Medizin im Hintergrund. Wenn der Schub abklingt, sollte dann aber begonnen werden, die Mastzellen zu stärken und das „Histamin-Fass“ zu entlasten.

Vor allem sollte nach den persönlichen Triggern geschaut werden. Vielleicht ist es einer der zehn Trigger, die wir in diesem Buch genannt haben. Aber vielleicht sind es auch ganz andere. Hierbei hilft, ein Triggertagebuch zu führen, in dem jeden Tag das Befinden aufgeschrieben wird, und alle Stressoren, die im Laufe des Tages wahrgenommen wurden. Wir finden die Apps »Daylio« oder, für den, der es gerne kreativer mag, »1 Second Every Day« sehr hilfreich.

Der MCAD-Typ hat von jedem der anderen drei Typen jeweils einige Anteile, und daher sind alle diagnostischen- und therapeutischen Ratschläge für die oben genannten Typen auf ihn auch zutreffend. Wir empfehlen, als Erstes immer eine umfassende, systemweise Diagnostik und das System, das aktuell am meisten Unterstützung benötigt, zuerst zu behandeln. Es sollte nicht sofort überall »rundum« behandelt werden. Denn hier ist weniger oft mehr. Vorsichtig und behutsam ist die Devise.

Patientenfall: Behandlung nur mit funktioneller Medizin

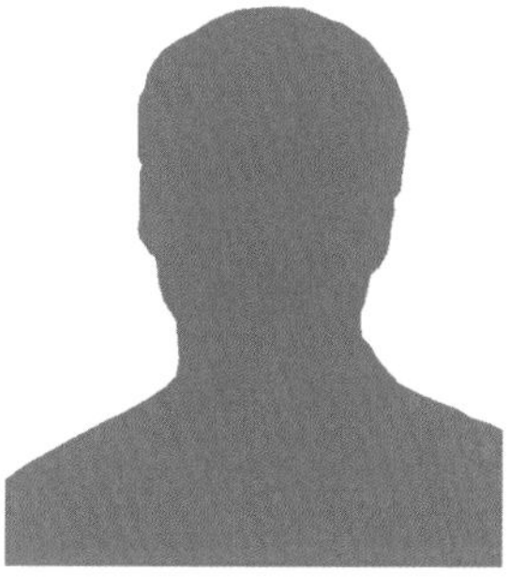

Interview mit Konstantin A.

mit Anfang 30 an MCAS erkrankt

Herr A. hat uns vor drei Jahren in der Praxis aufgesucht wegen eines massiven Erschöpfungssyndroms. Er ist einer unserer Patienten, den wir nur mit den Methoden der funktionellen Medizin soweit helfen konnten, dass er innerhalb weniger Monate von der Arbeitsunfähigkeit in die Arbeitsfähigkeit kam.

Welche Beschwerden hatten Sie und warum haben Sie nach alternativen Lösungen in der funktionellen Medizin gesucht?

Herr K. A.: Im Jahr 2017 erkrankte ich schleichend an vielen »seltsamen« Symptomen, wie eine massive Erschöpfung, massive Muskelschwäche in den Armen und heftigen ständig wandernden Muskelschmerzen. Ich hatte eine solche Schwäche, dass ich nicht wusste, ob ich noch die Kraft aufbringe, meine Haare zu waschen. Der Alltag war kaum zu bewältigen. Ich wurde von heute auf morgen arbeitsunfähig. Zudem bekam ich juckende, nässende Ausschläge an verschiedenen Stellen des Körpers und hatte in der Akutphase langanhaltende Kopfschmerzen. Mein Arzt war sehr ratlos und hatte nach meinen Monaten von Behandlungen und Untersuchungen nur noch als Diagnose »Burnout-bedingte

Depression« und überwies mich in die Psychiatrie. Ich begann auf eigene Faust nach einer alternativen Lösung zu suchen und wandte mich daher an Ihre Praxis, welche mir vom Jod-Buch bekannt war und mir wieder in den Sinn kam.

Welche Untersuchungen wurden durchgeführt?
Herr K. A.: Es wurden sehr viele Untersuchungen gemacht: die Neurotransmitter, die Hormone, Mikronährstoffe, Mitochondrien und auch eine umfangreiche Stuhluntersuchung. Auffällig waren extrem hohe Histaminwerte im Darm (so hoch, dass sie nicht mehr messbar waren), ein starker Manganmangel, Störungen der Hormon-Neurotransmitter-Achse und der Mitochondrienfunktion. Am gravierendsten war aber der Histaminbefund. Ich muss dazusagen, dass ich bis dato keine Durchfälle, sondern eher die Tendenz zu Obstipation hatte. Auch zeigten sich nie merkliche Beschwerden nach histaminreicher Nahrung.

Welche Therapien haben Sie durchgeführt?
Herr K. A.: In der Akutphase zweimal wöchentlich Histamininfusionen mit Vitamin C, Methionin und B-Vitaminen, danach habe ich nur noch Nahrungsergänzungsmittel genommen. Nach drei Monaten ging es mir schon deutlich besser, und ich war wieder arbeitsfähig, nach einem Jahr war ich wieder komplett fit.

Wie geht es Ihnen heute?
Herr K. A.: Es geht mir seit zwei Jahren stabil gut bis sehr gut. Wenn viel Stress aufkommt, muss ich aufpassen. Dann spüre ich auch die alten Symptome wieder. Seit ca. einem Jahr mache ich auch mal längere Pausen bei der Einnahme der orthomolekularen Präparate – lediglich Mangan, Zink, Vitamin D nehme ich ab und zu ein.

Der Fall von Herrn A. zeigt, dass ein ursachenbezogenes Therapiekonzept funktionieren kann. Die Methoden, die in diesem Buch vorgestellt wurden, können auch begleitend zu jeder schulmedizinischen MCAD-Behandlung durchgeführt werden. Dies ist zum Beispiel der Fall, wenn chronische, wiederkehrende Schmerzen als Symptom auftreten. Darauf möchten wir jetzt noch genauer eingehen.

Lea, 24 Jahre, Studentin, Urtikaria und ausgeprägtes Angioödem: »Seit einem Jahr bekomme ich immer mal wieder plötzlich am Hals und am Dekolleté einen extremen Ausschlag, meine Lippen schwellen an, und ich habe dann auch oft Blutdruckprobleme und fühle mich, als hätte ich Fieber. Ich habe Angst, dass ich jetzt immer mit Notfallmedikamenten, Cortison und Antihistaminika in der Tasche herumlaufen muss.«

Speziell Menschen mit Verdacht auf MCAS sind oft längere Zeit so schwer erkrankt, dass sie nicht arbeitsfähig sind. Dazu kommt, dass sie in vielen Praxen nicht ernst genommen werden und dementsprechend in die psychosomatische oder psychiatrische Schublade gesteckt werden. Es ist eher die Regel als die Ausnahme, dass sie statt einer vernünftigen Diagnose ein Rezept für ein Psychopharmakon erhalten.

Was zahlt die Kasse und wie überlebe ich als gesetzlich Versicherter?

In einer perfekten Welt hätten wir überall Zentren, in denen Menschen mit chronischen Erkrankungen auch nach den Regeln der funktionellen Medizin untersucht werden. Da dies leider nicht unsere Realität ist, stellt sich die Frage: »Wie kann ich im System der gesetzlichen Krankenversicherung dennoch eine Abklärung meiner Symptome erreichen?« Über diese Problematik und die Probleme der Diagnostik bei Mastzellerkrankungen in der kassenärztlichen Praxis haben wir uns mit dem Internisten und Hausarzt Dr. Nikolaus Adler unterhalten.

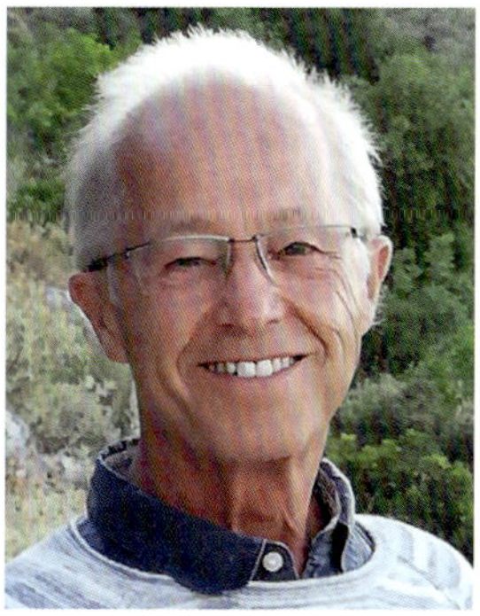

Interview mit dem Internisten Dr. Nikolaus Adler

Mastzellerkrankungen in der Hausarztpraxis

Herr Dr. Adler, Sie führen eine internistische Praxis, d. h. zu Ihnen kommen Menschen mit den gängigen Zivilisationskrankheiten, wie Bluthochdruck, Diabetes mellitus, aber auch mit akuten Infekten. Welche Rolle spielen systemische Histamin-Erkrankungen in Ihrer Praxis?

Dr. Nikolaus Adler: Als Hausarzt und Internist bin ich oft der erste Ansprechpartner bei allen körperlichen und seelischen Leiden meiner Patienten. Ich versuche, so gut es geht, eine Symbiose von ganzheitlicher Diagnostik, symptombezogener, aber auch ursachenbezogener Therapie zu vereinen. Einer meiner Praxisschwerpunkte sind die histaminbedingten Störungen. Dabei schaue ich nicht nur bei den typischen Erkrankungen wie Allergien nach dem Histaminstoffwechsel, sondern auch bei Patienten mit chronischen Erkrankungen generell. Eine (begleitende) Histaminose ist nach meiner Erfahrung bei dieser Patientengruppe eher die Regel als die Ausnahme. Diese ist nach meiner Erfahrung bei dieser Patientengruppe eher die Regel als die Ausnahme. Ein zentrales Problem ist, eine Histaminose erst einmal als solche zu erkennen, da die Symptome so vielfältig und wechselhaft sein können. Dabei spielt die Labordiagnostik eine wichtige Rolle.

Welche Diagnostik ist durch die Kasse gedeckt, was ist Privatleistung?
Dr. Nikolaus Adler: Leider kann ich nicht alle Laboruntersuchungen über die gesetzliche Krankenversicherung abrechnen, die ich für sinnvoll erachte oder die der Patient sich wünscht. Patienten kommen manchmal auch animiert durch die sozialen Medien mit ganzen Listen von Werten, die ich bestimmen lassen soll. Da ist der Frust schon mal groß, wenn ich erkläre, dass die Kasse dies nicht übernimmt. Ich bin ein großer Freund von Labordiagnostik und kenne mich auch gerade in den naturheilkundlichen Methoden aus, allerdings ist nicht alles das, was sinnvoll ist, machbar – außer der Patient ist bereit, selbst zu zahlen. Dies reicht aber in aller Regel nicht aus, um die Ursachen zu finden. Ich möchte hier gerne aufzählen, was über die gesetzliche Krankenversicherung abzurechnen ist:

- Serum-Tryptase
- Diaminoxidase (DAO)
- IgE-Antikörper
- Serotonin im Blut
- N-Methyl-Histamin im 24 h-Sammelurin
- Differentialblutbild

Als sinnvolle Privatleistungen (sogenannte IGeL-Leistungen) sehe ich bei Histaminosen folgende Parameter:

- Nahrungsmittelunverträglichkeiten
- E-Stoff-Unverträglichkeiten
- Abklärung einer Schwermetallbelastung
- Darmprofil (Mikrobiom und Histamin und DAO im Stuhl)
- Vitamin- und Mineralstoffstatus

Bei diesen Privatleistungen kommt man so sehr schnell auf 200 bis 400 Euro.

Wie behandeln Sie Menschen mit Histaminosen?

Dr. Nikolaus Adler: Gerade die komplexen Histaminosen, auch das systemische Mastzellaktivierungssyndrom, sind sehr häufig und sprechen gut auf eine naturheilkundliche Therapie an, zum Beispiel mit Infusionen, moderater Ernährungsumstellung und einer konsequenten Darmsanierung. In einigen Fällen ist aber eine vorübergehende und mitunter auch längerfristige pharmakologische Therapie notwendig, ähnlich wie zum Beispiel bei einer schlecht einstellbaren Hypertonie (Bluthochdruck).

Wie gehen Sie bei der Verdachtsdiagnose Mastozytose vor?

Dr. Nikolaus Adler: Einen Teil der Diagnostik und Behandlung kann ich selbst mit meinem Team abdecken. Bei Verdacht auf eine Mastozytose folgt die weitere Abklärung in speziell ausgerichteten Praxen oder stationär. Diese Erkrankung kann nicht vollständig in einer Hausarztpraxis abgeklärt werden.

Was raten Sie Patienten mit Histaminosen?

Dr. Nikolaus Adler: Histaminosen sind in der Schulmedizin noch relativ wenig beachtet und werden eigentlich nur als Histaminunverträglichkeit gesehen. Viele Kollegen raten einfach zu einer histaminreduzierten Ernährung und verschreiben noch Antihistaminika. Die Komplexität ist vielen meiner Kollegen unbekannt und wird in der Uni auch nicht gelehrt. Das ist vielen Betroffenen nicht bewusst und sie »überfordern« oft ihre Ärzte. Aus diesem Grunde ist es wichtig, dass der Patient selbst gut aufgeklärt ist und zum Beispiel dem Arzt sagt, welche Arzneimittel er einnehmen darf und welche Alternativen es gibt. Dann kann auch ein Hausarzt ein guter Partner sein.

Du siehst, die Möglichkeiten in der hausärztlichen Praxis sind beschränkt, und es erfordert sehr viel Wissen und Aufklärung durch den Patienten, damit eine für ihn passende Therapie eingeleitet werden kann. Dies haben wir leider schon oft sehen müssen. Die stationäre Aufnahme zur Abklärung einer MCAD ist leider im Jahre 2020 durch die Corona-Pandemie noch einmal erschwert worden. Oft sind die Symptome aber derart gravierend, dass eine Abklärung schnellstens notwendig ist. Hier empfehlen wir mit Selbsthilfegruppen Kontakt aufzunehmen. Diese haben in der Regel einen guten Überblick über entsprechend ausgebildete Ärzte im jeweiligen Bundesland.

Was tun bei chronischen Schmerzen und Operationen?

Chronische Schmerzen in unterschiedlicher Intensität sind typische Symptome bei MCAD. Wenn es für diese scheinbar keine Ursache gibt, treibt es viele Patienten von Facharzt zu Facharzt. Ein Großteil erhält irgendwann die Verlegenheitsdiagnose »Fibromyalgie« – eigentlich eine Ausschlussdiagnose, wenn andere Schmerzerkrankungen, wie Rheuma, Kollagenosen oder neurologische Störungen ausgeschlossen wurden. Manchmal greift keine naturheilkundliche Therapie oder osteopathische Behandlung. Dann sind Schmerzmittel angezeigt. Denn Schmerzen auszuhalten, ist keine gute Idee, sondern führt manchmal bereits nach wenigen Wochen zur Ausbildung eines Schmerzgedächtnis, d. h. aus akuten Schmerzen können chronische werden, die nur noch sehr schwer zu behandeln sind.

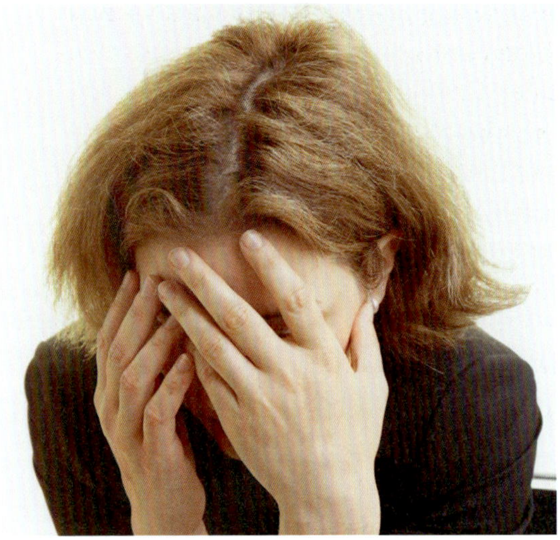

Chronische Schmerzen sind ein häufiges Symptom bei MCAD.

Daher ist die Auswahl des passenden Schmerzmittels und Narkosemittels bei Menschen mit hohen Histaminspiegeln enorm wichtig.

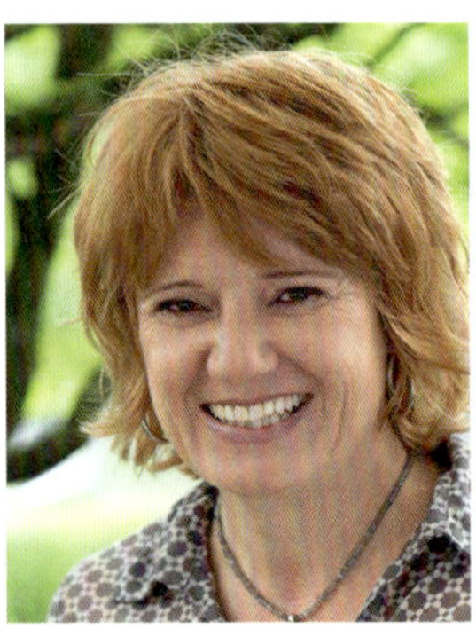

Interview mit der Anästhesistin Dr. Angelika Hellstern

Adäquate Schmerztherapie bei Mastzellenerkrankungen

Frau Dr. Angelika Hellstern ist Anästhesistin und hat sich mit ihrer Praxis in Wiesbaden auf die ganzheitliche Behandlung von Schmerzsyndromen bei Histaminosen spezialisiert. Sie hat uns viele Fragen zum Thema Schmerztherapie und auch Narkosen beantworten können.

Frau Dr. Hellstern, welcher Zusammenhang besteht zwischen Schmerzen und Histamin?

Dr. Angelika Hellstern: Hier gibt es eine ganze Reihe verschiedener Aspekte zu berücksichtigen. Zunächst ist Histamin ein Entzündungsmediator. Menschen mit hohem Histaminspiegel sind in einer proentzündlichen Stoffwechselsituation, was auch das Auftreten von Schmerzen begünstigt. Zum anderen können erhöhte Histaminspiegel auch Zeichen einer Methylierungsschwäche sein. Solche Patienten haben generell Probleme auf vielen Ebenen und werden nicht selten auch mit Schmerzen symptomatisch. Viele Patienten mit chronischen Schmerzsyndromen leiden unter chronisch-aktiven Infektionen (zum Beispiel Borrelien, Epstein-Barr-Virus, Chlamydien, Mycoplasmen etc.) und/oder Umweltbelastungen (toxische Metalle, organische Lösungsmittel, hormonelle Disruptoren). Auch hier spielt Histamin im Rahmen der Immunantwort eine wichtige Rolle. Nicht zuletzt kann es durch eine medikamentöse Schmerztherapie zusätzlich zu Histaminbelastungen kommen. Patienten, die Schmerzmittel, wie zum Beispiel Diclofenac oder Ibuprofen oder auch Cortison einnehmen, erhalten häufig als Magenschutz einen Protonenpumpenhemmer. Dies begünstigt bei Dauereinnahme das Entstehen einer Fäulnisdysbiose mit Überschuss an histaminbildenden Darmbakterien.

Ein Histaminüberschuss kann also sowohl direkt als auch indirekt am Gesamtgeschehen beteiligt sein und zusätzliche »Baustellen« verursachen. Die gute Nachricht ist, dass man über Ernährung, Darmflora und diverse Nahrungsergänzungsmittel den Histaminspiegel durchaus auch positiv beeinflussen kann. Oft lassen sich dann im Verlauf auch die Schmerzmittel zumindest reduzieren.

Welche Schmerzerkrankungen sind nach Ihrer Erfahrung mit einem erhöhten Histaminspiegel assoziiert oder verschlechtern sich durch Histaminbelastung?

Dr. Angelika Hellstern: Nach meiner Erfahrung spielt der Histaminspiegel eine Rolle bei Menschen mit chronischem Kopfschmerz oder Migräne, bei der Fibromyalgie und auch bei Patienten mit Beschwerden aus dem entzündlich-rheumatischen Formenkreis. Überwiegend sind Frauen betroffen. Durch eine gezielte Anamnese lässt sich oft schon der Hinweis auf eine Histamin-Komponente herausarbeiten. Entsprechende Schlagworte sind für mich Nahrungsmittelunverträglichkeiten, Magen-Darm-Beschwerden, Episoden mit Urtikaria, Ödemneigung, Asthma, Herzrhythmusstörungen, zyklusabhängige Beschwerden und nicht zuletzt auch psychische Symptome wie zum Beispiel Angststörungen. In der Praxis sehe ich ganz häufig die Kombination von Histaminüberschuss und Nebennierenschwäche.

Welche Schmerz- und Narkosemittel sollten Betroffene besser meiden?
Dr. Angelika Hellstern: Grundsätzlich sind das solche Medikamente, die entweder Histamin aus Mastzellen freisetzen (»Histaminliberatoren«), oder die histaminabbauenden Enzyme blockieren (»HNMT- oder DAO-Hemmer«). Entsprechende Medikamentenlisten sind über die einschlägigen Portale einfach zu finden. Leider sind gerade im Bereich der Schmerzmittel viele Präparate problematisch. Im Zweifelsfall ist es daher aus meiner Sicht sinnvoll, die individuelle Verträglichkeit auszutesten. Vor allem, wenn es sich um eine kurzfristige oder gelegentliche Einnahme von Schmerzmitteln handelt, werden die meisten keine Probleme bekommen, wenn es mal ein Medikament »von der Negativliste« ist. Wenn aber eine längerfristige Einnahme von Schmerzmitteln erforderlich ist, sollte die Histaminproblematik unbedingt berücksichtigt werden. Leider sind noch viel zu wenig Schmerztherapeuten mit dem Thema Histamin vertraut, obwohl es eine wichtige Rolle spielt.

Ehrlicherweise muss man aber auch festhalten, dass Patienten mit chronischen Schmerzsyndromen oft schwer einzustellen sind, und man muss dann bezüglich der Medikamente manchmal auch Kompromisse eingehen. So werden beispielsweise bei chronischen Schmerzen oder auch bei Nervenschmerzen häufig Antidepressiva als sogenannte »Co-Analgetika« eingesetzt, dadurch kann der Gesamtbedarf an Schmerzmitteln und auch deren Nebenwirkungen reduziert werden. Viele Medikamente aus dieser Gruppe sind allerdings DAO-Hemmer. In der Praxis bedeutet das dann vielleicht etwas mehr Juckreiz bei weniger Verstopfung und Übelkeit – das ist immer eine sehr individuelle Entscheidung.

Zum Umgang mit Narkosen möchte ich gerne etwas weiter ausholen, denn ich lese immer wieder in entsprechenden Foren, dass dieses Thema mit viel Angst und Unsicherheit besetzt ist. In der Anästhesie unterscheiden wir zwischen Vollnarkose und Regionalanästhesie: Als Regionalanästhesie bezeichnet man die lokale Betäubung eines Nervs oder Nervengeflechtes oder eine rückenmarksnahe Narkose als Spinal- oder Periduralanästhesie. Der Patient bleibt dabei entweder komplett wach oder erhält zusätzlich ein leichtes Schlafmittel und atmet selbstständig. Hier benötigen wir ein Lokalanästhetikum und gegebenenfalls ein Schlafmittel. Bei der Vollnarkose schläft der Patient tief und wird künstlich beatmet. Hier benötigen wir ein Schlafmittel (Narkosegas oder intravenöses Schlafmittel, meist Propofol), ein Opiat als starkes Schmerzmittel und gegebenenfalls ein Muskelrelaxans. Darüber hinaus gibt es auch die Kombination aus beidem, also die Vollnarkose und eine zusätzliche Betäubung der betroffenenen Region, um während und nach der Narkose den Schmerzmittelbedarf zu reduzieren.

Die Auswahl des Narkoseverfahrens hängt immer von mehreren Faktoren ab und kann sich nur nach dem Wunsch des Patienten richten. Art und Dauer der Operation, Vorerkrankungen, Vormedikation und Anatomie des Patienten, Verträglichkeit vorangegangener Narkosen, lokale Gegebenheiten des Krankenhauses, Patientenwunsch und natürlich auch Berufserfahrung des Anästhesisten spielen hier eine Rolle. Grundsätzlich ist bei jeder Art von Narkose ständig ein Narkosearzt beim Patienten, und es erfolgt eine fortlaufende Monitor-Überwachung der Herz-Kreislauf- und Atmungsparameter. Oft ist die Gabe von kreislaufunterstützenden Medikamenten notwendig, da die meisten Narkosemittel zu einer Erweiterung der Blutgefäße führen und der Blutdruck entsprechend absinkt. Während der gesamten Narkose werden alle gemessenen Werte und alle verabreichten Medikamente minutengenau in einem Narkoseprotokoll vermerkt.

Ich empfehle meinen Patienten mit Histamin-Imbalancen, im *Vorgespräch zur Narkose* unbedingt auf eine bestehende Histaminproblematik hinzuweisen. Allerdings ist die Diagnose »Histamin-Intoleranz« schulmedizinisch nicht flächendeckend etabliert, möglicherweise wird der Anästhesist mit dem Krankheitsbild also nicht vertraut sein. Hier wäre es äußerst hilfreich, ein entsprechendes Dokument vorlegen zu können, das kann ein kurzes Attest vom Hausarzt oder Allergologen sein oder ein Allergieausweis oder auch ein Anästhesie-Ausweis, den man ausgestellt bekommt, wenn es bei einer vorangegangenen Narkose zu Schwierigkeiten kam. Es gibt auch die Möglichkeit, sich frühere Narkoseprotokolle in Kopie aushändigen zu lassen, darauf ist jedes verabreichte Medikament vermerkt, und der Narkosearzt kann daraus ersehen, welche Substanzen in der Vergangenheit gut vertragen wurden oder zu Problemen geführt haben.

Hat man nichts von alledem verfügbar, dann würde ich empfehlen, beim Vorgespräch Begriffe wie »Allergieneigung« oder »Medikamentenunverträglichkeiten« zu verwenden, damit wird man sicher ernst genommen. Tendenziell sollte jeder mit einem Histamin-Thema sich (auch abhängig von Dauer und Art der OP) eher *gegen* einen ambulanten Eingriff und *für* eine stationäre OP im Krankenhaus entscheiden, weil dort die Überwachungsmöglichkeiten einfach besser sind. In sehr ausgeprägten Fällen (zum Beispiel gesicherte Mastozytose oder MCAS, multiple Unverträglichkeiten, vorangegangene schwere Narkosereaktion) sollten vor Beginn der Narkose Antihistaminika verabreicht werden

(H1- und H2-Blocker) und ggf. auch eine einmalige Cortisondosis. Anästhesisten und Allergologen der Charité in Berlin haben beispielsweise für Mastozytose-Patienten eine Tabelle zur Risikobewertung von Narkosemedikamenten erarbeitet, die man sich ggf. auch ausdrucken kann (Allergie-Centrum-Charité: »Hinweise zu Narkosen und Operationen für Patienten mit Mastozytose«). Das würde ich aber wirklich nur für Menschen mit ausgeprägter Symptomatik empfehlen.

Abschließend möchte ich ausdrücklich festhalten, dass es insgesamt sehr selten zu ernsthaften Histaminbedingten Narkosezwischenfällen kommt. Häufiger treten schon mal Kreislaufprobleme und/oder Übelkeit nach einer OP auf, das betrifft aber auch Menschen ohne Histamin-Intoleranz. Zur fünfjährigen Facharztausbildung eines Anästhesisten gehört unter anderem ein Jahr Ausbildung in der Intensivmedizin. Grundsätzlich sind alle Anästhesisten mit Notfallsituationen wie zum Beispiel einem allergischen Schock vertraut. Sollte es also während einer Narkose zu einer allergischen Reaktion kommen, dann bleibt das nach wie vor eine bedrohliche Situation, aber die äußeren Umstände sind quasi »optimal«: im Krankenhaus unter laufender Kreislaufüberwachung und mit Notarzt direkt vor Ort.

Hilfreiche Präparate für den MCAD-Typ

Die hier genannten Präparate sind mit allen Antihistamika, Mastzellstabilisatoren und Cortison kombinierbar:

Präparat	Dosierung und Tageszeit	Anmerkung
Zinkpiccolinat	25 mg abends	Ergänzt durch regelmäßige Zinkinfusionen
SAMe	400 – 1200 mg	Für Vegetarier und Veganer 600 – 1600 mg: nicht nüchtern, nicht bei Einnahme von SSRI, SSNRI, Triptanen

Präparat	Dosierung und Tageszeit	Anmerkung
Alternative zu SAMe:		Für Vegetarier und Veganer :
Methionin	2000 mg (über den Tag verteilt)	3000 mg (über den Tag verteilt)
Methylcobalamin Mangan	0,2 mg 6 mg	0,3 mg 6 mg
Vitamin D3	3000 I.E. – 7000 I.E.	Regelmäßige Laborkontrolle notwendig

Bei Schmerzen (Fibromyalgie-Syndrom), Schwindel und Benommenheit:

Präparat	Dosierung und Tageszeit	Anmerkung
CBD-Öl	5 x 5 Tropfen unter die Zunge geben	Mit 5 % beginnen, bei Bedarf bis 20 %
Vitamin-C-Ascorbat	3 x 1000 mg	Im Schub 7,5 bis 15 g als Infusion, bis zu 4 x wöchentlich
PEA	4 x 400 mg	

Bei Flush-Symptomatik, Hautausschlägen und Hämatom-Neigung:

Präparat	Dosierung und Tageszeit	Anmerkung
Quercetin	3 x 800 mg	
Rutin	2 x 500 mg	
Vitamin-C-Ascorbat	3 x 1000 mg	

Bewährte Infusionstherapien

Infusionstherapien
Infusionen haben gegenüber oralen Präparaten den großen Vorteil, dass wir auf diese Weise den Darm umgehen, der oft eine Schranke für viele hilfreiche Stoffe ist. Gerade Zink ist so ein Beispiel. Es dauert monatelang, wenn wir mit Zinktabletten unseren leeren Speicher auffüllen möchten. Mit Infusionen erreichen wir dies innerhalb von vier bis sechs Wochen. Gerade bei MCAD sind diese eine große Unterstützung in der begleitenden Therapie und führen schnell zu einer Abmilderung der Symptome und zu einer Verbesserung der Lebensqualität. Leider kennen viele Ärzte und auch Heilpraktiker nicht die Vielfalt an Infusionen, die mittlerweile zur Verfügung stehen. Wir haben hier die Infusionen aufgelistet, die in unserer Praxis seit vielen Jahren angewendet werden und sich bewährt haben:

- Histamin-Infusionen mit Methionin
- Curcumin-Infusionen
- Glutathion-Infusionen
- Vitamin-B12-Infusionen
- KPU-HPU-Infusionen
- Glutamin-Infusionen
- Vitamin-C-Infusionen (7,5 – 30 g)

- Cholinchlorid-Infusionen
- Intravenöse Sauerstofftherapie nach Dr. Regelsberger
- Zinkinfusionen (verschreibungspflichtig)

Gemeinsam gesünder werden: Selbsthilfegruppen

Selbsthilfegruppen sind gerade für Menschen mit noch nicht anerkannten oder seltenen Erkrankungen ein wichtiges Forum, um Unterstützung und Austausch zu finden. Ein großer Verein ist »Mastozytose e. V« mit mittlerweile knapp 580 Mitgliedern. Er hat es sich zur Aufgabe gemacht, nicht nur über die verschiedenen Formen der Mastozytosen, sondern auch über das Mastzellaktivierungssyndrom aufzuklären. So sollen Betroffene und deren Angehörige motiviert werden, mit ihrer chronischen Krankheit besser umzugehen. Es soll darüber hinaus erreicht werden, dass die Symptome der Mastozytose und des Mastzellaktivierungssyndroms (MCAS) ernst genommen und nicht nur als Befindlichkeitsstörung abgetan werden. Angestrebt werden einheitliche Diagnostik- und Behandlungsstandards. Zudem soll die Forschung angestoßen und unterstützt werden. Der Verein möchte offen für alle Ratsuchenden sein, die an einer Form der Mastzellerkrankung leiden.

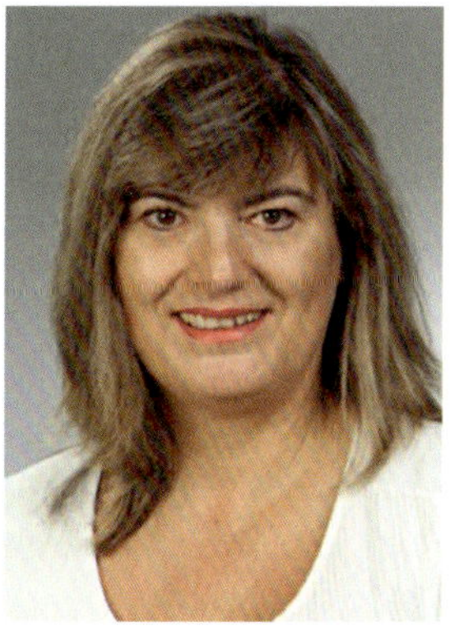

Interview mit Frau Waltraud Schinhofen

Unverzichtbare Hilfe zur Selbsthilfe

Frau Waltraud Schinhofen ist selbst betroffen und leitet seit 2012 »Mastozytose e.V«. Wir haben uns mit ihr über die schwierige Situation von MCAD-Betroffenen unterhalten.

Frau Schinhofen, Mastozytosen und das Mastzellaktiverungssyndrom sind selbst bei langjährig tätigen Ärzten komplett unbekannt. Was bedeutet dies konkret für die Betroffenen?

Waltraud Schinhofen: Die Erkrankung ist meist nicht auf den ersten Blick klar erkennbar und abgrenzt. Es gibt nicht *den* Erkrankten, der anhand von klaren und bei allen Betroffenen vorhandenen Symptomen erkannt und damit diagnostiziert werden kann. Das Krankheitsbild ist so individuell verschieden, weswegen wir als Maskottchen auch das Chamäleon gewählt haben. Wie bekannt, steht das Chamäleon für ein sich ständig wechselndes Äußeres. Die Erkrankung kann nahezu jedes Organ und Gewebe betreffen. Genau das macht es so schwierig, die Erkrankung zu erkennen. Viele durchleiden eine jahre-, nicht selten jahrzehntelange Odyssee von einem Arzt zum anderen, ohne dass eine konkrete Diagnose gestellt werden kann. Diese Patienten gehen dann häufig mit einer »Verdacht auf...«-Diagnose nach Hause, ohne dass eine konkrete und zutreffende Diagnose gestellt wird und sich daraus eine entsprechende Therapie ableitet. Zudem werden viele der Betroffenen, wenn nicht sogar die meisten, nach einer gewissen Zeit mit der Diagnose »psychosomatische Störung« abgestempelt, da die durchgeführten Untersuchungen keine oder nur geringe Abweichungen aufzeigen. Dies führt dazu, dass zu den vorhandenen Beschwerden noch ein ungeheurer seelischer Druck entsteht, aus dem Gefühl, nicht gesehen und ernst genommen zu werden. Hierdurch entsteht ein Teufelskreis, der oft nur schwer durchbrochen werden kann.

Wo sind die wesentlichen Unterschiede zwischen beiden Erkrankungen und was bedeutet dies für die Betroffenen?

Waltraud Schinhofen: Die Mastozytose, so wie sie den meisten Ärzten bekannt ist und in den WHO-Kriterien festgelegt ist, ist relativ klar beschrieben und wird auch im Allgemeinen als solche anerkannt und akzeptiert. Beim Mastzellaktivierungssyndrom sieht das aber immer noch anders aus. Hier wird weltweit zwischen Ärzten und Forschern diskutiert, was man genau darunter versteht und vor allem, wozu dieses Syndrom denn nun eindeutig gehört. Diese Frage kann nach wie vor in vielen Fällen nicht eindeutig beantwortet werden. An dieser Stelle möchte ich gerne darauf verzichten, die fachlich und medizinisch genaue Zuordnung zu den Krankheitsbildern aufzuführen, da diese ja schon an anderer Stelle im Buch beschrieben wurden. Fakt ist, dass nach wie vor eine relativ große Grauzone besteht, zu welchem Formenkreis der Erkrankung die Betroffenen denn nun gehören. Dies ist im Hinblick auf eine Diagnose und die daraus resultierende Behandlung unerträglich. Zudem wirft dies die Frage der Kostenübernahme der Medikamente, die ja im Wesentlichen gleich sind, auf. Ohne gesicherte Diagnose müssen die allermeisten Betroffenen diese Medikamentenkosten selbst tragen. Hierbei darf man nicht übersehen, dass sehr viele Betroffene ja aufgrund ihrer Erkrankung sich ohnehin schon in einer schwierigen finanziellen und persönlichen Lage befinden. Nicht wenige sind durch die Erkrankung sehr in ihrer Lebensqualität eingeschränkt, nicht selten bis zur Invalidität.

Für die Mastozytosen gibt es mittlerweile seit 2001 eine Klassifikation der WHO und somit auch eine ICD-10-Ziffer. Für das Mastzellaktivierungssyndrom gibt es leider immer noch keine Diagnoseziffer. Die Mastzellenforscher konnten sich bislang noch nicht auf gemeinsame Diagnosekriterien verständigen. Wie ist der aktuelle Sachstand im Herbst 2020?
Waltraud Schinhofen: Leider nach wie vor im Wesentlichen genauso. Wir erwarten im Frühjahr 2021 eine Modifizierung der Kriterien. Es bleibt abzuwarten, auf welche Änderungen man sich einigen konnte. Für die Betroffenen ist es aus den beschriebenen Gründen sehr wichtig, dass es endlich eine Diagnoseziffer gibt.

Was raten Sie unseren Lesern, die nach dem Lesen nun den Verdacht haben, Sie könnten von einer Mastozytose bzw. MCAS betroffen sein. An wen können sie sich wenden bzw. wie bekommen sie schnell Hilfe?
Waltraud Schinhofen: Auf unserer Homepage befindet sich eine Arztliste. Diese versuchen wir so aktuell wie möglich zu halten. Hier kennt man sich gut mit der Erkrankung aus. Aber auch der Hausarzt kann viele Untersuchungen bereits im Vorfeld selbst durchführen. Hierzu ist es wichtig, dass er die Bereitschaft hat, sich mit der Erkrankung auseinanderzusetzen. Idealerweise wird es irgendwann in der Zukunft so weit sein, dass jeder Arzt die Mastozytose und das Mastzellaktivierungssyndrom (er-)kennt und es dann auch entsprechend behandeln kann. Aber bis dahin ist es noch ein weiter Weg und viele Maßnahmen müssen noch ergriffen werden.

Gibt es vielleicht einen Ratschlag, den Sie frisch diagnostizierten Menschen mitgeben möchten?
Waltraud Schinhofen: Werden Sie kundig in Ihrer Erkrankung und zumindest ein Stück weit Ihr eigener »Heiler«. Dies ist so zu verstehen, dass Sie nicht die Verantwortung in die Hände Ihrer Ärzte und Therapeuten abgeben, sondern dass Sie idealerweise zu gleichberechtigten Partnern auf Augenhöhe werden. Dies bedeutet, dass Sie die Verantwortung für sich selbst und Ihr Wohlergehen übernehmen. Hierzu gehört auch, dass Sie (wenn möglich) eine Patientenakte führen, in der Sie die maßgebenden Befunde sammeln. Erkennen Sie *Ihre* persönlichen Trigger, notieren Sie diese und versuchen Sie diese nach Möglichkeit zu vermeiden. Das Vermeiden der Trigger gehört nach wie vor ganz oben auf dem Weg in eine erfolgreiche Therapie der Erkrankung. Fragen Sie nach, wenn Sie etwas nicht verstehen und bitten Sie um Aufklärung. Versuchen Sie herauszufinden, was Ihnen guttut und was auch nicht. Versuchen Sie, sich nicht als eine Ansammlung von Symptomen oder als eine aus dem Gleichgewicht geratene biochemische Fabrik zu

verstehen, sondern ganzheitlich als einen Menschen, dessen Wohlbefinden aus der Einheit von Körper, Seele und Geist besteht. Versuchen Sie, alle diese Ebenen zu erkennen und bei der Behandlung Ihrer Erkrankung zu berücksichtigen. Werden Sie machtvoll, indem Sie lernen, was Sie selbst tun können. Sie sind keinesfalls hilf- und machtlos, sondern jeder Mensch hat eigene Ressourcen, die er auch und gerade im Krankheitsfall aktivieren kann. Je kompetenter Sie werden, desto mehr verschwinden Gefühle von Hilflosigkeit und Ausgeliefertsein. Diese negativen Gefühle führen dazu, dass im Körper ein hoher Stresslevel entsteht. Und Stress gilt unbestritten als ein großer Trigger der Mastzellen.

Es gibt viele einzelne Maßnahmen, die sie erlernen und umsetzen können. Nur ein Beispiel: Wenn Sie sich ganz schlecht fühlen, gehen Sie ins Badezimmer, nehmen Sie ein Glas kaltes Wasser und gurgeln Sie kräftig. Das Gurgeln aktiviert den Vagusnerv, er ist der größte Nerv des Parasympathikus, der für Erholung und Regeneration zuständig ist. Diese Aktivierung kann zum Beispiel durch Gurgeln, Singen oder Summen erfolgen. Eine Aktivierung des Parasympathikus kann bei Schmerzzuständen und psychischen Problemen helfen. Das was Sie dafür brauchen, haben Sie bereits unmittelbar verfügbar. Im Internet und in Kursen finden Sie zusätzlich viele gute Anleitungen dafür. Dies ist nur als kleines Beispiel dafür, zu verstehen, dass auch Sie selbst unmittelbar etwas dafür tun können, damit es Ihnen besser geht. Oder vielleicht beschäftigen Sie sich einmal mit dem Thema Waldbaden? Es macht für Ihren Körper und Ihr Immunsystem einen nachweisbaren und messbaren Unterschied, ob Sie eine Stunde auf einer Bank im Wald sitzen und Ihr Umfeld intensiv betrachten, oder ob Sie diese Zeit auf Ihrem Sofa daheim vor dem Fernseher verbringen.

Sie selbst können durch viele kleine und größere Dinge mit der Zeit lernen, ganz aktiv etwas für sich und Ihr Wohlbefinden zu tun. Diese kurz angerissenen Maßnahmen wirken keinesfalls nur über die Ebene des seelischen Wohlbefindens, sondern ganz direkt auch auf einer körperlichen und nachweisbaren Ebene. Dies wird häufig bei der Behandlung von chronischen Erkrankungen schlichtweg übersehen, bzw. ist in unserem Verständnis von Krankheit und Heilung leider immer noch wenig präsent. Sie sehen also, dass es neben der Behandlung durch Ihre Ärzte und Therapeuten ganz viel gibt, was Sie selbst unmittelbar und meist sogar kostenlos lernen und direkt umsetzen können. Das finde ich eine sehr ermutigende Vorstellung. Und zu guter Letzt: Tauschen Sie sich mit Gleichgesinnten aus. Hier erhalten Sie Verständnis und hilfreiche Tipps für das Leben mit einer chronischen und bisher nicht heilbaren Erkrankung.

EIN AUSBLICK

»Eine neue wissenschaftliche Wahrheit pflegt sich nicht in der Weise durchzusetzen, dass ihre Gegner überzeugt werden und sich als belehrt erklären, sondern vielmehr dadurch, dass ihre Gegner allmählich aussterben und dass die heranwachsende Generation von vornherein mit der Wahrheit vertraut gemacht ist.«

– Max Planck (1858–1947) –

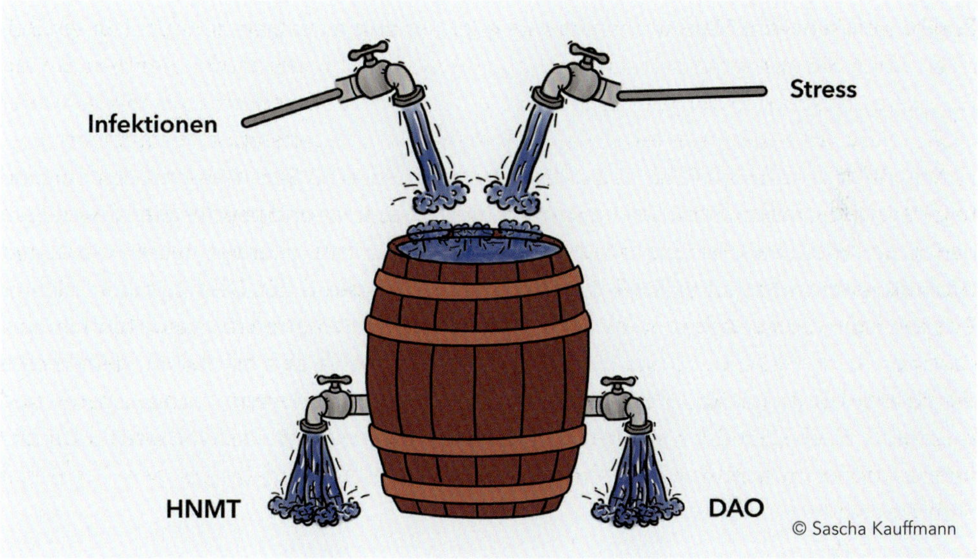

Du erinnerst dich an unseren Vergleich mit dem überlaufenden Fass? Unser Histamin-Programm kann die Zuflüsse reduzieren und die Abflüsse verbessern helfen.

Max Plancks Worte haben nach wie vor ihre Gültigkeit. Zumindest in der Medizin. Der oft beklagte »Time Lag« – also die Zeitverzögerung zwischen einer wissenschaftlichen Erkenntnis und der tatsächlichen Umsetzung und Anwendung – ist immer noch sehr groß und beträgt oft mehrere Jahrzehnte. Daran hat sich nach wie vor nichts geändert. Die Leidtragenden sind am Ende immer die Erkrankten.

Forschergruppen und Patientenverbände kämpfen seit vielen Jahren um die Anerkennung von systemischen Mastzellaktivierungserkrankungen, insbesondere des

Mastzellaktivierungssyndroms. Diese wird erst erfolgt sein, wenn es entsprechende Diagnoseziffern im ICD-10-Katalog der WHO gibt. Für die Mastozytosen konnte dies nach 30 Jahren im Jahre 2000 endlich erreicht werden. Die MCAS-Betroffenen warten immer noch auf diesen entscheidenden Schritt. Vor diesem Hintergrund können wir dich, liebe Leserin, lieber Leser, nur ermutigen, nicht auf die WHO zu warten. Nimm deine Gesundheit ab heute selbst in die Hand – leere dein »Histamin-Fass« und sorge für funktionierende »Abflussrohre«. Wir hoffen, dass dieser Ratgeber dir dabei eine Unterstützung sein wird.

Kyra und Sascha Kauffmann

Danksagung

Dieses Buch ist nur möglich geworden durch die Geduld, das Engagement und die Unterstützung vieler Menschen, denen wir danken möchten. Zunächst gilt unser Dank den Experten, die uns bereitwillig bei unseren Recherchen geholfen haben. Ohne den Austausch mit ihnen wäre dieses Buch nicht zustande gekommen. Ein herzlicher Dank geht auch an unsere Patienten, die uns in vielfältiger Weise immer wieder inspiriert und motiviert haben. Nicht zuletzt danken wir Andrea Hoffmann für unzählige Stunden des Korrekturlesens sowie Frau Sabine Schmieder, Gina Janosch, Claudia Lenz sowie Roland Wallach und dem gesamten Team der Schmieder Media GmbH für die immense Geduld, Motivation und Professionalität. DANKE!

Labore in Deutschland für die im Buch genannten Untersuchungen

Biovis Diagnostik MVZ GmbH
Justus-Staudt-Str. 2
65555 Limburg
www.biovis.de

Ganz Immun Diagnostics AG
Hans-Böckler-Str. 109–111
55128 Mainz
www.ganzimmun.de

IMD Institut für Medizinische Diagnostik
Berlin-Potsdam GbR
Nicolaistr. 22
12247 Berlin
www.imd-berlin.de

Lab4More GmbH
Augustenstr. 10
80333 München
www.lab4more.de

Labor Rosler GmbH
Am Weißen Haus 10
97772 Wildflecken

Sension GmbH
Provinostr. 52
86153 Augsburg
www.sension.eu

Synlab Labor Südwest GmbH
Otto-Hahn-Str. 18
76275 Ettlingen
www.laborzentrum.org

Bezugsquellen für Rezepturarzneien und Spezialinfusionen

Arnika Apotheke am Sportpark
Am Sportpark 5
82008 Unterhaching
www.arnika-apo.de

St. Martins Apotheke
Bleicherbreite
86154 Augsburg
www.stmartinsapotheke.de

Viktoria Apotheke
Bahnhofstrasse 95-97
66111 Saarbrücken
www.internet-apotheke.de

Selbsthilfegruppen und Infoportale

www.mastozytose.de
Selbsthilfegruppe für MCAS-und Mastozytose-Betroffene

www.histaminintoleranz.ch
Informationsportal für alle Histaminosen

www.mastzellaktivierungsinfo.de
Infomationsportal für MCAS- und Mastozytose-Betroffene

www.mastzellenhilfe.de
Informationsportal für MCAS-Betroffene

Sinnvolle Apps für Lebensmittel und Nahrungsmittelzusatzstoffe

„Lebensmittel-Intoleranzen" (g-apps)

„Codecheck" (CodeCheck AG)

Bezugsquellen für Nahrungsergänzungsmittel

www.viabiona.de

www.tisso.de

www.natuerlichlangleben.de

www.norsan.de

www.jarisch.at

Literaturempfehlungen und Quellen

Afrin, Lawrence B.: Never bet against occam: Mast cell activations disease and the modern epidemics of chronic illness and medical complexity, Sister Media Bethesda 2016

Aggarwal, Bharat et al.: The molecular targets and therapeutic uses of curcumin in health and disease,

Springer Science and Business Media, New York 2007

Amthor, Frank: Das menschliche Gehirn für Dummies, Wiley-VCH Verlag GmbH und Co KGaA 2013

Baehr, Volker von: Mastzellaktivierungssyndrom, www.imd-berlin.de, 26.9.2016

Baessler, K.H. et al. : Vitamin-Lexikon für Ärzte und Ernährungswissenschaftler, Urban und Fischer München 2002, 3. Auflage

Baumel, Syd: Serotonin - How to naturally harness the power behind Prozac and Phen/Fen, Keats Publishing New Canaan 1997

Benkert, Otto: Pocket Guide Psychopharmaka von A bis Z, 5. Auflage, Springer Verlag Berlin 2018

Beutling, Dorothea M. Beutling: Biogene Amine in der Ernährung, Springer Verlag Berlin 1996

Bloom, Willliam: The Endorphin Effect: A breakthrough strategy for holistic health and spiritual wellbeing, Judith Piatkus Ldt, London 2003

Bo, Young Chung and Sook, Young Park et al.: Effect of different cooking methods on histamine levels in selected foods, in: Annals of Dermatology 2017, December, 29 (6); 706714

Bowthorpe, Janie A.: Für die Schilddrüse - gegen den Starrsinn - Stop the Thyroid Madness, Laughing Grape Publishing, Fredricksburg Texas 2012

Breuning, Loretta Graziano: Die Chemie des Glücks, MVG Verlag München 2019

Brunner, Mirjam: Die Wirkungsweise von Serotonin, Dopamin und Noradrenalin im Gehirn bei Depressionen, Books on Demand 2017

Bullmore, Edward: Die entzündete Seele, Goldmann Verlag München 2019

Campbell, Becky: The 4-Phase-Histamine Reset Plan, Salem, MA, 2019

Campbell-McBride, Natasha: Gut and Psychology Syndrome, Medinform Publishing Cambridge 2010

Cordain, Loren: The Paleo Diet, John Wiley and Sons 2002

Cordain, Loren: Das Getreide - zweischneidiges Schwert der Menschheit, Novagenics Verlag Arnsberg 2004

Deppe, Kristin: Neue Wege aus dem Histamin-Dilemma, Tredition Verlag Hamburg 2018

Ehlers, Rolf: Wohlfühlhormon Serotonin - Botenstoff des Glücks, Vianova Verlag Petersberg 2012

Eichinger, Uschi, Kauffmann, Kyra: Die Anti-Stress-Ernährung - Die LOGI-Methode zur Stressbewältigung, Systemed Verlag Lünen, 2. Auflage 2016

Eichinger, Uschi, Kauffmann, Kyra: Der Burnout Irrtum, Systemed Verlag Lünen, 6. Auflage 2017

Engida, Yazachew: Pharmakologie des Histamins, Verlag Unser Wissen 2020

Fauteck, Jan-Jörg: Melatonin, Verlag Brandstätter 2017

Fritzsche, Doris: Histamin-Intoleranz, GU München 2016

Gershon, Michael D.: The Second Brain, Harper New York 2003

Gröber, Uwe: Mikronährstoffe - Metabolic Tuning - Prävention - Therapie, Wissenschaftliche Verlagsgesellschaft Stuttgart, 3. Auflage 2011

Gröber, Uwe: Orthomolekulare Medizin, 3. Auflage Wissenschaftliche Verlagsgesellschaft mbH Stuttgart 2008

Gröber, Uwe: Arzneimittel und Mikronährstoffe. Wissenschaftliche Verlagsgesellschaft mbh Stuttgart 2018

Guzek, Gaby und Guzek, Bernd: Alkohol - adé, Eigenverlag 2020

Gvodjakova, Anna: Mitochondrial Medicine – Mitochondrial Metabolism, Diseases and Therapy, Springer Verlag 2008

Haas, Jochen: Vigantol - Die Geschichte von Adolf Windaus und die Geschichte des Vitamin D, Wissenschaftliche Verlagsgesellschaft mbh Stuttgart 2006

Harper, Harold und Löffler, Georg et al.: Physiologische Chemie, Springer Verlag Berlin 1979

Hedya, Robert J.: The Antidepressant Survival Guide, Harmony Books New York 2000

Heseker, Helmut und Heseker, Beate: Die Nährwerttabelle, Neuer Umschau Buchverlag, Neustadt an der Weinstraße, 3. Auflage 2015

Hoffer, Abram: Orthomolecular treatment for schizophrenia, Lincolnwood Keats 1999

Holford, Patrick: Optimale Ernährung für die Psyche, Veda Nutria Verlag Vordorch 2004

Jarisch, Reinhart: Histamin-Intoleranz, Histamin und Seekrankheit, 3. Auflage, Stuttgart 2013

Kallert, Johanna: Wenn Mastzellen zu viel Histamin ausschütten, Eigenverlag 2019

Kauffmann, Kyra und Kauffmann, Sascha: Jod - Das Standardwerk zum vergessenen Heilmittel, Systemed Verlag/RIVA Verlag München, 1. Auflage 2019

Kauffmann, Kyra und Kauffmann, Sascha: KPU/HPU - häufige, aber verkannte Mitochondrienstörungen, Oberhachinger Verlagsgruppe 3. Auflage 2018

Kauffmann, Kyra und Kauffmann, Sascha: Natürlich High, Systemed Verlag/RIVA-Verlag München, 2020

Kauffmann, Kyra und Kauffmann, Sascha: Eltern werden 40+, VAK Verlag Kirchzarten, 2020

Kharrazian, Datis: Was ist bloß mit meinem Gehirn los?, VAK Verlag Kirchzarten 2018

Kuklinski, Bodo: Das HWS-Trauma, Aurum Verlag 2007

Kuklinski, Bodo: Schwachstelle Genick, Aurum Verlag 2010

Kuklinski, Bodo und Schemionek, Anja: Mitochondropathie - Heilung ausgeschlossen, Aurum Verlag Bielefeld 2014

Kuklinski, Bodo, van Lunteren, Jeroen: Neue Chance-Gesünder mit Mikronährstoffen. Aurum Verlag Bielefeld 2012

Lamprecht, Heinz: Medikation bei systemischen Mastzellaktierungserkrankungen (MCAD), www.mastzellaktivierung.info

Lee, James: Your Brain Electric, Helix Publishing 2017

Lieberman, Daniel Z. und Michael E. Long: Ein Hormon regiert die Welt - Wie Dopamin unser Verhalten steuert und das Schicksal der Menschheit bestimmt, Riva Verlag München 2019

Mayr, Franz X.: Darmgesundheit, Graz 1968

Maslinski, Czeslaw: Histamine, Dowden, Hutchinchon and Ross Inc. 1973

Mechoulam, Rephael: Cannabinoids as therapeutics, Birkhäuser Verlag Basel 2005

Nasmyth, P. A.: Histamine release and the „stress" phenomenon, in British Journal of Pharmacological Chemotherapy, March 1955

Pall, Martin: Explaining unexplained illnesses, Harrington Park Press, New York 2009

Parker, James N. and Philip M.: Histamines - a medical dictionary, ICON Health Publications 2004

Pauling, Linus: Vitamin C und der Schnupfen, Verlag Chemie, Weinheim 1972

Pert, Candace B: Moleküle der Gefühle - Körper, Geist und Emotionen, Rororo Verlag Reinbek, 4. Auflage 2011

Pfeiffer, Carl: Total Nutrition, New York 1980

Pfeiffer, Carl: Nutrition and Mental Illness, Rochester 1987

Pfeiffer, Carl: Nährstofftherapie bei psychischen Störungen, Heidelberg 1989

Pham, Linh, Baiocchi, Leonardo, et al.: The interplay between mast cells, pineal gland, and circadian rhythm: Links between histamine, melatonin, and inflammatory mediators, in: Journal of Pineal Research, 5th October 2020

Pollmer, Udo: Zusatzstoffe von A - Z: Was Etiketten verschweigen, 2017

Ross, Julia: Was die Seele essen will - die Mood Cure, Klett Verlag Stuttgart, 2. Auflage 2010

Runow, Klaus-Dietrich: Der Darm denkt mit - wie Bakterien, Pilze und Allergien das Nervensystem beeinflussen, Südwest Verlag München 2011

Schleip, Thilo: Histamin-Intoleranz, Trias Verlag Stuttgart 2004

Schwabe, Ulrich, Paffrath Dieter et. al: Arzneimittelverordnungsreport 2020, Springer Verlag Berlin 2020

Selye, Hans: Stress beherrscht unser Leben, Heyne Verlag Düsseldorf 1957

Strunz, Ulrich: Das Schlaf-Gut-Buch, Heyne Verlag München 2018

Strunz, Ulrich: Blut - Die Geheimnisse unseres flüssigen Organs, Heyne Verlag München 2016

Talbott, Shawn: The Cortisol Connection, Publishing Group West Berkeley

Tsafrir, Judy: MHFR, Methylation and Histamine in Psychiatric Conditions, in: Psychologytoday.com, November 2017

Vohora, Divya S: The Third Histamine Receptor, Selective Ligands as Potential Therapeutic Agents in CNS Disorders, 2009

Walsh, William J.: Psychische Erkrankungen anders behandeln, VAK Verlag Kirchzarten 2016

Williams, Roger, J.: Biochemical Individuality, Texas 1998

Wilson, James L.: Adrenal Fatigue - The 21st Century Stress Syndrome, Smart Publications, Petaluma 2017

Wunsch, Alexander: Die Kraft des Lichts, Riva Verlag München 2019

Yasko, Amy: Feed Good Nutrigenomics – Your Roadmap to Health, NRI 2014

Studien/Wissenschaftliche Publikationen/Fachartikel

Afrin, Lawence und Demsey, Tania T. et al.: Diagnosis of mast cell activation syndrome: a global „consensus-2", in: Diagnosis, 22.04.2020

Auth, Patrick und Hoffmann, Kyra: Wenn Histamin auf die Nerven geht, in: COMED Mai 2011

Bieger, Wilfried P.: Schlaf warum?, in: OM und Ernährung 2009, Nr. 129

Bieger, Wilfried P.: Neurostress – eine Einführung, Teil 1 in: OM und Ernährung 2013, Nr. 143

Bieger, Wilfried P.: Neurostress – eine Einführung, Teil 2 in: OM und Ernährung 2013, Nr. 145

Comas-Baste, Oriol und Sanchez-Perez, Sonia et al.: Histamine Intolerance: The Current State of the Art, in: Biomolecules, August 14, 2020 10(8):1181

Gonzales-Diaz, Sandra und Sanchez-Borges, Mario: Chronic urticaria and thyroid pathology, in: World Allergy Organization Journal 2020, March 6; 13 (3)

Hodmann-Jeddi, Christina: Darmbakterien beeinflussen psychische Gesundheit, in: Pharmazeutische Zeitung, 05.02.2019

Hoffmann, Kyra und Kauffmann, Sascha: Die Gut-Brain-Axis, in: COMED Juli 2013.

Kuklinski, Bodo und Fuchs, Norbert: Methylgruppen-Stoffwechsel, in: OM und Ernährung, Nr. 156, 216

Lambert, G. und Reid, C. et al.: The effect of sunlight and season on serotonin turnover in the brain, in The Lancet, Volume 360, December 2002

Landucci, Elisa und Laurina, Accuntiatina et al.: Thyroid Hormone, Metabolites and Mast Cells: A less explored issue in: Front Cell Neuroscience, 2019; 13:79

Lichtman, Aron und Schlosburg, Joel et al.: CB1 receptors mediate rimonabant-induced pruritic responses in mice: investigation of locus in action, in: Psychopharmacology August 2011

Mainz, Laura und Verana Schwarzer et al.: Effects of histamine and diamine oxidase activities on pregnancy: a critical review, in: Human Reproductive Update, Volume 14, No. 5, May 2008

Molderings, Gerhard J. und Kolck U. et al.: Die systemische Mastzellerkrankung mit gastrointestinal betonter Symptomatik, eine Checkliste als Diagnoseinstrument, in: Deutsche Medizinische Wochenschrift 2006, 131: 2095–2100

Molderings, Gerhard J. und Homann, J. et al.: Systemische Mastzellaktivierungserkankung. Ein praxisorientierter Leitfaden zur Diagnostik und Therapie, in: Deutsche Medizinische Wochenschrift 30/2014

Mommert, Susanne und Gutzmer, R. et al.: Die Rolle von Histamin und seiner spezifischen Rezeptoren, insbesondere des Histamin-H4-Rezeptors, bei chronisch-entzündlichen Hautkrankheiten, in: Allergologie, Jahrgang 37, Nr. 2/2014, S. 68–76

Pöhlau, Dieter und Raithel, Martin et al.: Neurologische und psychiatrische Symptome der systemischen MCAD, in: Neurotransmitter, 2015; 26(9)

Raithel, Martin und Hahn, E. G.: Mediatordiagnostik am Gastrointestinaltrakt, in: Hahn, E.G. Klinische Gastroenterologie, Thieme Verlag Stuttgart 2000, S. 108–109

Schwelberger, Hubert G.: Histamine intolerance: a metabolic disease, in: Inflammation Research, 2010 March, 59, 2, 219–21

Valent, Peter und Akin, Cem et al.: Proposed diagnostic algorithm for patients with suspected Mast Cell Activation syndrome, in: The Journal of Allergy and Clinical Immunology, February 2019

Verheesen, R. H. und Schweitzer, C. M.: Micronutrients and amino acids, main regulators of physiological processes in: Medical Hypotheses, October 2009

Ärztezeitung online vom 18.5.2011: Entsteht Angst im Darm und nicht im Kopf?

Ärztezeitung online vom 18.3.2018: Arzneimittelmissbrauch: Doping für die Nerven

Ärztezeitung online vom 01.10.2019: Häufiger Depressionen diagnostiziert

Deutsches Ärzteblatt (2013): Intestinale Mikrobiota: Ein „Ökosystem" mit Potenzial, 110 (8): A320

Deutsches Ärzteblatt (2006): Die verschiedenen Gesichter der Histamin-Intoleranz, Konsequenzen für die Praxis, 103 (51–53)

www.brigitte.de/histaminunverträglichkeit, 29.01.20

www.faz.de: Deutschland hat ein Alkoholproblem, 17.04.2019

www.pharmazeutische-zeitung.de: Neue Generationen von Antihistaminika, 05.08.2011

www.pharmazeutische-zeitung.de: Geheime Studie mit Famoditin als Covid-19-Mittel, 29.04.2020

www.pharmazeutische-zeitung.de: Darmbakterien beeinflussen psychische Gesundheit, 05.02.2019

www.zeit.de: Vom Bauch zum Kopf, 19.04.2019

INTERNET-QUELLEN

www.aerztezeitung-online.de

www.arznei-telegramm.de

www.bfarm.de

www.cardiopraxis.de

www.de.statistica.com

www.dge.de

www.diagnosisdiet.com

www.embryotox.de

www.ec.europa.eu

www.efsa.europa.eu

www.ehrs.org.uk

www.foerderclub-mastzellforschung.de

www.flexicon.doccheck.com

www.healinghistamine.com

www.histaminintoleranz.ch

www.hormon-netzwerk.de

www.ingo-froboese.de

www.jarisch.at

www.jodmangel.de

www.lichtbiologie.de

www.livingwithmthfr.org

www.lowhistamine.com

www.mastattack.org

www.mastcellresearch.com

www.mastozytose.de

www.mastozytose-charite.de

www.mastozytose-histamin.de

www.mastozytose-info.de

www.mastzellaktivierung.info

www.mastzellenhilfe.de

www.melatoninfacts.org

www.mercola.com

www.mri.bund.de

www.netzwerk-frauengesundheit.com

www.neurosciencenews.com

www.pascoe.de

www.psychologytoday.com

www.pubmed.gov

www.roteliste.de

www.sonnenallianz.de

www.spektrum.de

www.spitzen-praevention.de

www.strunz.com

www.vitalstoff-lexikon.de

www.vitaminb12.de

www.walshinstitute.org

www.who.org

www.zusatzstoffemuseum.de

Stichwortverzeichnis